カタトニア

臨床医のための診断・治療ガイド

著
Max Fink
Michael Alan Taylor

訳
鈴木一正

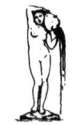

星 和 書 店

Seiwa Shoten Publishers

2-5 Kamitakaido 1-Chome
Suginamiku Tokyo 168-0074, Japan

Catatonia

A Clinician's Guide to Diagnosis and Treatment

by
Max Fink, M.D.
and
Michael Alan Taylor, M.D.

Translated from English
by
Kazumasa Suzuki, M.D.

English Edition Copyright © 2003 by Max Finx, Michael Alan Taylor
Published by Cambridge University Press, Cambridge, UK
All rights Reserved
Japanese Edition Copyright © 2007 by Seiwa Shoten Publishers, Tokyo

目　次

症例記載　viii
日本語版への序文　xi
序　文　xv
謝　辞　xx
カタトニア概念の年代記　xxi

1　カタトニア：歴史的背景 ——————— 1

Karl Ludwig Kahlbaum（1828 - 1899）　4
盗まれたカタトニア：Emil Kraepelin　9
他の著者らの意見　9
カタトニアの消滅　12
カタトニアの復活　13
カタトニアの現状　17

2　カタトニア症状は識別可能である ——————— 23

無言症（Mutism）　25
昏迷（Stupor）　27
興奮（Excitement）　29
診察でみられる特徴的な所見　31
カタトニアスペクトラムの行動　36

3　カタトニアの様々な顔 ——————— 39

はじめに　39

カタトニアの亜型　41
　　　　制止カタトニア（Retarded catatonia）　41
　　　　興奮カタトニア（Excited catatonia）　42
　　　　悪性カタトニア（Malignant catatonia）　43
　　　　周期性カタトニア（Periodic catatonia）　44
　　　　原発性無動性無言症（Primary akinetic mutism）　44
　　制止カタトニア（Retarded catatonia），カールバウム症候群　45
　　悪性カタトニア（Malignant catatonia）　46
　　悪性カタトニアの亜型としての神経遮断薬性悪性症候群　53
　　せん妄躁病（Delirious mania），興奮カタトニア（Excited catatonia），
　　　夢幻様状態（Oneiroid state）　59
　　混合感情状態（Mixed affective state）　66
　　周期性カタトニア（Periodic catatonia）　67
　　中毒性セロトニン症候群（Toxic serotonin syndrome: TSS）　72
　　良性昏迷（Benign stupor）　74
　　原発性無動性無言症（Primary akinetic mutism）　75

4　カタトニアの鑑別診断　———— 81

　　ラボデータとカタトニア　82
　　　　脳波　82
　　　　神経内分泌テスト　84
　　　　他のラボデータ　85
　　カタトニアの基盤となる状態　85
　　　　躁病（Mania）　85
　　　　うつ病（Depression）　93
　　　　非感情性精神病（Non-affecive psychosis）　97
　　　　一般の身体状態（Genaral medical conditions）　99
　　　　薬物−誘発性中毒状態（Drug-induced toxic states）　101
　　　　てんかん（Epilepsy）　104
　　　　ガンザー症候群（Ganser syndrome），空想虚言（Pseudologica

fantastica）　107
　　他の精神障害（Other neurologic diseases）　108
　　代謝障害（Metabolic disorders）　109
　　児童思春期患者でのカタトニア　110
カタトニアと間違えやすい状態　116
　　無言症（Mutism）　116
　　昏迷（Stupor）　118
　　パーキンソン病（Parkinson disease）　118
　　強迫性障害（Obsessive-compulsive disorder）　119
　　悪性過高熱（Malignant hyperthermia）　120
　　スティフ・パーソン症候群（Stiff-person sydrome），閉じ込め症候群
　　（Locked-in syndrome）　120

5　カタトニアは見分けることができ臨床上よくみられる症候群である ——— 127

カタトニアのDSM分類　127
カタトニア分類の代替案　129
　　分類変更への歴史的背景　131
カタトニア症候群が診断される頻度　133
関連する精神病理　139
因子分析研究　141
評価尺度　143

6　カタトニアの治療：過去 ——— 147

発熱療法　149
バルビツレート　151
ベンゾジアゼピン　153
インスリン昏睡療法　155
けいれん療法　156

他のカタトニア治療　158

7　今日のカタトニア治療 ——————————— 163

急性期治療　164
　　制止カタトニア（カールバウム症候群）　164
　　カタトニア興奮の患者　167
　　悪性カタトニア／神経遮断薬性悪性症候群　169
　　　●ベンゾジアゼピン－ECT療法　171
　　　●ドパミン作動薬－筋弛緩療法　172
　　悪性カタトニア／神経遮断薬性悪性症候群に対する有効な治療テクニック　174
　　　●ベンゾジアゼピンチャレンジテストと治療　174
　　　●電気けいれん療法　176
　　中毒性セロトニン症候群　178
　　治療の失敗　178
　　　●ECTが起こす脳波変化　181
維持治療プロトコール　183
　　うつ病が基底にあるカタトニア　186
　　統合失調症が基底にあるカタトニア　186
　　その他の疾患が基底にあるカタトニア　186
　　補足的治療法　187
予防法　188

8　カタトニアの神経学 ——————————— 195

運動系障害　197
神経化学的異常　203
てんかんモデル　206
まとめと臨床的意義　208

9 未来への帰還 ———————————— 213

- カタトニアは確固とした症候群である　214
- カタトニアはよくみられる　215
- カタトニアには様々な病像がみられる　215
- 神経遮断薬性悪性症候群は悪性カタトニアである　216
- カタトニアは通常は統合失調症とは関係ない　216
- カタトニアは予後良好である　218
- カタトニアは運動制御に障害がある症候群である　219
- 将来の研究　219
  - カタトニア研究が何を教えてくれるか？　219
  - 何が問題かに答えるために　220

付　録　225
参考文献　233
索　引　275
訳者あとがき　279

症例記載

症 例		出 典
2.1	無言症，NMS の診断の遅れ：拘縮	Fink
2.2	姿勢常同，興奮	Taylor
2.3	命令自動，突然の興奮	Taylor
2.4	カタトニア興奮，反響行為	Taylor
2.5	動物のような行動，命令自動	Taylor
2.6	マニア，拒絶症，徘徊	Taylor
2.7	常同症，衒奇症，トゥレット症候群	Fink
2.8	即答カタトニア	Ungvari
2.9	診察困難例，その他の診察法	Taylor
2.10	変更された診察スタイル	Taylor
3.1	カタトニアを伴う遷延性うつ病	Kahlbaum
3.2	重症の身体疾患での悪性カタトニア	Geretsegger
3.3	発熱昏迷	Fink
3.4	悪性カタトニア	Mann
3.5	ループスエリテマトーデスでのカタトニア	Fricchione
3.6	神経遮断薬性悪性症候群	Gujavarty
3.7	思春期のせん妄躁病	Fink
3.8	せん妄躁病	Bond
3.9	中毒性せん妄	Petrides
3.10	夢幻状態	Meduna
3.11	せん妄躁病：死亡例	Fink
3.12	周期性カタトニア	Gjessing
3.13	周期性カタトニア	Stöber
3.14	中毒性セロトニン症候群	Fink
3.15	良性昏迷	Hoch
4.1	躁病でのカタトニア	Taylor
4.2	躁うつ病または統合失調症？	Taylor
4.3	中毒性せん妄躁病	Fink

4.4	仮性痴呆；周期性カタトニア；ベンゾジアゼピン継続治療	
		Bright-Long
4.5	統合失調症，緊張型	Taylor
4.6	統合失調症，緊張型，慢性	Fink
4.7	チフス熱でのカタトニア	Breakey
4.8	基底疾患に脳炎が推定されているカタトニア	Johnson
4.9	中毒性躁病とカタトニア	Taylor
4.10	非けいれん性てんかん重積	Taylor
4.11	複雑部分発作重積	Taylor
4.12	思春期のカタトニア	Ghaziuddin
5.1	幻覚と発作性障害	Taylor
5.2	幻覚と発作性障害	Taylor
6.1	併発した感染症がカタトニアを改善した症例	Terry
6.2	バルビツレートにより軽快したカタトニア	Bleckwenn
6.3	バルビツレートにより軽快したカタトニア	Bleckwenn
6.4	バルビツレートにより軽快したカタトニア	Bleckwenn
6.5	flumazenil によるベンゾジアゼピンのリバース	Wetzel
6.6	lorazepam で軽快した外科手術後のカタトニア	Fricchione
7.1	カタレプテック昏迷	Taylor
7.2	失敗したカタトニアの治療	Fink
7.3	失敗したカタトニアの治療	Fink
7.4	カタレプシーを伴う昏迷，治療困難例	Fink
7.5	ECT 後のベンゾジアゼピン継続治療	Fink
8.1	頭頂葉に病変がある患者でのカタトニア	Taylor

日本語版への序文

精神医学分類パラダイムの変換―カタトニアとメランコリア症候群―

著者の一人である Fink は，Kazumasa Suzuki と一緒に，「CATATONIA」の日本語への翻訳作業ができて，非常に楽しかった。Kazumasa は，カタトニア症候群についての臨床と研究の実績は十分であり，理想の翻訳者である。Kazumasa からの本文に対しての質問に答えているうちに，最近の新しい文献の影響を受けて，我々の考えがより明確になってきていることに気がついた。我々は，Kazumasa に新しい読者に対して，以下の内容の新しい序文を加えるように提案した。

現在では，児童思春期精神医学において，自閉症スペクトラム障害患者では，カタトニアの発生率が高いことが分かっている[1]。カタトニアの治療により軽快した症例を児童思春期精神科医が報告し，不幸な子供をもった家族に希望を与えている。

神経遮断薬性悪性症候群は悪性カタトニアの一亜型であり，カタトニア治療が必要とされるという考えは，多くの著者らに支持されている[2]。

カタトニア研究者の中には，カタトニアについての 19 世紀の古典的アンソロジーを集め，英訳したものがいる[3]。そこには，カタトニアによる様々な亜型が示されている。

「CATATONIA」が発刊された当時我々は，DSM 分類を改正するために最良の方法についての詳細な分析を企画していた。その企画には，カタトニアをどこにも属させないで，カタトニアとして分類すべきであるという主張も含まれていた[4]。我々は，亜型や修飾句を用いた分類案を提出した。最近では，American Journal of Psychiatry に診断分類に対してのコメントを発表し，DSM の委員会に対して改正案を勧告している[5]。我々は，診断の決定や確認での重要な徴候として，lorazepam テストと ECT による症状の軽快を，強調している。読者へのメッセージとして，カタトニアは，マニア，メラン

コリア，精神病性うつ病，代謝性障害，薬物中毒状態，発作性障害に関連することが多く，統合失調症に関連することは少ないことを言っておく。そして，カタトニアは，寡動性（カールバウム症候群），せん妄躁病，夢幻状態，悪性カタトニア，神経遮断薬性悪性症候群，中毒性セロトニン症候群，周期性カタトニア（急速交代躁病）などの様々な外観をもって発症してくることを付け加えておく。我々の願いは，カタトニアは独自の診断カテゴリーを持つべきだということである。

「CATATONIA」で提案された精神医学分類モデルは，うつ病性気分障害にも適応される。これは，2006年に発刊した「メランコリア：うつ病性障害における診断，病態生理，治療 (Melancholia: Diagnosis, Pathophysiology and Treatment of a Depressive Disorders)」に記載した[6]。我々はメランコリアを，気分，運動，認知の機能障害があり，ストレスへの異常反応状態を反映する自律神経症状を併発している，重症の障害と考えている。メランコリアはcortisolの代謝異常で証明され（モデルとしてはdexamethasone suppression test），ECTへの急速な反応により確認される。このメランコリアという概念は，現在の気分障害のDSM分類に挑戦し，より効果的な治療アルゴリズムと研究のためにより均質な対象群を提供する。

2006年の5月にCopenhagenで開催されたメランコリアについてのシンポジウムで，世界の主要な臨床研究者が，メランコリア症候群を認知する必要があることで一致した。その内容は，Acta Psychiatrica Scandianvicaの増補に報告されている[7]。

カタトニアとメランコリアを，臨床症状だけでなく，ラボテストによる証明，治療反応による確認を通して，独立した精神症候群として区別することは，精神医学分類の改正には有用なモデルとなる。現在我々は，カタトニアとメランコリアをモデルに，精神病 (psychosis)，マニア (mania)，せん妄 (delirium)についての研究を進めている。精神医学分類でのこのモデルの妥当性が，いずれ試されることになるだろう。

2007年2月
Max Fink, M.D.
Michael Alan Taylor, M.D.

〔脚注〕

1 Dhosshe DM, Wing L, Ohta M, Neumarker KJ. (Eds.): Catatonia in Autism Spectrum Disorders. Int Rev Biology 72, 2006.
2 Caroff SN, Mann SC, Francis A, Fricchione GL (Eds.): Catatonia: FromPsychopathology to Neurobiology. Washington DC: American Psychiatric Press, 2004.
3 Ungvari GS (Ed.): Catatonia: An Anthology of classical contributions. Hong Kong: Scientific Communications International Ltd., 2006.
4 Taylor MA, Fink M. Catatonia in psychiatric classification: A home of its own. Am J Psychiatry 2003; 160:1233-1241.
5 Fink M, Taylor MA. Catatonia: Subtype or Syndrome in DSM? Am J Psychiatry 2006; 163 (11): 1875-6.
6 Taylor MA, Fink M. Melancholia: The Diagnosis, Pathophysiology and Treatment of Depressive Disorders. Cambridge UK: Cambridge University Press, 2006.
7 Fink M, Bolwig TG, Parker G, Shorter E. (Eds): Melancholia. Acta Psychiatr Scand 2007; 115 (Supplement 433).

序　文

　　精神医学と神経学を通じて，カタトニアほど，得体の知れないものはない。残念ながら，この記載のほとんどの部分は真実である。なぜならカタトニアは，その概念に様々な矛盾を包含しているからである。カタトニアは疾患としてだけでなく，症候群としても記載されてきた。統合失調症の一亜型と考えられてきたが，多くは感情障害により出現することが主張されている。神経遮断薬がカタトニアの原因となったり，カタトニア症状を軽減させたりすることが報告されている。昏迷状態は重症であり，患者は身体合併症で死亡する。興奮状態は強烈で，身体拘束が必要である。　　（Lohr and Wisniewski, 1987:201）

　カタトニアは様々な精神障害に現れる運動症状からなる一群である。古典的症状は，無言症，筋強剛，一点凝視，常同運動，昏迷である。カタトニアが初めて記載されたのは 19 世紀半ばであるが，その用語や概念は，ドイツの精神病理学者 Karl Ludwig Kahlbaum により確立された[1]。DSM や ICD のような精神障害の分類では，カタトニアは伝統的に統合失調症と関連づけられている（American Psychiatric Association, 1952, 1980, 1987, 1994; World Health Organization, 1992）。しかし，今日我々は，カタトニアは，主要な精神障害分類での精神病理には不可欠な，特定可能で測定可能な運動症状群であることを知っている。カタトニアは，診断妥当性がある一症候群である。カタトニアには多彩な亜型があり，それにはたくさんの名前がつけられているが，すべて共通の病態生理を反映している可能性がある。

　カタトニアと統合失調症の一亜型のつながりは限定的である。カタトニアは統合失調症であると言った所で，それから想起される予後不良性や治療法から考えても，カタトニア患者に役立つことはほとんどない。カタトニアは通常は良性で可逆性であるが，致死性の重症例も存在する。致死という転帰は悲劇的である，なぜならカタトニアと診断されれば，効果的に治療することができるからである。我々は，様々なタイプのカタトニアを記載し，その

診断・治療のガイドを示し，最新の脳構造・生理学・化学で分かる範囲で，カタトニアの原因を説明しようとした。我々は，精神医学分類体系でカタトニアを独立したカテゴリーとして認定することを勧告している。

著者の1人であるTaylorは，1970年代中頃に，カタトニアを躁病の症状として記載し，当時忘れ去られていた躁病とカタトニアの関連を喚起した[2]。Taylorは，せん妄躁病を呈した63歳女性に興味を持った。患者は，間欠的に姿勢常同と他のいくつかのカタトニア症状を示し，lithium治療で回復した。次にTaylorは，カタトニアの症状，神経解剖学，病理学を描写し，カタトニア症候群の神経学モデルを作成した。学生のための精神神経学的診察法を記載し，数冊の精神神経学の教科書を書いた[3]。

もう1人の著者であるFinkは，1987年にループスエリテマトーデスの患者が，躁病エピソード中に無言，筋強剛，拒絶的になったことに興味を抱いた。様々な治療の末に，電気けいれん療法により患者は回復した[4]。この経験に刺激され，Finkはカタトニアの様々な研究を進めた[5]。

1990年にアメリカ精神医学会がDSM-IVの専門調査会発足を発表した時に，我々は，せん妄や痴呆の分類と同様に，カタトニアを独立した単位として認めてもらうように調査会に嘆願した。我々が考えるカタトニアのイメージを，カタトニア：DSM-IVでの独立したカテゴリー（Catatonia: A separate category for DSM-IV）という論文にして発表した[6]。調査会のメンバーはカタトニアを統合失調症の一亜型として残したが，一般の身体状態によるカタトニア障害（293.89）と，躁病の修飾句としてのカタトニアという新しい選択肢が加えられるようになった[7]。

我々は，精神神経学，神経心理学，行動神経学，けいれん療法など専門の精神医学雑誌を創設した編集者として，診断がうまくされないで不十分な治療しかなされていないカタトニア患者の報告を読んできた。1998年に，我々は自分らの経験を記載し，臨床でカタトニアの診断がいかに重要かを示すエビデンスを発表してきた。

我々がこの本で述べたのは，以下の通りである。カタトニアとカタトニア症状は簡単に診断できる。カタトニアはまれな現象ではなく，精神科へ緊急入院した患者の10%以上にみられる。カタトニアは，気分障害を中心とする様々な脳障害より起こる。カタトニアは，完全型であったとしても，基盤に

ある状態が慢性化していたとしても，治療に良く反応する．

"治療には反応するが，診断されないことがよくある"状態は，臨床上の悲劇を生み出すパターンである．この本は，臨床医にとって，カタトニアを診断して効果的に治療する際の一助になる．救急室，入院病棟，コンサルテーション部門で働く神経内科医や精神科医のために，この本を書いた．レジデントや医学生にとっても，カタトニアについて知ることは，教科書で強調されている簡単に診断でき，効果的に治療できる症候群を1つ知る意味で重要である．均質な患者群を探している研究者にとっても，独自の精神病理学を持つカタトニアは，有用で探索的な研究モデルになると考えられる．

カタトニアが記載されてから2世紀以上経つが，精神科の専門用語は何度となく変更されてきた．公式の診断統計マニュアル毎に，ある用語は消され（例，ノイローゼ），新しい用語が加えられた（例，身体醜形障害）．しっかりと確立されていた症候群もファッションが変わるように新しいラベルが貼られた．躁うつ病は双極性障害になり，双極性障害は感情障害になり，それから気分障害になった．躁うつ病という昔の用語は，1980年以前の文献によく使われており，今でも学ぶことが多い．それらの文献を記載した精神科医に敬意を払い，我々はその症候群に対して躁うつ病という昔の用語を使用し，気分障害をその記述子として使い，神経遮断薬より抗精神病薬を，反復性大うつ病性障害よりも単極性うつ病という用語を使っている．精神—身体二元論は作られたものであり，すべての行動症候群は脳での出来事を反映し，そのこと自体が"器質性"であるという理由で，DSMでは"器質性"という概念が外されているので，我々は，"器質性"という用語と観念を示した用語（例えばこころなど）を使わないで，代わりに，精神医学上及び行動上という用語を使っている．

もう1つの慣習は，致命的なタイプのカタトニアの用語である．様々な著者らは，カタトニアのこのタイプに対して，致死性（lethal），悪性（malignant），悪質（pernicious）と様々な用語を使っている．今では，我々はこのタイプのカタトニアを効果的に治療でき，死亡率もかなり低くなっているので，悪性カタトニア（malignant catatonia: MC）という用語を使っている．MCの主症状を示す多くの神経中毒性症候群には，別個の名前が与えられている．我々は，MCの亜型として，それらを一緒にすることを提案して

いる。神経遮断薬性悪性症候群は，MC と区別できない神経中毒症候群と同じであると考えており，他の著者の論文を引用する場合は，NMS（neuroleptic malignant syndrome: NMS）と呼び，自分らの論文を引用する場合は，MC/NMS と呼んでいる。

　我々は，自験例からなる症例報告に加えて，他の著者による症例報告の要約も提示した。要約を書く際には，原著から重要で適切な所見を提示するように試みた。

　参考文献と付け加えるコメントは，各章末に脚注として番号順で列挙した。本の終わりに，全体の参考文献をアルファベット順に並べた。

　この本には，特別なことが書かれていることは間違いない。強烈な主張も入っている。しかし，2 人の精神科医による一生涯の臨床経験をもってして何も主張するものがなかったとしたら，時間を無駄にしたとしか言いようがない。読者は我々の主張すべてに同意しないかもしれないが，我々の願いは，読者がカタトニアに興味を示し，それを正しく理解してくれることである。もしその願いが実現されれば，確実に患者のためになる。

Max Fink, M.D
Micheal Alan Taylor, M.D

〔脚注〕

1 Kahlbaum, 1874; English translation 1973.
2 Taylor, 1990; Taylor and Abrams, 1973, 1977, 1978; Abrams and Taylor, 1976, 1979; Abrams, Taylor and Stolurow, 1979.
3 Taylor 1981, 1992, 1993, 1999, 2001.
4 Fricchione et al., 1990.
5 Stony BrookにあるSUNYのカタトニア研究は1987年に始まった。最初は,カタトニアと躁病を示したループスエリテマトーデスの患者が改善したことを記した症例報告だった(Fricchione et al.,1990)(症例3.5)。すぐに,最近5年間で統合失調症緊張型と診断された患者で,後ろ向き研究が開始され,気分障害の併発が20人と最も多く起こっていることを発表した(Pataki et al.,1991)。その後,様々な研究が行われ(Fink and Taylor, 1991; Fink, 1992a,1994,1996a,b,c,1997a,b,1999a; Fink and Francis,1992; Pataki et al.,1992; Fink et al.,1993; Bush et al.,1996a,b; Francis et al.,1996, 1997;Bush et al.,1997; Fricchione et al., 1997; Petrides et al., 1997; Koch et al., 2000; Petrides and Fink, 2000),それらはPetridesとFink(2000)により要約されている。
6 Fink and Taylor, 1991.
7 American Psychiatric Association, 1994: 278–279, 382–383.

謝　辞

　この本の原稿を，Chittaranjan Andrade 医師，Dirk Dhossche 医師，Alfred M. Freedman 医師，Hugh Freeman 医師，Gregory Fricchione 医師，Jan-Otto Ottosson 医師，Pierre Pichot 医師，Gabor Ungvari 医師，Jan Volavka 医師に初めに読んでいただき，重要な指摘や質問を受けた。我々は，その指摘や質問に感謝している。なぜなら，それにより我々の考えは，明確化し，この本は確かに改善したからである。

　我々に信頼を置き，カタトニアについて多くを教えてくれた患者さんと家族の皆さんにこの本を捧げます。

カタトニア概念の年代記

カタトニアの精神病理学

1583	Barrough	"凝結":うつ病性昏迷と狂乱
1663	Bayfield	カタレプシー
1815	Bakewell	躁病患者での拒絶症
1850	Monro	"カタレプトイド精神病"
1863	Kahlbaum	精神障害の分類．一症候群としてのカタトニア
1874	Kahlbaum	カタトニアまたは緊張病．古典的概念
1877	Kiernan	米国において Kahlbaum の症候群を確認
1896	Kraepelin	早発性痴呆の一亜型としてのカタトニア；精神力動的説明
1898	von Schüle	カタトニア亜型；Kraepelin の概念を否定
1898	Aschaffenburg	麻痺性痴呆とカタトニアが分離
1912	Urstein	Kraepelin の制限的な概念を否定
1913	Kirby	カタトニアは躁うつ病で多い
1922	Lange	カタトニアは躁うつ病でより多い
1924	Bleuler	早発性痴呆は統合失調症に改称；カタトニアは一亜型．カタトニアの精神力動的説明
1928	Kleist	類循環性精神病
1942	Leonhard	包括的分類
1969	Pauleikhoff	Kahlbaum の著作100年記念；Kahlbaum の症候群を5つの病型に分類
1973	Taylor, Abrams	躁病でのカタトニアの有病率
1975	Morrison	精神病患者の10％がカタトニア（Iowa 500 study）
1976	Abrams & Taylor	カタトニア患者での躁病とうつ病の有病率
1981	Mahendra	カタトニア患者はどこへ消えたのか？

カタトニアの診断分類

1874	Kahlbaum	カタトニアまたは緊張病．予後良好で，多くの病因を持った症候群
1896	Kraepelin	早発性痴呆の一亜型としてのカタトニア；カタトニアの精神力動的説明
1924	Bleuler	"早発性痴呆"を"統合失調症"に改称．カタトニアは統合失調症の一亜型．カタトニアの精神力動的概念は継承
1952	APA DSM-II	統合失調症の反応型としてのカタトニア
1980	APA DSM-III	統合失調症の亜型としてのカタトニア
1987	Lohr & Wisniewski	カタトニア評価尺度
1991	Rogers	カタトニアの神経学的概念；新しい評価尺度
1991	Fink & Taylor	統合失調症の一亜型ではなく，一症候群としてのカタトニア
1994	APA DSM-IV	統合失調症の亜型としてカタトニア；身体疾患によるカタトニア (293.89)；感情障害の修飾句
2001	Fink & Taylor	カタトニアの多くの病像

悪性カタトニア，神経遮断薬性悪性症候群，せん妄躁病

1849	Bell	カタトニアを伴うせん妄躁病
1934	Stauder	致死性カタトニア．悪性カタトニア
1950	Bond	せん妄躁病の記載；lithium 治療
1950	Meduna	夢幻精神病
1952	Arnold & Stepan	悪性カタトニアへの電気けいれん療法（ECT）
1960	Delay	悪性症候群—神経遮断薬性中毒症候群
1973	Meltzer	fluphenazine デポ剤による神経中毒症候群
1976	Gelenberg	神経中毒症候群としてのカタトニア
1980	Caroff	"神経遮断薬性悪性症候群"
1989	Rosebush	悪性カタトニアの一亜型としての神経遮断薬性悪性症候群
1991	White	神経遮断薬性悪性症候群は悪性カタトニアである
1999	Fink	せん妄躁病；ECT の効果

カタトニアの治療

1930	Bleckwenn	カタトニアへの amobarbital 治療
1934	Meduna	カタトニアへのけいれん療法
1938	Cerletti & Bini	躁病，精神病への ECT
1950	Bond	せん妄躁病への lithium 治療
1952	Arnold & Stepan	悪性カタトニアへの ECT
1983	Fricchione	中毒性及び心因性カタトニアへの lorazepam 治療
1983	McEvoy & Lohr	カタトニアへの diazepam 治療
1989	Rosebush	MC の一亜型としての NMS
1999	Fink	せん妄躁病への ECT

その他の面でのカタトニア

1901	Regis	夢幻状態（Le delire onirique）
1921	Hoch	良性昏迷．制止カタトニアのレビュー
1930	de Jong & Baruk	実験的カタトニア．ネコへの bulbocapnine 投与
1932	Gjessing	周期性カタトニア；内分泌研究
1941	Cairns	無動性無言
1962	Sours	無動性無言とカタトニア
1982	Insel	中毒性セロトニン症候群
1995	Stöber	周期性カタトニアの遺伝的基礎
2001	MacKeith	小児期でのカタトニア．London 学会にて

1

カタトニア：歴史的背景

　19世紀の"運動障害"の概念を，現在の観点から理解することは，難しいことである。なぜなら，記述的精神病理学において，イデオロギーやメタファーの役割が大変大きいからである。昏迷，無動，カタレプシー，精神運動抑制，興奮，衝動行為，寡動，パーキンソン症候群，ジスキネジア，アカシジア，しかめ顔，衒奇症，姿勢常同，常同行為，かすかな神経学的徴候，振戦，チックなどおおよそ人間の行動とされるもの以外の，様々な行動に共通した臨床状態は一体何だろうか？　そのような運動障害のリストに，現代の神経学者が直面したとしたら，中世の動物寓話集に反応するように，すなわち，面白いが全く信じられないというふうに反応するだろう。

Berrios, 1996a:378.

　長い間カタトニアが人間の所行において特徴的であり続けたことは間違いないが，我々の資料によれば，1583年に英国医師 Philip Barrough によりはじめての昏迷患者の記載がなされている。タイトルは「凝結または興奮（Congelation or Taking）」であった[1]。

　　ギリシャ語のカタレプシー（Catoche or Catalepsis）は，…医学の新しい著者には凝結（Congelatio）と呼ばれ，英語では凝結または興奮（Congelation or taking）と呼ばれるようになった。それは精神と肉体の抑止と興奮であり，感覚と動きは失われ，座っていようが，横になっていようが，立っていようが，目を開いていようが，閉じていようが，取らされた姿勢を取り続ける。この障害は嗜眠状態と著しい興奮状態を交代して呈し，治癒後に語られることだが，その間はメランコリックな気分が優位である。Galen が言う Carus が終始目

を瞑っているのと異なり，この障害は時々目を開いたりする。(Hunter and Macalpine, 1982:26)。

1世紀後の1663年に「カタレプシー (catalepsy)」という題名で，Robert Bayfield が書き記している。

> 凝結 (congelation) は，全ての感覚，運動，精神に突然起こり，それに侵された患者は取らされた姿勢のまま硬直し，目を見開いたまま動けない…。Galen はある学校の友人にまつわる話に触れている。その友人は長時間の勉学で疲れを感じると，カタレプシーまたは凝結に陥るという。彼が言うには，丸太のように転がり，終始身体を伸ばしたまま，硬直し曲げることができなくなる。周りのみんなを見ることはできるが，言葉を話すことができない。その時にはっきりとはしないが，我々が何を言っているかは聞こえ，後で覚えていたことを話すこともできる。自分のそばにあるものは，すべて見ることができ，記憶することもでき，見えた人々のしぐさも後で言うことができる。しかし，凝結している最中に話すことはできないし，身体の一部さえも動かすことはできない…。
>
> 私がみた他の症例では，死人のように横たわり，体をつねっても，見ることも，聞くことも，感じることもない。しかし，呼吸は自由にすることができ，口に入れられたものはなんでも飲み込んだ。ベッドから起こすと独りで立つことができたが，強く押されると倒れた。腕でも手でも足でもどんな風に動かしても，動かしたままに硬直した。君たちも直に見れば幽霊か人間そっくりの彫像と思っただろう (Hunter and Macalpine, 1982:170)。

一旦それが発症してしまうと，数カ月から数年間罹患し続ける。熱性疾患やてんかん発作後に自然に回復することもしばしばあるが，多くの場合は感染や飢餓で死亡するまでその状態が続く。

英国下院の要請により行われた1815年の精神病院の調査では，Thomas Bakewell が拒絶症を呈した患者を活き活きと記載している。

> 25歳の独身の女性。彼女は診察へ来るまでの6カ月前から調子が悪く，介護

状態にあった。悪魔が女性にやどるとしたら，彼女こそそれだった。彼女と耐えた困難や不安を思い出すと，よくまあそれを乗り越えたと思う。彼女の汚物，激怒，最低の言葉，そして，彼女は2カ月間ほとんど常に裸で過ごしていた。彼女に服を着せるのは不可能だったし，自分の肌をぼろぼろになるまで引っかくことを止めるのもできなかった。残されたものは，人間の姿とは思えないものであった。始めは，まっすぐなチョッキをなんとか着させられると思ったが，着させようとするといつでも歯でかまれ抵抗された。すべての異常な問題は，我々がそれを早く気付かなかったことより生じた。彼女の独特な幻聴は，我々の望みと正反対のことばかり囁き，すぐに実行せざるをえない性質であった。例えば，「お嬢さん，その食べ物を食べてはいけません」，「それはすぐに平らげなくてはいけません」，「お嬢さん，その薬をのんではいけません」，「それは，あなたのような女性のものですよ」という幻聴がきこえ，すぐに消えた。他には「お嬢さん，今日はじっとしていなくてはいけません」，「起き上がってはいけません。そして，顔をあらっても，きちんと服を着替えてもいけません」と聞こえて，彼女は起き上がった後に，我々がすることをすべてさせないようにした。それから我々は，彼女に自分の服をばらばらにしなさいとしっかりと命令した。彼女は服を引き裂かなかった。この出来事がきっかけで，従来の治療，つまり患者を理性ある人間として取り扱うという方法から私は違う治療法をとることになったが，それは必要にせまられてのことであった。下剤，強壮剤，温浴療法，冷却療法，頭への塗布剤などが使用された。勤勉と忍耐の結果，驚くべき効果がもたらされた。彼女はすっかり良くなり，身なりのきちんとした上品な女性に戻った…。この症例以後，私は症状の回復については悲観的には考えないようになった。彼女は結局6カ月間治療された（Hunter and Macapline, 1982:706）。

カタトニア患者の介助の苦労を，1850年の英国の医師 Henry Monro が記した「カタレプトイド精神病（cataleptoid insanity）」には克明に描写されている。

　　カタレプトイド精神病。カタレプトイドという言葉をある種の精神病患者につけようと思っている。その患者はカタレプシーという点では明らかに共

通する症状を示している。私はこの一群についてできるだけ簡潔に書いてみることにしよう。多くの精神病の患者を診ていると，以下の少数の特徴を持った患者のことを書かずにはいられなくなる。患者は，かなり深い昏眠状態で，目は何かに釘づけになっているか開いたまま固定された視線で凝視し，最小限のまばたきしか観察されないほどに動きはなく，皮膚は冷たく湿潤で，話しかけても返事はなく，食べ物をあげても食べる気はない。実際，つれてこられた場所からさえも動こうとはしない。あなたは一見して，患者は完全に無気力状態にあり，おそらく意識障害であろうと言うだろう。しかし，患者の意志に逆らった行動をさせようとしてみると，患者からの強い抵抗を受け，意志の存在に気づく。これらの症例での知的状態を評価することは難しいことが多い。精神は囚人のようにとらわれており，とじこめられた魂が飛び立つことができる通常のすべての表現方法は，鈍麻した人格の影響により封じられている。その鈍麻した様子は多くの点で単に眠たいのと似ている。そのような患者を突然抱きしめると，昏迷が解ける時があるかもしれない。そのことから患者の精神は決して失われはおらず，意識がもうろうとしているようにみえる時でさえ周囲で起こっていることをすべて分かっていることが分かる。患者はそれを認識することはできるが，コントロールすることはできない悪夢のように語る。これらの症例群に対して急性痴呆（acute dementia）という用語が使われているが，私は多くの理由からその用語は使うべきではないと思っている。まず，急性痴呆という用語自体が矛盾している。痴呆という用語は普通，急性疾患の結果として（精神障害の場合は第二段階として）生じた鈍麻状態（state of fatuity）に対して使われるべきものである。それに痴呆という言葉は活動的な状態よりも活気のない状態につねに適応されるべきである。しかし，急性という言葉は活動的な鈍麻状態（vigorous imbecility）という表現と同様に，使い方を間違っている。これらを考慮すると，これらの症候群の多くの精神状態は決して痴呆などではない（Hunter and Macalpine, 1982:988-9）。

Karl Ludwig Kahlbaum（1828 - 1899）

ドイツ人の臨床医 Karl Ludwig Kahlbaum は，カタトニアの概念を系統立てて明確に表し，カタトニアと名づけた。

カタトニアは，行ったり来たりしながら周期的な経過をとる脳障害であり，精神症状は連続的にメランコリー（melancholy），マニア（mania），昏迷（stupor），錯乱（confusion）を経て，ついには痴呆（dementia）に至る。精神症状群の完全な連続体からこれらの症状の1つ以上が抜けることもありえる。精神症状に加えて，全身けいれんを含む運動神経症状も典型的な症状として出現する[2]。

Kahlbaumはカタトニアの徴候を集めて1つの疾患単位をつくり，精神医学へ多大な貢献を行った[3]。Kahlbaumは，精神科医の経歴の初期に，横断面の病像だけよりも疾患の経過に基づいた精神医学の分類学を作成した。彼の仕事はドイツの学会からはほとんど注意を払われず，1866年にGörlitzの民間療養所に就職し，1867年に所長になり，所長のまま1899年に死を迎えた。彼の人生については多くの著者が記載しており，児童思春期精神医学での教育的な役割やカタトニア概念の明確化が業績として知られている。最も詳細な伝記はKatzenstein（1963）によって書かれ，Kahlbaumの青年期までの伝記はSteinberg（1999）によって書かれている。短い伝記はNeisser（1924），Morrison（1974a），Lanczik（1992），Bräunig and Krüger（1999, 2000），Ahuja（2000c）によって書かれ，彼の業績が賞賛されている。Kraepelinによる評価は自著の「精神医学の歴史（History of Psychiatry）」に書かれている。

Kahlbaumは，患者の状態，一過性の症状，疾患の基底にある基本的なパターンを並列して診断することの重要性を強調した最初の人である。同じ患者でも，状態はしばしば様々な形で変化し，他に手がかりがないので，どんな治療もうまくゆかない。それ以上に，異なる疾患であるにも関わらず同じ症状が表れ，その本質は疾患の経過や転帰，時には剖検でしか明らかにされない場合もある。

そのような考えをもとに，Kahlbaumは進行麻痺をモデルに精神障害は身体疾患に付随して起こるという考えを採用し，疾患のもう1つのパターンを明らかにしようとした。進行麻痺をモデルとする根拠をカタトニアでみられる筋緊張に求めた。Kahlbaumの解釈は間違っていたが，方法論が正しかった点に

おいては評価できる。つまり，精神障害の経過と転帰に注意を払い，剖検から得られた情報や基盤にある原因への洞察をすることで，ありとあらゆる証拠を並べることができ，しばしば症状のパターンをもとに診断を下すことができるという点である（Kraepelin, 1919:116-17）。

Kahlbaum は"純粋な臨床的見地から精神障害の病型を体系的に詳しく述べた初めてのドイツ人の精神科医である"と評されることもある[4]。
Karl Jaspers（1963, 1983 年に Magrinat らによる引用）は Kahlbaum の業績を賞賛している。

> Kahlbaum は 2 つの根本的な必要条件を明確にした。1 つ目は精神疾患の全経過は，疾患単位を定めるためには通常最も重要と考えなくてはならないこと，2 つ目は包括的な臨床上の観察によって得られた精神病の全体像をもとに疾患単位を考えなくてはならないことである。疾患の経過を重視することで，Kahlbaum は新しい見地を加えた。

Kahlbaum は 1863 年の自著「精神障害の区分と分類(Die Gruppirung der psychischen Krankheiten und die Einteilung der Seelenstörungen; The division and classification of mental disorders)」において体系的な精神病理学を提示した[5]。その中で様々な用語を作り出した。vesania, vecordia, dysphrenia, neophrenia という用語は消えてしまったが，paraphrenia, cyclothymia, hebephrenia, catatonia という用語は我々の用いる学名として残っている[6]（疾患の経過から hebephrenia という他の症候群を提示し，その業績は同僚の Ewald Hecker のものになっている[7]）。
　104 ページの「カタトニアまたは緊張病（Die Katatonie oder das Spannungsirresein）」と言う名前の小さな本で，Kahlbaum（1874）は昏迷と興奮状態を呈するカタトニアの 26 人の自験例を記載し，Sydenham により 100 年以上前に定められた診断のルールにのっとって，カタトニア症候群の 17 個の症状を定めている[8]。カタトニアの症状は筋強剛，無言，拒絶，カタレプシーで始まり，続いて常同症，語唱，興奮という過活動状態が出現し，進行性の経過をとる疾患とされた。

弛緩性メランコリア（atonic melancholia）と名づけられた状態は以下のように記載されている。患者は全く動かず，話すこともなく，筋強剛があり，仮面様顔貌で，目の焦点は合わないでいる。どんな刺激にも動こうとか反応しようとかの意志はないようにみえる。蝋屈症については，カタレプシー状態でみられるような完全な症状を示すこともあるが，すこし症状を示すだけでも独特で際立つ現象である。そのような患者から感じる全体的な印象は，深い精神的な苦悩またはひどい精神的ショックによる無動である。その印象は，それぞれ抑うつ状態（弛緩性メランコリアという用語で説明されている）または痴呆状態（昏迷または愚性痴呆）に分類される。その他の種々の印象については2つの混合状態とみなされた[9]。

カタトニアは"様々な疾患の一過性の状態または複雑な病像の一部分"である[10]。Kahlbaumはカタトニアを麻痺性痴呆（dementia paralytica）になぞらえ，その時点では精神病像が前景にたっている障害とした。

最近はっきりしてきた症候群は，誇大妄想を伴うまたは伴わない進行麻痺に似ており，運動機能での臨床上の変化が特徴的で中心的な症状であるが，進行麻痺もこの疾患も多様な症状のパターンを示す。進行麻痺においては，麻痺性症状は重症度と病型により様々なグレードからなり，特殊ないくつかの症例では症状が1つ以上ないこともあった…。進行麻痺と同様に，この疾患の新しく記述された臨床症状において筋肉の痙直症状も多様である…。これらの筋症状は筋緊張の変化を示し，…わたしはこの疾患単位を緊張病（Spannungs-Irresein）またはカタトニア（vesania katatonica）と名づけたい…[11]。

Kahlbaumの考えは，特定の脳の病変が原因で異常行動が出現するという当時の考え方からは批判された。

病理解剖学の業績は多くの有用な素材を生み出したが，精神疾患の原因や様々な重要な症状の解剖学的な部位に関する基本的な考え方に寄与するところはなかった。総合的な臨床での症例の観察から得られた所見のみが，臨床病理学の方法を使って得られた素材を，秩序づけ意味を明らかにすることができ

るとする考えは現在普及している…。メランコリアやマニアなど精神障害の解剖学を探索する意義はない。なぜならこれらの障害のどれもが他の障害と多様に関連したり連合したりして，発症してきており，発熱と呼ばれる複雑な症状においてほとんど病理学的過程が表出されないのと同様に，精神障害で表出される症状でも内在する病理過程は表出されない…。病理解剖学に期待することを避けるには旧式精神医学の枠組みを変革するしかないのだ[12]。

彼の患者達は DSM-IV 診断では双極性障害，うつ病性障害，統合失調症，せん妄に分類される。すくなくとも7人の患者は腹膜炎，結核，進行麻痺に関連したせん妄を伴う全身疾患であった[13]。彼の自験例の様々な疾患は，現在我々がカタトニアを様々な精神及び一般の身体疾患におこる症候群と，イメージしているのと一致している。

Kahlbaum の発表の斬新さはすぐに人々に受け入れられた。3年以内に Kiernan (1877) が躁病とうつ病の4人の患者にカタトニアを認めた。10年後に Spitzka (1883) は New York 市の Ward's Island からの手紙で，カタトニアの2つの病型と，メランコリアで始まり循環性の経過を辿ることについて記している。同年に，ドイツの Neisser は躁病の一症状としてカタトニア症候群を認めた (Neisser, 1887:84-5)。

カタトニアが新しい疾患単位として認められると，von Schüle (1898) は6つの亜型を記載し，Kraepelin がカタトニアを早発性痴呆の1つに位置づけたことを批判した。同じ雑誌で，Aschaffenberg (1898) は，精神障害の自験例227人においてカタトニアの男女比率（男：女, 2:3）は，麻痺性痴呆の男女比率（男：女, 3:1）とは異なることを報告した。Kahlbaum のカタトニア概念に関する学会での盛んな議論は，ドイツ，フランス，その他のヨーロッパだけでなく，アメリカの精神科医の間でも巻き起こった[14]。Kahlbaum の提示した12例各々で議論が行われ，カタトニア概念は支持され，カタトニアへの説明として"身体疾患によるもの（somatic）"か"心理的なもの（psychologic）"かの討論が行われた。

盗まれたカタトニア：Emil Kraepelin[15]

　Kahlbaum の業績に対して最も核心をついたコメントをしたのは Emil Kraepelin であった。ドイツ学会のリーダーである Kraepelin は，Kahlbaum によるカタトニアと hebephrenia の概念を自らの早発性痴呆概念へと組み入れた[16]。Kraepelin による教科書の後の版において，早発性痴呆は思春期に発症し，感情と思考機能の悪化を認め，悪性痴呆状態に至る進行性の疾患になっていった。カタトニアはこのパターンが展開しつつある段階と位置づけられた。Kreapelin の考えは，現在までの精神病理学の考え方の中心となり，DSM や ICD でのカタトニアの分類の基盤となった[17]。

　原因を脳の病理解剖学に求める時代から，精神病理学による説明を求める時代に変わっていくなかで，Kraepelin はカタトニアの心理学的な解釈さえも幅広く認めていた。Kraepelin はカタトニア症状を器質因なしの精神の遮断（mental blocking）と解釈していた。Bleuler は同じ心理学的な解釈で，無言症，拒絶症，筋強剛を"全般的で持続的な遮断で，健康な人にも感情的になるとみられる現象を誇張したもの"と記載した[18]。Bleuler はカタトニア患者では不快な記憶の抑圧に沈黙（無言症），緊張や筋強剛（不快な記憶により無理やりとらされた制止行動），命令への拒絶や沸き起こる感情と緊迫感を現実遮断の行動への置き換え（姿勢常同，しかめ顔，一点凝視，常同症）が用いられていると考えた。致死性カタトニア（lethal catatonia）はまさに死を望むことを表していた[19]。

　これらの解釈の結果，Bleuler は Bleckwenn により 1930 年に報告された amobarbital の治療的効果は精神の遮断を開放させることにより得られるものと考えた。そのような精神力動的な思想は今日では時代遅れである。それなのに，無言の患者をとことん待つことにより，長く無益な何カ月も続く沈黙の交流を描いた Frieda Fromm-Reichmann が，最近賞賛されている[20]。

他の著者らの意見

　Urstein（1912）は，カタトニアについての単行本に，自験した 30 例について記している。そこでは，Kraepelin がカタトニアを早発性痴呆の一亜

型に組み入れてしまったことを批判し，梅毒や他の感染症の患者や中毒患者，うつ病，躁病，せん妄の患者にもカタトニアは起こることを指摘した。予後については様々であり，エピソードが少ないと良好で，エピソードが多くなるにつれて悪化すると書いている。Kahlbaum がカタトニアの本を発刊してから 38 年後に，再び Urstein は効果的な治療法がないことを嘆いている。

　Lange（1922）は，10 年以上の追跡研究で Kraepelin の診断基準による躁うつ病と早発性痴呆に合致する 200 人の自験例を報告している。Lange によるとカタトニアは早発性痴呆より躁うつ病で多く発生した。

　1940 年，Kleist と Leonhard と Schwab は，はじめは Kleist で，次に Leonhard で，と別々に診断した 1921 年から 1926 年までの調査による 2 つの患者群を，再調査した。患者は 7 つのグループに分類され，各グループは定型群と非定型群に分けられた。昏迷，筋強剛，無動，拒絶症，常同症はカタトニアのグループとされた。追跡期間中に 61 人の患者が生存し，43 人が死亡した。進行性の経過が 63％にみられ，反復性の経過が 37％にみられた。疾患の経過により，初めの診断が確認されたことで，彼らはこの診断は不変であることを主張した。ここでも治療法についての議論はなかった。これらの統合失調症緊張型の多くは現在 Würzburg 大学の Beckmann とその同僚による統合失調症の遺伝子研究の中心になっている[21]。

　Kahlbaum は 1868 年に Königsberg 大学での講演で，すでにカタトニアについて語っている。この講義の 100 周年を記念し，Pauleikhoff（1969）は 552 人の精神科入院患者での 35 年間の経験を発表している。Pauleikhoff によれば，そのうち 353 人がカタトニアの 5 亜型（Kahlbaum のカタトニア；159 人，昏迷；100 人，興奮；51 人，悪性カタトニア；26 人，内因性［全身性］カタトニア；17 人）のうちどれかに罹患していた。示されている 12 患者の病歴を見ると，カタトニアの亜型の記載は，今日我々がカタトニアの診断をつけている患者と一致している。Pauleikhoff は 5 年間のデータを蓄積し，1953 年後よりカタトニアと診断される頻度は，減少していると報告している。彼はカタトニア患者の診断が減少している理由を，病院の運営や診断基準の変化によるもので，カタトニアの罹患率が減少しているものではないと考えた。自験例のせん妄を研究し，カタトニアは多くの亜型からなる症候群で，ほとんどは予後良好であり，痴呆にいたる進行性疾患の一病期ではな

いと結論づけた。

　カタトニアの神経画像はフランスや他のヨーロッパ諸国の研究者により幅広く討論されている[22]。そこではカタトニアは，ジストニアやパーキンソン症候群やジスキネジアと同様の運動症候群の1つとして位置づけられている。カタトニアと神経疾患との関連は，Von Economo がその急性及び慢性の経過中に多くのカタトニアがみられたと記載した流行性脳炎の研究も重要である（Von Economo, 1931）。この時代についてコメントは以下の通りである。

　　間違いなく神経疾患である嗜眠性脳炎は，精神分析の考えが優勢になっていた時代での，いわゆる機能性精神病という中心的概念に挑戦し，精神疾患は心因のみでなく幅広い原因を持つことを示した[23]。

　カタトニアは脳炎後の状態像の1つとして存在するという貴重な体験は忘れ去られている。人気を博した「レナードの朝（Awakenings）」という本と映画では，患者は遷延性で重症の運動制止，姿勢常同，筋強剛，無言症に苦しんでいた。パーキンソン症候群と診断され，その治療である l-dopa が有名になった[24]。1996年に著者の Oliver Sacks に，患者はカタトニア症状を示していたと思うかと尋ねた所，患者はカタトニア症状を示してはおらず，カタトニアの治療法を使おうとは考えてもみなかったと断言した[25]。

　カタトニアを身体的または心理学的のどちらで解釈するかという議論は，アメリカでも盛んであった。George Kirby（1913）はカタトニアは通常躁うつ病の患者に起こると考え，Kraepelin の統合失調症概念は広すぎると主張した。August Hoch（1921）は，自書「良性昏迷（Benign Stupors）」で，25人の昏迷患者を記載した。躁うつ病の13人は予後良好で，一般の身体疾患や統合失調症の12人は予後不良であった[26]。Kirby と Hoch は，当時のアメリカの精神医学会では，統合失調症とカタトニアは精神力動的イメージで捉えられることが多かった，と書いている。アメリカ精神医学の中心にいた Adolf Meyer, Smith Eli Jellife, William Alanson White は統合失調症，とりわけ緊張型を，精神病が心因によって起こる証拠とみなしていた[27]。そのような考えを基盤として1952年の DSM 分類は作成された。そこでは，異常行動は心理学及び身体ストレスによる反応とされ，症候群として明確化されな

かった。

Gjessingにより，周期性に経過するカタトニアとホルモンの関連が記載された[28]。効果的な治療がないので，Gjessingらは患者たちを長い間観察し，自発的に再燃したり寛解したりすると記載した[29]。甲状腺代謝を研究し，その代謝と行動の直接的な関連することと甲状腺抽出物により治療が時にうまく行くことを発表した。周期性カタトニアは代謝性障害であると，Gjessingは結論づけた。周期性に経過するカタトニアと甲状腺代謝に関しての同じ報告は，いくつか発表されている[30]。

もう1つのカタトニアの亜型として，急性発症し悪性の転帰をとるものをStauderが27例の自験例で報告している。彼はこの疾患を致死性カタトニア (Die tödliche Katatonie) と名づけている。この用語は lethal catatonia と英訳されている (Stauder, 1934)。18歳から26歳までの若者が突然，無言，筋強剛になり，昏迷か著しい興奮を呈する。熱発し，高度の自律神経異常を示し，急速に死の転帰をとる。この症候群は多くの著者により記載されているが，今日最もよく知られているのは悪性カタトニア (malignant catatonia : MC) である[31]。この症候群1つとして抗精神病薬の使用に関連した亜型があり，これも今日，神経遮断薬性悪性症候群 (neuroleptic malignant syndrome)（第3章参照）として知られている。

カタトニアの消滅

1930年以後amobarbitalがカタトニアを軽減することは，広く認められるようになり，精神薬理学の時代が訪れた[32]。現代の精神作用薬が開発されると，臨床上の興味関心は，精神科での主要な臨床実践となっていた詳細な行動の記載を，薬を選びそれを緩和するために最も目立つ症状を分類するだけの簡単な目的へと移った。疾患はうつ病または精神病と記載され，治療は抗うつ薬か抗精神病薬に決められた。発表された医薬品のなかで新しくカタトニアへの有効性が認められたものはなく，記述的精神病理学への関心は減退した。カタトニアの運動症状を同定するための，詳細な診察をしなくなったために，臨床家はこの症候群は消滅したものと結論づけた。1981年の医学誌「Psychological Medicine」には，Mahendraが"カタトニアはどこへいっ

てしまったのか？"という疑問を発し，カタトニア症候群はもはや存在しないではないかと主張し，消えた理由として抗精神病薬の効果を想定した[33]。

　新しく開発された薬物は，抗精神病薬，抗うつ薬，抗躁薬，抗不安薬，抗けいれん薬に分けられる。患者が精神病状態であるならば，1種類の薬を処方し，抑うつ状態であるならば，別の薬を加え，不安状態であるならば，3番目の薬をさらに処方する。多剤併用療法がこのように蔓延した。lithiumが使用できるようになり，躁病の診断をつける必要が生じて，はじめて躁病は診断上考慮されるようになった[34]。どの薬物も抗カタトニア薬と名づけられなかったので，カタトニアは無視されるようになった。薬物の微細な差異に応じて，薬物毎に"特異的"といわれる使用法を作るために，DSM分類が新しくなるにつれて診断名は増加していった。

　カタトニアがよく認識されなかった別の理由は，新しい薬物は，運動面での重症の有害事象をしばしば引き起こすことが知られていたからである。運動面での有害事象は内因性のカタトニア症状を隠してしまう。しかし，新薬での運動面の副作用を認め調査することは，研究者や薬品会社の利益追求とは一致せずに無視された[35]。臨床家は抗精神病薬の使用により，筋強剛，振戦，ジストニア，アカシジア，時には致死性の悪性症候群さえも経験したが，これらの経験は意識から排除され否認された。これらの副作用が公に認められるまでに20年以上かかった[36]。遅発性ジスキネジア，遅発性ジストニア，薬物誘発性パーキンソン症候群を抑圧することは，カタトニアを抑圧する働きもした。

　重症の精神病患者を長期滞在型施設への隔離し，精神科医による学術研究の対象外にしたこともカタトニアの診断がつかないことの理由になった。慢性患者のなかに，持続的なカタトニア症状がみつかることはよくある[37]。

カタトニアの復活

　カタトニアへの関心は，1970年代のMorrison, AbramsとTaylor, Gelenbergの研究により喚起された。Morrisonは，Iowa（USA）の500人の患者の10%が制止または興奮カタトニアの基準に合致したと報告した。その報告によれば，カタトニアは統合失調症の患者よりも気分障害の患者に

多く起こっている[38]。

別のAbramsとTaylorによる報告では，躁病，うつ病，脳の中毒状態に罹患していると診断された患者にも，カタトニアの有病率は高かった[39]。その研究では精神科入院を調査し，統合失調症の患者に比べて躁うつ病の患者ではカタトニアの有病率が2倍であった。

Gelenbergは，抗精神病薬の使用による二次性神経毒症候群の患者をカタトニアと診断した[40]。この報告は神経遮断薬性悪性症候群と薬物誘発性パーキンソン症候群を先取りしている。

抗精神病薬の使用による悪性症候群はDelayら（1960）により見出され，症例報告はその後しばらくして発表された[41]。Meltzer（1973）はfluphenazineデポ剤による重症な神経中毒反応を，WeinbergerとKelly（1977）は神経遮断薬投与による悪性カタトニアを報告した。Caroffは，臨床的に興味がある症例報告を収集し，神経遮断薬性悪性症候群（neuroleptic malignant syndrome: NMS）と名づけて，その名が受け入れられた（Caroff, 1980）。Carrofは，NMSは過剰なドパミン遮断により生じると仮定し，治療にドパミン作動薬を推奨している。発熱，筋力低下を呈する患者がいることから，遺伝的に吸入麻酔薬への中毒状態を呈する悪性過高熱（malingnant hyperthermia: MH）との類似性が考えられている[42]。MHは筋弛緩薬であるdantroleneにより治療される。NMSの治療薬であるdantoroleneとドパミン作動薬については第7章で論じている。

カタトニアでの無言症は1930年以来バルビツレートで軽快することが知られている。ベンゾジアゼピンが安全で効果的な代替薬として開発されると，Fricchioneら（1983）のカタトニアの治療効果において，lorazepamはamobarbitalと同じく効果的であったと報告された。まもなく，例えば，diazepam, zolpidem, 麻酔薬のetomidateも効果的であることが分かった[43]。NMSと悪性カタトニアの類似性もすぐに認められた[44]。

Bell（1849）とStauder（1934）により記載されていた致死性カタトニアが，電気けいれん療法（electroconvulsive therapy: ECT）により効果的に治療されたことは，カタトニアへのもう1つの治療方法を指し示すことになった。ArnoldとStepan（1952）によるこの報告は，HäfnerとKasper（1982），Mannら（1990），PhilbrickとRummns（1994）により確認され，ECTは生

命切迫状況における救命処置として認められた。NMS の診断が増えるにつれて，悪性カタトニアとの比較が行われた。ほとんどの著者は，悪性カタトニアの患者と NMS の患者の区別はできないとした（第 3 章と第 7 章参照）。ドパミンだけの責任とする一方で，悪性カタトニアと症状の区別がつかないという NMS の概念は，NMS と悪性カタトニアとの適切な区分けをするための議論に拍車をかけた[45]。20 世紀の終わりの報告では，2 つの症候群は区別できないというものだった[46]。

モノアミン酸化酵素阻害薬（MAOI）が開発されてまもなく，中毒性セロトニン症候群（toxic serotonin syndrome: TSS）が報告された[48]。その名前は精神医学の文献上には 1982 年に現れている[47]。1991 年までに TSS は胃腸症状が顕著であることを除いて NMS と似ている臨床症状をもつことが報告された。TSS は NMS と同じ治療に反応し，カタトニアの一亜型であるとする研究者もいる[49]。

正式なカタトニア評価尺度は 1987 年に Lohr と Wisniewski により発表され，それ以降次々と新しい尺度が作成された[50]。臨床的に広く受け入れられているものはないが，評価尺度によって研究者は，カタトニアの発生率や治療効果を測定できるようになった。

20 世紀の精神障害の分類は，Kraepelin と Bleuler をその指針としている[51]。そのため，どの診断体系でも，カタトニアを統合失調症の一亜型としてのみ位置づけている。DSM-IV が提案された時に，ドイツと米国の精神科医らが，カタトニアは統合失調症以外の状態で発症し Kraepelin の概念には一致しないと記載したことは，注目を集めた[52]。カタトニアを統合失調症の一亜型にするメリットは少ないと指摘されたにも関わらず，カタトニアを統合失調症の一亜型にすることは変わらなかった。しかし，一般の身体障害により二次的に発生するカタトニアは別のクラスとして認め，293.89 という分類番号を割り振った。また，躁病とうつ病の修飾句としてのカタトニアも制定した[53]。

カタトニアの動物モデルは，bulbocapnine の投与をもとに Jong と Baruk により開発された[54]。運動意欲の低下，カタレプシー，姿勢を変えることへの抵抗がマウス，ネコ，サル，ハト，カエルで報告された。同様の作用が幻覚剤でも観察された。カタトニアがストレスへの心理学的反応であるとみな

されていた当時には，この実験により行動の共通最終経路の基盤としての脳機能を解明する考えが促進された。

カタトニアの神経学的側面は，1990年代にRogersによりその著書「精神医学の運動障害（Motor Disorders in Psychiary）」において，再び論じられた[55]。嗜眠性脳炎患者の姿勢が統合失調症患者のものと重ねあわされた。Rogersは精神力動的な考えを批判し，神経学的な考え方に賛成した。自験例での異常症状を同定するために，自らカタトニア評価尺度を開発した。

自験例においてカタトニアがとる多様な病型から，カタトニアの制止型の患者にはカールバウム症候群という名前に戻そうとした著者もいた[56]。

ドイツの研究者のなかでカタトニアへの強い関心が再び現れた[57]。臨床上の薬物投与においてKreapelinの分類は役に立たないと考えたBeckmann, Stöber, Pfuhlmann, Franzekは，Wernicke, Kleist, Leonhardによる以前の分類をその指針にした。カタトニアがよくみられる家系をみつけ，カタトニアの一亜型と関連する遺伝子を特定した[58]。彼らは研究会を組織し，カタトニアを重症精神疾患の1つの症候群とする考えを促進した[59]。カタトニアを統合失調症の一亜型であるとする考えに対して，カタトニアを様々な症状をもつ症候群として考えるアメリカの著者との間にディベートが起こった。継続的なディベートの模様は最近発表された[60]。

カタトニアは児童思春期の患者にも次第に認められるようになり，その中には精神遅滞や自閉症の患者も含まれている。それは必ずしもそのように認められるわけではなく，精神遅滞や他の発達障害の患者にカタトニアが起こるかどうかは論争になっている[61]。それでもカタトニアが発達遅滞の患者に認められた場合には，成人患者と同じようにカタトニアの治療に反応する[62]。

社会化の障害である自閉症は，小児期早期に発症する。無言症，反響言語，反響行為，奇妙な手の姿勢，運動中の停止，筋強剛，強制発語，常同症，痛覚鈍麻が特徴的な症状である。これらの症状は一般に統合失調症の症状として解釈されるので，自閉症と統合失調症との混乱が起こっている[63]。現在みられる症例報告では，カタトニアの治療は自閉症の主要な症状にも効果的であるとされている[64]。

カタトニア症状を呈する思春期の患者には，広汎性拒絶症候群（pervasive refusal syndrome），特発性反復性昏迷（idiopathic recurring stupor），筋

痛性脳脊髄炎（myalgic encephalopathy），慢性疲労症候群（chronic fatigue syndrome）が挙げられている[65]。これらの症候群とカタトニアの関連は，現在研究中である[66]。

カタトニアの現状

　Kahlbaumは自身の経験からカタトニアという一症候群を抽出した。その症候群は，すぐにKraepelineとBleulerにより考えられた早発性痴呆概念へ組み込まれた。Kahlbaumの見解は多くの著者に承認され，Kraepelineにより制限されたカタトニア症候群の見解は批判されている。カタトニアを統合失調症と結びつけないで1つの症候群とする考えは，多くのエビデンスにより支持されているが，20世紀の精神障害の分類は，そのほとんどがKraepelinとBleulerの考えに従っている。様々な障害の患者でカタトニアが認められていることは，現在の分類には合致していない。そろそろカタトニアに別個の分類をつくるべき時期がやってきたのではないか。しかし，現在もNMSとMCの類似性，自閉症や他の小児期障害でのカタトニア，カタトニアと昏迷，せん妄，多様な神経障害との関連の議論が続いている。また，統合失調症緊張型の一部の遺伝子解明も，同様に続いている。

　20世紀の前半にカタトニアは心理学的に解釈された。しかし，カタトニアがamobarbitalで軽快し動物モデルが発表されると，生物学的モデルが優先され，非常に効果的な治療アルゴリズムが急速に作られた。ベンゾジアゼピンとECTの効果は明らかであり，カタトニア症候群を記載したがその知見が患者にはなんの効果ももたらさなかった臨床家に，ECTの効果はうらやまれるほどであった。ベンゾジアゼピンやECTの有効な治療的介入の機序は，発作閾値を上げ，脳のGABA系を刺激することによる抗てんかん作用である。カタトニアの病態生理学に解明する上で，これらの治療の共通点は重要な示唆を含んでいる。

　カタトニア患者を診断と治療での著しい進歩がありながら，我々の社会ではカタトニア患者は不必要な危険にさらされている。州は少数派や精神障害者の利益を守るべきであるとする社会的誓約にも関わらず，特殊な規制によりカタトニア患者に効果的な治療を使うことが阻止されている。無言，拒絶

症，昏迷または興奮状態の患者には，治療についての口頭または文書での同意を得ることができない。多くの地域で，患者個人による治療の同意についての署名が，書かれなければいけないために，鎮静剤の静脈投与やECTの施行が制限され，禁止にさえなっている。22歳の精神科既往歴がない女性が帝王切開後に，悪性カタトニアを発症した[67]。California州の法律により，33日間治療することができず生命が危険にさらされ，医療費はかさんだ。治療後36時間以内に，患者には特別な看護が必要なくなった。我々の諸州での，カタトニア患者への適切な治療を阻む法的規制は，患者のためにはほとんど役に立っていない。

〔脚注〕

1 Diethelm 1971; Hunter and Macalpine, 1982.
2 Kahlbaum, 1874; translated edition, 1973: 85. In the original: *"Die Katatonie ist eine Gehirnkrankheit mit cyklisch wechselndem Verlaufe, bei der die psychischen Symptome der Reihe nach das Bild der Melancholie, der Manie, der Stupescenz, der Verwirrtheit und schliesslich des Blödsinns darbieten, von welchen psychischen Gesammtbildern aber eins, oder mehrere fehlen können, und bei der neben den psychischen Symptomen Vorgänge in dem motorischen Nervensystem mit dem allgemeinen Charakter des Krampfes als wesentliche Symptome erscheinen."* Kahlbaum, 1874: 87.
3 Mora, 1973: xiii. Also, Kraepelin, 1919; 1962.
4 Katzenstein, 1963.
5 Berrios, 1996b.
6 Kahlbaum, 1874.
7 Sedler, 1985.
8 Robins and Guze, 1970.
9 Kahlbaum, 1874, translated edition 1973: 8–9.
10 Kahlbaum, 1874, translated edition 1973: 26.
11 Kahlbaum, 1874, translated edition 1973: 27.
12 Kahlbaum, 1874, translated edition 1973: 2.
13 Berrios, 1996a: 382–3.
14 German authors: Neisser, 1887; von Schüle, 1898; Aschaffenburg, 1898; Urstein, 1912; Lange, 1922; Arnold and Stepan, 1952; and Pauleikhoff, 1969; and doctoral theses by Behr, 1891; Rauch, 1906; Hansen, 1908; Siroth, 1914; Winkel, 1925 (published 1929); and Maisel, 1936.
French authors: Dide, Guiraud and LaFage, 1921 and Guiraud, 1924; Czech author: Haskovec, 1925; Danish author: Reiter, 1926; and Swiss author: Steck, 1926, 1927, 1931; are discussed by Rogers, 1990.
American authors: Spitzka, 1883, Kiernan, 1877, Kirby, 1913, and Hoch, 1921.
15 Johnson (1993) described Kraepelin as "hijacking" these concepts.
16 Kraepelin, 1896, 1903, 1913, 1919.
17 DSM: American Psychiatric Association, 1952, 1980, 1994; ICD: World Health Organization, 1992.
18 Bleuler 1924; 1950: 211.
19 Rogers, 1991; Blacker, 1966.
20 Hornstein, 2000.
21 Beckmann et al., 1996; Stöber 2001; Stöber et al. 1995, 2000a,b,c, 2001. The genetic

studies are discussed in Chapter 3.
22 Dide, Guiraud and LaFage, 1921; Guiraud, 1924; Haskovec, 1925; Reiter, 1926; Steck, 1926, 1927, 1931.
23 Johnson, 1993: 737.
24 Sacks, 1974.
25 Comment to MF, May 1996.
26 *Patient 3.15* in Chapter 3 is abstracted from his report.
27 Jelliffe and White, 1917; Jelliffe, 1940.
28 Gjessing, 1932, 1936, 1938, 1939, 1976. Also Chapter 3.
29 *Patient 3.12*, Chapter 3 is one of his patients.
30 Lindsay, 1948; Minde, 1966; Komori et al., 1997; Kinrys and Logan, 2001.
31 Chapter 3. Bell, 1849; Scheidegger, 1929; Scheid, 1937; Billig and Freeman, 1943; Arnold, 1949; Arnold and Stepan, 1952; Geller and Mappes, 1952; Huber, 1954; Pauleikhoff, 1969; Gabris and Muller, 1983.
32 Bleckwenn, 1930.
33 Also Silva et al., 1989.
34 Baldessarini, 1970.
35 抑制（repression）は，不愉快な考えを意識の外にお置いておこうとする心理作用であり，エゴによる防衛機制である
36 Gelman, 1999; Healy, 2002.
37 Turner, 1989; Bush et al., 1997.
38 Morrison 1973, 1975.
39 Abrams and Taylor, 1976; Abrams et al., 1979; Taylor and Abrams, 1973, 1977; Taylor, 1992.
40 Gelenberg 1976, 1977; Gelenberg and Mandel, 1977.
41 Lazarus et al., 1989; Gelman, 1999.
42 Lazarus, et al., 1989.
43 McEvoy and Lohr, 1983; White and Robins, 1991; White, 1992; Takeuchi, 1996; Zaw and Bates, 1997; Thomas et al., 1997.
44 Fricchione, 1985; Rosebush et al., 1990; White and Robins, 1991; White, 1992.
45 Fink, 1996a,b,c; Caroff et al., 1998a,b; Fricchione et al., 2000.
46 Davis et al., 2000; Fricchione et al., 2000; Mann et al., 2001; Fink and Taylor, 2001.
47 Insel et al., 1982.
48 Sternbach, 1991.
49 Fink, 1996b; Keck and Arnold, 2000.
50 Lohr and Wisniewski, 1987; Taylor, 1990, 1999; Rosebush et al., 1990; Rogers, 1992; Bush et al., 1996a,b; Fink, 1997a; Northoff et al., 1999b; Bräunig et al., 2000. Chapter 5.
51 Freedman, 1991.

52 Fink and Taylor, 1991.
53 American Psychiatric Association, 1994.
54 de Jong and Baruk, 1930; de Jong, 1945.
55 Rogers 1991, 1992; Rogers et al., 1991; Lund et al., 1991.
 At the MacKeith Conference in 2001, Rogers showed the same overlaps in videotapes of patients.
56 Pauleikhoff, 1969; Magrinat et al. 1983; Barnes et al., 1986; Goldar and Starkstein, 1995; Peralta et al., 1997.
57 Kindt, 1980; Hippius et al., 1987; Northoff et al., 1997; Bräunig et al., 1995a, 1998, 1999, 2000; Stöber and Ungvari, 2001; and Stöber, 2001.
58 Stöber et al. 1995, 2000a,b; Beckmann et al., 1996; Stöber et al., 2000c.
59 The WKL (Wernicke–Kleist–Leonhard) Society has met every other year for a decade.
60 Stöber and Ungvari, 2001; Riederer, 2001.
61 Earl, 1934; Turner, 1989.
62 Bates and Smeltzer, 1982; Cutajar and Wilson, 1999; Thuppal and Fink, 1999; Fink, 1999a; van Waarde et al., 2001; Friedlander and Solomons, 2002.
63 Kanner, 1943; Wing and Atwood, 1987; Mullen, 1986; Realmuto and August, 1991; Dhossche and Bouman, 1997a,b; Dhossche, 1998; Zaw et al., 1999; Wing and Shah, 2000a,b; Chaplin, 2000.
64 O'Gorman, 1970; Dhossche and Bouman, 1997a; Dhossche, 1998; Zaw et al., 1999.
65 Lask et al., 1991; Tinuper et al., 1992, 1994; Palmieri 1999.
66 A Mac Keith Conference on *Catatonia in Childhood* was held in London, September 26–27, 2001 organized by Drs. M. Prendergast and G. O'Brien of Northumberland, UK.
67 Bach-Y-Rita and De Ranieri, 1992.

2

カタトニア症状は識別可能である

　臨床的な手法を包括的かつ集中的に使うことで，はじめて精神医学における精神病理学的過程の理解を深め，前進することができる。

Kahlbaum, 1978[1]

　カタトニアは，気分，感情，認知の障害と深く関連した特定の運動異常症候群である。この障害の主な症状は，無言症（mutism），無動（immobility），拒絶症（negativism），姿勢保持（posturing），常同症（stereotypy），反響現象（echophenomena）からなる。カタトニア症候群に含められる他の運動異常もあるが，主要な症状は，表 2.1 に定義されている[2]。

　無言症と昏迷（stupor）はカタトニアの主要な症状であるが，どちらもカタトニアの診断に決定的な症状ではない。他の運動異常も存在すべきであり，1 つの症状を示す患者の多くには，4 つかそれ以上のカタトニアに特徴的な症状がみられる。カタトニアの診断に必要とされる特徴的な症状の数は，研究により確立されてはいないので，古典的なカタトニア症状のうち 2 つ存在すれば，カタトニア症候群の診断基準に十分合致すると考えられている（表 5.1 に我々のカタトニアの診断基準を記載している）。

　カタトニアの診断を下すのに必要な運動異常の持続時間についても合意はない。症状が不安定または一過性である患者もいるし，数日，数週，数カ月間持続する患者もいる。19 世紀と 20 世紀初頭の著者らは，数年間に及ぶカタトニアを記載している[3]。1 時間症状が持続すれば，診断を下すのに十分であるという医師もいるし，丸一日は必要であるという医師もいる。我々は，症状が 1 時間以上持続するか 2 回以上出現すればカタトニアと診断している。

表 2.1 カタトニアの主な特徴的症状

特徴的症状	説　　明
無言症	言葉で反応がないこと。無言症が，必ずしも無動を伴うというわけではない
昏迷	無反応，活動低下，覚醒障害または意識変容し，その間は質問に反応しない。重症の場合は，患者は無言，無動で，痛み刺激に反応することもない
拒絶症（抵抗症）	検者の操作に抵抗する。検者の動きに縛られてしまったかのように，弱くても強くても操作された強さと同じ力で抵抗する
姿勢常同（カタレプシー）	長時間姿勢を保持する。保持する姿勢には，しかめ顔や尖り口（唇を極端にすぼませる）のような表情も含まれる。体の姿勢には，精神枕（枕があるかのように頭を浮かせて横になる），Vの字で臥床する，上半身と下半身を直角にねじって座る，両手を頭の上に挙げたままにしたり，祈りをささげるように挙げたり，指や手を奇妙な体勢で保持する
蝋屈症	動かされるとはじめに抵抗があるが，次第に動かされるままになる。蝋燭を曲げるのと似ている
常同症	目的がなく，繰り返される行為。言語性の常同行為は，傷ついたレコードの様に自動的に文や語句を繰り返し，語唱（Verbigeration）と名づけられている。同じ行為に対して神経学の用語では，同語反復（Palilalia）がある。これは，口にした文を，通常は早口で繰り返すものである
被影響性の亢進・黙従	してはいけないと指示されているにもかかわらず，検者が軽く触れただけで四肢を違う姿勢に変えてしまう。その後は指示とは反対のその姿勢を維持する

表2.1　カタトニアの主な特徴的症状（つづき）

特徴的症状	説　明
両価性	「手を握ってはだめです。あなたと握手はしたくない」と言いながら，患者に握手を促す。このように，検者の言語と言語以外のメッセージが矛盾する状況におかれると，患者は決断力がなく，躊躇してしまったようになり，動きがとれなくなる
反響現象	反響言語（検者の発言を患者が繰り返す）と反響行為（検者の動きを患者が勝手に真似する，または検査で真似させられた動きをやめられない）に分けられる。反響現象は，してはいけないと指示されているにもかかわらずとめられない
衒奇症	拳銃をもっているかのように腕を保持する，通行人にあいさつする，日常の動作を誇張するまたは気取って風刺するような，奇妙ではあるが目的のある動き

　無言症，姿勢保持，命令自動（automatic obedience），常同症は，カタトニアの古典的な症状である。全身性痛覚欠如（generalized analgesia）はよくみられ，強い痛み刺激にさえ感じないこともある。この状態を長期間呈した患者は低栄養，脱水，体重減少を起こし，筋萎縮，関節拘縮，褥創が生じる。静脈血栓症と肺塞栓で死亡する場合もある[4]。

無言症（Mutism）

　患者は覚醒してあちこち動き回るかもしれないが，黙っていて応答がない。昏迷の場合もある（昏迷患者では無言症か自発運動は減少しているが，無言である患者の多くは昏迷ではない）。症例2.1は無言症で，何カ月も姿勢保持し，その結果，身体的合併症が生じたが，最終的には効果的な治療により回復した。

症例2.1

　　40才の男性が16才から抗精神病薬と抗躁薬による精神病の治療を受けていた。患者は地域のクリニックに通院し，lithiumとchlorpromazineにより症状は安定していた。患者の状態が安定しているので，主治医は新しい非定型抗精神病薬olanzapineを処方した。2,3週間で患者は再び精神病状態になった。perphenazineが処方され，その日のうちに患者は熱発し，無言症，筋強剛が出現した。入院して悪性症候群の診断がなされ，3次医療センターに搬送された。

　　抗精神病薬治療は中止され，大量のbromocriptineとdantroleneで治療された。反復性の運動異常からてんかんと誤断され，抗てんかん薬が投与された。まれにおこる不穏状態は少量のlorazepamでコントロールされた。患者は無言で硬直しており，全介助を要した。2,3週後に患者は立てなくなり，手足を硬直させたまま動かせなくなった。栄養改善のために胃瘻が造設された。呼吸器と尿路に感染症を起こし，抗生剤が投与された。

　　4カ月間の身体の集中治療後に，往診した精神科医により高用量のlorazepamが勧められた。lorazepamが12mg/日まで増量されると，患者は無言のままではあったが，指示に反応し，両親に笑いかけた。ECTが勧められたが，その病院の設備では施行できなかったので，施行可能な病院へ転院した。息子の代理に母親がECTの同意書に署名した際の面接で，患者が16才の時にも硬直し，無言症になり，精神病になったという今回と同様なエピソードが判明した。その時のECTへの反応は良好だった。

　　lorazepamが6mgに減量され，両側性ECTが開始された。4回目の治療後に，患者は両親が分かり，声を出し笑い，硬直が弱まり，経口摂取ができるようになった。9回目の治療後には，会話できるようになった。しかし，4カ月間に及ぶ硬直と臥床により，四肢の関節は拘縮してしまい，立ったり，自力で摂食したりすることができないほどの機能障害を引き起こしていた。カタトニアと精神病は軽快した。22回目のECT後に，リハビリセンターに移り，4カ月後に再び歩いたり，手を使ったり，自分で身の回りのことができるようになった。

コメント：いくつかの臨床上のミスによって，この患者の苦しみは長引いた。効果がみられないbromocriptineとdantroleneの投与を続けたことは，

無駄だった。一般的に，急性期の患者において7-10日間の治療で改善がみられない場合は，その治療を再検討し，その多くは変更する必要がある。身体状態を悪化させる可能性があるカタトニアの特徴的な症状は，たとえそれが抗精神病薬によるものだとしても，適切に治療されれば数日で改善する。この患者の場合は，不十分な看護により関節拘縮を起こしてしまった。3次医療センターでECTができなかったということは，精神障害に対する必要な治療ができなかっただけでなく，そこで働くスタッフや研修医にECTのメリットと適切な使い方を学ぶ機会がないことを意味し，弁解の余地のないことである。

罹患期間が長く関節拘縮を起こしてしまったカタトニアの患者でも，安全に効果的にECTで治療された報告がある[5]。

昏　　迷（Stupor）

昏迷は長らく精神医学的及び神経学的疾患の症状として認識されてきた。1830年代まで，昏迷は感覚麻痺を示すと考えられてきた。次には，メランコリアの症状やカタトニアによる重度の運動制止として考えられてきた。20世紀には，昏迷は脳幹機能障害，感染症（例；嗜眠性脳炎），正常圧水頭症と関連づけられた。この脳の機能不全としての昏迷という考えは，動物実験によってますます拍車がかけられた[6]。

昏迷下において，患者は数時間，数日あるいはそれ以上の期間，持続的に無反応である。患者は身の回りの出来事を認識していないようにみえる。昏迷を，昏迷を伴わない無言症から区別することは困難な場合がある。カタトニアによる昏迷は初期には以下のように記載された。

> 無口で，発語が少なく，言葉や文を途中で止めてしまうかもしれないし，会話を次第に完全に止めてしまうかもしれない。時折そっと，いくつかの意味を成さない言葉や句を舌足らずに話す。自分に対して何かささやいているのかもしれない。一般に周囲の刺激に影響されない[7]。

昏迷は，他のカタトニアで特徴的な症状がなくても起こりうる。昏迷を代

謝的,薬理学的,神経学的に説明できない場合に,重症うつ病の精神運動制止による可能性が考えられる。19世紀において,昏迷は無動性メランコリア (melancolia attonita) の名で記載された。これは Kahlbaum により使われた用語で,昏迷,無言症,無動といった症候群を包括する用語である。Von Economo は,自らの嗜眠性脳炎の記述において,昏迷を3番目によくみられる特徴的所見として記載した[8]。

最近のレビューでは,25人の昏迷患者のうち,10人が抑うつ症候群を,4人がカタトニア症候群を,10人が脳の病理学的所見をもつことが示された。その患者では12人に ECT が奏功した[9]。

昏迷患者が突然に興奮することがある。その興奮は,躁病興奮のように,強烈で,1,2週間続くかもしれない。昏迷と興奮との周期的変動があることは通常,基底に躁うつ病があることを示している。

症例 2.2

3日間持続する抑うつ気分と妄想により,40歳男性が入院した。ゆっくりで,ろれつの回らない話し方をし,発語自体がほとんどなかった。入院して1時間後に,無言症,亜昏迷を呈し,痛み刺激に反応しなくなった。尿中の毒物反応は陰性だった。ベッドに臥床し,姿勢常同,カタレプシーを示した。いったん別の姿勢をとらされると,元の姿勢に戻るまで数分間,その姿勢のままでいた。2時間後,彼は突然立ち上がって,歌い始め,廊下をタップダンスで行き来した。ナースステーションまでくると,看護師に冗談を言いながらタップダンスをした。それからタップダンスしながら去っていった。興奮は1時間続き,再び亜昏迷,筋強剛,無言症に戻った。この周期的変動は数日にわたって繰り返された。

コメント:この患者は,急速に変動する,カタトニアを伴う躁うつ病である。このパターンは気分障害の混合状態の診断基準に合致し,気分障害の治療に反応した。

興　　奮（Excitement）

　昔の文献には，カタトニアの患者は絶え間なくしゃべり，特に"精神的高揚期"にはそうであったと，記されている[10]。彼らは衝動的でそれに常同的であり，突然，しゃべりだしたり，歌ったり，踊ったり，服を脱いだりする[11]。興奮状態は消耗，脱水，受傷の危険を伴う[12]。今日では，おそらく，そのような患者は躁病であると診断されるだろう。カタレプシーを呈していたら突然に興奮するカタトニアは，躁うつ病によるカタトニア興奮よりも稀である。

症例 2.3

　　　19才のやせた女性が無言症で入院した。彼女は覚醒しているようにみえたが，長い間じっと動かず，周囲に無関心で座っていた。命令自動と常同姿勢がみられた。身体的には問題なく，発熱もなかった。ナースステーションで"何が行われているかがみることができる"ように近くの椅子に一日中座っていた。自分では食べずに，子供に食事させるように食べさせてもらっていた。ゆっくり食べ，ゆっくり動いたが，硬直はしていなかった。

　　　2日目になって，椅子から突然跳びあがって，通りかかった作業療法士の喉をつかんで，甲状腺に重傷を負わせた。カタトニアには両側性ECTが奏功したが，意志薄弱で，情緒的に浅薄で，疑い深いところは残遺した。彼女の基底にある障害は統合失調症であった。

　患者の不意の暴力により病院職員が傷害を負う場合で，もっとも多いのは薬剤性精神病の若い患者か痴呆老人によるものである。スタッフが患者のことを知らない入院初日が，最も管理が難しい時期である。次の症例は，カタトニア興奮の典型例である。

症例 2.4

　　　28才の男性が通行人に執拗に話しかけるために入院をした。次から次に，通行人に意見や質問をあびせ，漠然とした世界の危機について叫んだ。病院ではしゃべり続け，ミーティングを混乱させ，ライトを点けたり消したりし，火災報知機のボタンを押したりした。看護師の動きをまねたり，聞いたことを繰

り返したりした。抑制しようとすると同じくらいの力で抵抗した。鎮静をかけるとろれつが回らなくなり、ふらふらはしたが、興奮は続いた。椅子に拘束されると、椅子ごと病棟中を引きずり廻し、誰にでも話かけた。その声は、しわがれて小声になっていった。飲食を拒絶し、脱水になった。

　興奮、反響動作、反響言語、拒絶症は、増悪する躁うつ病の症状であった。緊急に施行された2日間連続の両側性ECTにより、興奮とカタトニアの所見は急速に改善された。更にECTを続けると躁病に奏功した（悪性カタトニア／神経遮断薬性悪性症候群が誘発されるのを避けるために抗精神病薬は投与されなかった）[13]。

カタトニアの患者はしばしば、奇妙な声で吠えたり、鼻をくんくん鳴らしたり、動物のように振る舞ったりする。

症例 2.5

　野生動物のような行動により33歳の男性が、警察官に病院に連れてこられた。四つんばいになってうなり、通りを走り、吠え、まくし立て、通行人に噛みつこうとした。パジャマ姿に着替えさせられ、病院のベッドにいると、無言で、動かなくなった。食べ物も飲み物も拒絶したが、その眼は医師の動きを追っていた。発熱はなく、通常の痛みには反応せず、医師が四肢を動かすとはじめに抵抗を感じるが、その後は動かされた姿勢のままでいた。

　ベッドサイドで会話している時に、突然吠え出し、医師を襲うかのようにベッドから飛び出した。医師は反射的に手を上げて防御した所、偶然に患者の振り上げた手に当たった。患者は、すぐにこの新しい姿勢で硬直し（命令自動）、誰にもけがはなかった。

カタトニアの患者は、しゃべり回り、動き回る。

症例 2.6

　38才の急性躁病の男性が入院した。病棟では、常に動き回り、ミーティングや廊下で会話の邪魔をした。早口でしゃべり、気分は高揚し、誇大的な計画を語った。面接で、医師が体調を診察するために患者の腕を動かしてよいかと聞

くと，同意した。医師は患者の手をつかむと水平に端から端へ揺らした。患者は，相反する同等の力で腕を揺らされるのに抵抗した（抵抗症）。そこで医師は，自分の右腕を上げて，両腕を自分の頭の上に持っていった。そうするようにもそうするなとも言われてないのに，患者は医師と同じ動きをした（反響動作）。この検査中，患者はずっとしゃべり続けた。検査が終わっても，患者は（まだ頭に手を上げたまま）会話を続けようとして，医師を廊下に追っていった。lithium は躁病とカタトニアの特徴的な症状に奏功した。

診察でみられる特徴的な所見

拒絶症，蝋屈症，命令自動は，診察中にみられる特徴的な所見である。過去10年間にカタトニアの症状と重症度を評価する尺度がいくつか作られた（第5章参照）。付録ⅠにStony Brook New York 州立大学で作られた代表的な評価尺度を記載した[14]。この評価尺度は，うつ病，不安，躁病，精神病の精神病理とパーキンソン症候群と遅発性ジスキネジアの運動症候群を評価するために考案されたものに習って作成された。Stony Brook 評価尺度は，重症度や疾患のパターンの変化を測定するために，体系的な診察と項目の得点化の方法を詳細に述べている。

常同症（Stereotypy）では，無意味にみえるぎこちない動きが繰り返される。その動きは時には複雑で，儀式か強迫行為となって現れる。自らを噛む，叩く，燃やす，引っ掻くなど自傷行為も起こりえる。

衒気症（Mannerisms）は，しばしば常同症に伴い，一見目的がある行為にはみえるが，大げさだったり，独特だったり，変わった風に行われる。精神病患者に強迫症状が観察されたら，カタトニアの常同症や衒気症が疑われるべきである。

症例 2.7

26歳からのうつ病で入院を繰り返している63歳の女性が，抑うつ気分，緩慢な発語，希死念慮，筋強剛，姿勢常同を示し入院した。多くの薬物投与にも関わらず，状態は，何週間にもわたり悪化していった。深部静脈血栓症からの肺塞栓を起こしたが，生き延びた。5週間後，彼女は，胎児のような姿勢をと

り，それ以後，不穏時に繰り返し「s-t, s-t, s-t」と激しく叫ぶ以外は無言になった。その叫びは，トゥレット症候群の患者でよくみられるように繰り返された。

　入院58日目に，lorazepam 6mg/日に治療が変更された。61日目に，両側性ECTが開始された。2回目のECT後，何週間か振りに彼女はゆっくりと質問に答え，立ち上がって歩き，食事し，自分でトイレにいった。叫ぶのはかなり少なくなった。3回目のECT後，叫びはなくなり，日時と場所がわかるようになった。彼女は自発的に歩き，会話を始めたが，筋強剛と姿勢常同はまだみられていた。

　5回目のECTの翌日には，カタトニアの症状はなくなった。もはや抑うつ的ではなく，自然に笑い，身の回りのことも自分ですることができた。何週間も夢の中にいたと言っていた。他の治療に同意し，1日外泊した後に，ECTの継続を拒否した。退院して息子の世話になり，維持治療としてlithium, thiothixene, olanzapineが処方された。これらの処方は今回のエピソード前の数カ月間に投与されていたものだった。1カ月，5カ月，1年後の診察ではカタトニアやうつ病の徴候はみられなかった。一点凝視，無言症，拒絶症，筋強剛で再燃する時まで，息子の家で身の回りのことは自分ですることができていた。すぐに入院し，高用量のベンゾジアゼピンが投与されたが，回復しなかった。6回のECTがカタトニアに奏功し，また家へ帰ることができた[15]。

　反響現象（Echophenomena）とは，検者の動きを自然に模倣すること（echopraxia 反響行為），または検者の言葉を繰り返すこと（echolalia 反響言語）からなる。検者の姿勢も模倣される。頭の上に腕を挙げることも真似されて，検者が左手を挙げるように，患者は右手を挙げる。患者自身はそのような動きをする理由を知らず，たいていは馬鹿げているか不十分な理由を挙げ，自分の病気を否定する（anosognosia 疾病失認）。

　即答カタトニア（Speech-prompt catatonia），すなわち特に発語を促進する現象は，反響言語の変形である。患者は自発的には話さないが，検者の質問を繰り返すことや，自動的に「私は知らない」とか，「はい」や「いいえ」で答え，しばしば矛盾した返答をする。例えば，「あなたはアイスクリームが好きですか？」という質問には「私は知らない」と答える。「あなたはアイス

クリームが好きだよね？」という問いには「はい」と答え，「アイスクリームは嫌いでしょう？」という問いにも「はい」と答える。Leonhard（1979）はこれを命令自動が言葉で出たものと考えた。UngvariとRankin（1990）により記載された一例を要約する[16]。

症例 2.8

　疎通が悪く，一風変わった非社会的な行動のために，26歳の女性が精神科診察に連れて来られた。単純な命令にも応じずに，奇妙な振る舞いをしていた。例えば，花ではなくコンクリートの歩道に水をやっていた。最近の数年間，身だしなみにますます気をつかわなくなり，不潔になり，社会慣習を考慮せず，時々床に落ちたものを拾って食べた。自発的に話すことは減っていった。入院の前年には，必要な服や食料を持たずに森に入り，家に動物の死骸を持って帰った。それ以外に，部屋にゴミを集めるこという意味のわからない習慣があった。

　診察の時には，病棟でぽつんと座り，薄ら笑いを浮かべ，人形のように無表情で，ぼんやりと部屋の片隅をみつめていた。身体的に健康なやせた女性であり，歩行はぎこちなく，頭と体が前に傾き，肩の一部が上がり，腕は左右対称に軽く曲がっていた。動作は緊張して，唐突であった。

　自ら話や言葉を発することはなかったが，話かけられると，どの問いにも「私は知らない」とか「いいわよ」と短く，簡単な言葉や文で答えた。そのそっけない返答は，感情も目的も伴わない点では，彼女の機械的な几帳面さごみ集めといった行動と同じだった。

　行動上の指導も diazepam 10mg 筋注も amobarbital 静注もすべて状態を改善させなかった。病的状態のまま少なくとも1年間入院していた。3年後の診察においても状態は変っていなかった。

　反響現象を伴う患者では，他の被影響性の亢進（stimulus-bound）の徴候を示す。電灯のスイッチを点けたり消したり，火災警報機を押したり，他の患者の物を戸外においてきたり，他の患者の部屋へ入りベッドに寝たりするように，物を見たら触ったり，取ったり，使ったりしなければならなくなる。これらの行動は，利用行動（utilization behavior）と言われている。被影響

性の亢進をテストするには，「私が自分の鼻に触った時に，あなたはあなたの胸を触ってください」と命じる．この命令を理解しているにも関わらず，患者は，検者の動きに影響されて自分たちの鼻を触ってしまう．

反響言語が重症の時には，現病歴を得ることや診察を完了することは難しい．患者は質問を繰り返し，それ以上答えてくれないからである．低用量のベンゾジアゼピンやバルビツレートはその行動をしばしば改善する．以下に説明するように，情報を得るために第三者を使うのも一法である．

症例 2.9

27歳の海兵隊員が，周囲や同僚に馴染めず担当の仕事を拒否し，海軍病院に入院した．話すことをやめ，病棟では静かに座っていた．発熱はなく，命令自動を示したが，常同姿勢は取らなかった．

医師は正面ではなく斜め前に座った．質問すると同じ質問が繰り返された（例：「何歳ですか？」と聞くと「何歳ですか？」と答える）．患者は医師の動作をまねした．患者の様子は独り善がりであり，態度は馬鹿げていた．第三者が入ってきて，医師の前にきた．患者に「何歳ですか？」と質問する代わりに，その第三者に「ここに座っている男は何歳だと思うか？」と尋ねると（第三者は反応しないようにと前もって言われていた），被影響性の亢進していた患者は，質問を答えにするのをやめた．このような方法で十分な診察が行われた．

この診察では，検者は患者の横に座った．真正面に患者と対すると，患者に攻撃的と思わせたり，患者に不安を誘発させたりして，拒絶症や無言症になるかもしれない．カタトニアの患者を変わった姿勢で診察した劇的な症例を示す．

症例 2.10

徘徊し，一見すると錯乱していて，話すことはほとんど意味をなさない40歳男性が，救急処置室へつれてこられた．そこでは，床に跪き，額を地面に押し当て，片手を床に，もう一方を自分の頭においた．救急室のスタッフの質問や求めには反応せず，その姿勢を変えることもできなかった．

精神科医が患者のとなりに跪き，患者の姿勢を真似した．患者は精神科医の

質問に答えた。，話し方はゆっくりであまり詳しく答えなかったが，妄想的で，いくつかの一級症状が聴取できた。

両価傾向（Ambitendency）は，被影響性亢進の1つである。検者は，まるで握手をするかのように手を差し伸べ，患者にきっちりと「握手をしてはならない。あなたに握手してもらいたくない」と話す。2つの矛盾する命令によって，患者は握手をするかのように手を差し出すが，検者の手に軽く触るだけで握ることはしない，または決心がつかないように手を前後に動かす。

カタレプシー（Catalepsy）は，動くことなく長時間同じ姿勢を取り続けることである。ほとんどの場合，患者は動くことなく座ったり立ったりしたままでいる。精神枕（Psychological pillow）と呼ばれる，大変な姿勢もある。患者は仰向けに臥床し，まるで枕で休んでいるかのように頭と両肩を浮かしていて，こちらが頭を下げようとどんなに力を入れても抵抗する。精神枕は症例2.7でみられ，3日間続いた。頭と両肩をベッドに付けないだけでなく，両足も挙げていて，それを何分も続けていた患者もいる。尖り口（Schnauzkrampf）も，大げさなキスのようなおちょぼ口をする大変な姿勢である。上半身と下半身を反対の方向にねじっていたり，深く膝の屈伸運動をするように腕を伸ばししゃがみこんだり，イスに沈み込むように手足を伸ばして座っている患者もいる。

カタレプシーを呈する患者を，新しい姿勢に変えることはできる。検者は患者に，健康が懸念され医学的に問題ないかどうか確かめる必要があることを伝える。それから，患者の腕を診察する。検者が患者の腕を動かそうとすると，はじめに抵抗を感じるが，ゆっくりとその抵抗が取れてくる，それはまるで温かいろうそくを曲げているような感触である。この現象は蝋屈症（Waxy flexibility）と名づけられている。

姿勢常同のない患者でも，検者の診察に抵抗せよと命令されるとカタトニア現象を示すことがある。イスの柄やベッドシーツをしっかり握り，検者に自分の腕を挙げさせないようにしろと患者は命令される。患者の腕を挙げようとして検者が下から軽く力を加えると同時に，「腕を挙げさせるな」と患者に言う。命令自動（Automatic obedience）は，患者は抵抗しろという命令は理解しているにもかかわらず，軽く触ることにも抵抗できない状態を指す

用語である。一度手が挙げられると，その新しく取られた姿勢は長い期間そのままか，ゆっくり下げられるかである。両腕をテストするとよい，なぜなら片側性のカタレプシーと命令自動は反対側の脳病変でおこることもあるからである。

命令自動のテストの後に，把握反射（Grasp reflex）と拒絶症（Negativism）がテストされる。把握反射のテストでは，患者が強く指を握るかどうかをみるために検者は人差し指と中指をしっかりと患者の掌のなかにあてる。拒絶症のテストでは，検者は患者の手と腕をとり，様々な力加減で前後に動かす。拒絶症のある患者は検者が加えた力と同じ力で抵抗する。

社会的及び対人関係での拒絶症は，同様の反応であるが，その他者への行動の強烈さにおいては対照的である。社会的対人的拒絶症は，患者の病院スタッフへの関わりや，病院のルールへの反応にみられる。患者に服を着せたり，体を洗ったり，食べさせたりすると，頑固な抵抗と全身の筋肉の緊張が出現する。そういった患者たちはあらゆる指示を拒むか，言われたことと反対のことをする。ベッドの上でなく下に横になったり，マットレスの上でなく下に寝たり，他の患者のベッドで寝たりする。スタッフが食事をさせようとすると，かんしゃくを起こした子供のように歯をくいしばる。トイレにつれていかれると排便，排尿を拒み，尿や便を溜め込んで，結局排泄物で汚してしまう。そのような行為は悪意のものではなく拒絶症の実例である[17]。

無言で動かない患者は痛み刺激に反応せず，全身のしばしば重症の痛覚欠如を示すかもしれない。針を刺すテストは神経学的診察の一部であり，適切に施行されれば，無言，無動の患者で痛覚消失を示すことはカタトニアの診断に合致する。

カタトニアスペクトラムの行動

前述した症状はカタトニアで最もよくみられる行動である。しかし，多くの些細な行為も，カタトニアスペクトラムとして捉えられる。表2.2で挙げられた行動は，前述した以外のカタトニアに特有な症状を示している。それらは，衒気症として記述されたり，カタトニアの中核症状と考えられたりすることもある。特に最近に出現した場合は，詳細な診察が必要である。2，3

表2.2 カタトニアスペクトラムでみられる行動

つま先歩き，スキップ，ピョンピョン飛び回る

答えることなしに質問を繰り返す

典型的なジスキネジアではない手や指の奇妙な動き

目立たない反復性の行動；話した前後に舌打ち，ものや体の一部を自動的に叩いたり触ったりする，舌をかむ，舌なめずり，唇を鳴らす，ふくれっ面，歯を鳴らす，しかめ面，ひそめ眉，目をぎゅっとつぶるまたは目を大きく開く

奇異な話し方；ほとんど聞き取れないもぐもぐ声までだんだんと音量がおちてくる，患者が通常使わない奇妙なアクセントの使用，ロボットや子供が読み方を学ぶ時のような話し方，短縮形をつかわない話し方

頭を奇妙な位置で保持する

ゆれる，肩をすくめる，鼻にしわをよせくんくんさせる，大きく目を開きそれからぎゅっと閉じる

儀式；食事の前に決まった順番で料理や食器を叩く，シャツのボタンをはめる前にそのボタンを叩く

のそれらしい症状が存在しても，それだけでは，カタトニアの十分な証拠にはならない。特にそれらが数カ月間や数年間にわたってみられる時は，多くは強迫的な儀式や衒気症にみられるものである。

〔脚注〕

1 Kahlbaum, 1874; translated by Mora, 1973: 3.
2 Roger（1991:336）は，多くのカタトニア患者を観察し，以下の様々な運動症状を挙げた。姿勢の障害（頭部，体幹，四肢の屈曲や伸展，姿勢常同，奇妙な姿勢），筋緊張の障害（筋強剛，筋硬直，動かすことへの抵抗），運動能力の障害（活動の減少，無動，反応の低下，始動困難），活動の障害（過剰な行動，運動激発，自傷，他害，服を脱ぐ），体幹と四肢の異常運動（けいれん，チック，舞踏病様運動，スパズム，発作，けいれん様障害，常同行為，旋回，振戦），顔面の異常運動（舞踏病様運動，スパズム，ねじれ，無表情，弛緩または固定した表情），眼球運動の異常と一点凝視，歩行の異常（停止，ゆっくりとこわばった歩行），発語の異常（無言症，発語の減少，ゆっくりした話し方，返答の遅延，発語の増加，発語の突発と罵り，発語量や音質の異常，不明瞭な発語，音や唇の動きに制限されている話し方）。
3 Kahlbaum, 1874, 1973; Kraepelin, 1896, 1903; Bleuler, 1950; Jaspers et al., 1963.
4 McCall et al., 1995; Fink and Francis, 1996; Arnone et al., 2002.
5 Mashimo et al., 1995.
6 Berrios, 1996a.
7 Hinsie, 1932b.
8 Von Economo, 1931; Plum and Posner, 1980; Berrios, 1981; Johnson, 1984; Benegal et al., 1992.
9 Johnson, 1984.
10 Kahlbaum, 1973.
11 Kraepelin, 1903, 1921, 1971.
12 Aronson and Thompson, 1950.
13 Gelenberg and Mandel, 1977; Hermesh et al., 1989a,b, 1992; Bräunig et al., 1995a.
14 Bush et al., 1996a,b.
15 Trivedi et al., in press.
16 See also Ungvari et al., 1995.
17 Bakewell, 1815, cited in Hunter and Macalpine, 1982: 705–710.

3

カタトニアの様々な顔

　必要がなければ，物事を増やしてはならない（他が同じならば，単純なものが正しい）。

William of Occam[1]

はじめに

　今日に至る2世紀にわたって，カタトニアには著者毎に重要な特徴が次々にみつけられたので，それぞれ別々に名前がつけられてきた。名づけられたものには，病理生理学的に共通のものがあるか，それとも別の疾患かどうかは，明らかではない。著者には，分割者タイプと統合者タイプという2通りのタイプがいる。我々2人は統合者の方である。気分と思考の障害を示す患者で，古典的なカタトニアの運動症状が目立ち，抗けいれん薬や鎮静薬に反応する病態は，共通の中間表現型（endophenotype）の存在を示している。明らかなヴァリエーションはあるが，これらの多様な障害が脳における共通の病態生理学的基盤をもつ考えを，我々は有用であると考えている。

　似たものに梅毒がある。スピロヘータによる感染症は，侵された臓器や感染の重症度や病期による多様な臨床像を呈するが，共通の病理が存在する。梅毒の臨床像は多彩であり，"偉大なる模倣者"と呼ばれている。しかし，その様々な病像は同じ治療に反応し，多彩な状態像に共通の病理を持つという考えに合致している（Quetel, 1990 参照）。梅毒と同様に，カタトニアの様々な臨床像は，脳の共通の病態生理学基盤によるものであると我々は考える。病因は様々であるが，共通する運動症状や治療反応性から考えると，カタトニアは1つの症候群として捉えられる。

表3.1 カタトニア症候群

	原 典
制止カタトニア (Retarded catatonia) 　良性昏迷 (Benign stupor)	カールバウム症候群 (Kahlbuam syndrome)
興奮カタトニア (Excited catatonia) 　せん妄躁病 (Delirious mania) 　夢幻状態 (Oneiroid state)	躁病興奮 (Manic excitement) 躁病せん妄 (Manic delirium) ベルの躁病 (Bell's mania) 夢幻症 (Onirisme) 夢幻精神病 (Oneirophrenia)
悪性カタトニア (Malignant catatonia: MC)	致死性カタトニア (Lethal catatonia) 悪質カタトニア (Pernicious catatonia) 急性劇症精神病 (Acute fulminating psychosis)
神経遮断薬性悪性症候群 (Neuroleptic malignant syndrome: NMS)	NMS; MC/NMS 悪性症候群 (Syndrom malin) 神経遮断薬誘発性カタトニア (Neuroleptic induced catatonia)
中毒性セロトニン症候群 (Toxic serotonin syndrome: TSS)	TSS; セロトニン症候群 (Serotonin syndrome)
周期性カタトニア (Periodic catatonia) 　混合感情状態 　(Mixed affective state) 原発性無動性無言症 (Primary akinetic mutism)	 急速交代躁病 (Rapid cycling mania) 失外套症候群 (Apallic syndrome) スティフ・パーソン症候群 (Stiff-person syndrome) 閉じ込め症候群 (Locked-in syndrome)

この章では，はじめにカタトニアの様々な亜型やカタトニアと関連する状態について概観する（表 3.1）。次に，同じ病態生理学的基盤をもつことが示唆されるカタトニア症候群の臨床像や特徴を記載する。

カタトニア症候群は，基本的な運動症状の既往か現存によって特徴づけられる（表 2.2）。症状は一過性であるかもしれないが，2 つ以上の症状が 1 時間以上続けば，高い確率でカタトニア症候群の診断がつく。主要なタイプでは，制止型が多く，興奮型が少ない。疾患の経過は，良性か悪性である。

カタトニアの亜型

制止カタトニア（Retarded catatonia）

カタトニアの制止型に対しては，カールバウム症候群（Kahlbaum syndrome）という用語を使う著者もいる[2]。患者は反応に乏しく，昏迷状態にある。そのような状態には，良性昏迷（benign stupor）が含まれるが，全身性の感染症や，肺塞栓や脳塞栓を起こせば，致命的になる。最近の分類では，カタトニアが気分障害の患者に出現すると，主要な診断に，カタトニアの修飾句が加えられる[3]。統合失調症の患者で，その症状が出現すると，緊張型という亜型の診断が下される。

昏迷は，定義するのが難しい用語であるが，意識を保ちながら，無動，無言を呈する臨床症候群である。完全に反応がなく，明白な意識障害もない。発語や自発運動はないか，最小限に減少し，患者は外部の刺激に影響されない。昏睡とは対照的に，昏迷状態では，覚醒させる強い刺激にさえも眼は閉じたままで，周囲に気を配っているようにはみえない，刺激に対する動きも目的のあるものにはみえない[4]。せん妄昏迷（delirious stupor）は，感染など明らかな説明可能な身体疾患がなく，突然に発症する昏迷である。20 世紀の前半の文献では，重症のうつ病による長期間の昏迷から回復した患者には，早発性痴呆による持続性の"悪性疾患"になった患者と対照的に，良性昏迷という用語が使われた[5]。良性昏迷の患者は，無言症，拒絶症，姿勢常同，筋強剛を示す。重症うつ病により仮性痴呆が記載されたが，その診断基準に合致する患者によくみられる症状として，カタトニアがある[6]。

Von Economo（1931）は嗜眠性脳炎の研究において，多くのカタトニア昏

迷の患者を記載した。時々，昏迷患者で異常な脳波上の発作活動がみられ，非けいれん性てんかん重積（non-convulsive status epilepticus: NCSE）が，カタトニアの原因としてみつけられることがある[7]。

興奮カタトニア（Excited catatonia）

激しくカタトニア症状を示す急性興奮状態が，記載されている。興奮カタトニア（excited catatonia），カタトニア性興奮（catatonic excitement），せん妄躁病（delirious mania），躁病せん妄（manic delirium）と名づけられている。その状態の特徴は，滅裂な発語，見当識障害，錯乱，作話と伴に出現する過剰な運動である。せん妄躁病（躁病せん妄）では，カタトニアの症状は通常明らかである。明らかでない場合でも，慎重に診察をすれば，カタトニアの症状はみつけることができる。せん妄躁病は，カタトニア興奮（興奮性カタトニア）でみられた状態と，まったく同じものである[8]。この状態は，躁うつ病や急性中毒の患者でよくみられる。

昔から繰り返されている問題に，カタトニア興奮と躁病興奮は区別できるか，というのがある。1つの仮定として，カタトニア興奮は突然に発症し，短期間の意味のない興奮であり，一方，躁病興奮は気分が高揚している時に起こり，数日間続くこともある，目的のある興奮といわれている。カタトニア患者の多くで，基盤に躁病が存在することが観察されているので，この問題をさらに混乱させている（第4章参照）。

カタトニア興奮は，躁病興奮と区別されうるという考えは，KahlbaumとBleulerから始まっている。Kahlbaumは，カタトニアにみられる躁病すなわちカタトニア興奮を，以下のように記載している[9]。

> 躁病はよくみられる…躁病の症状のない症例よりも，激怒，熱情，興奮など躁病の症状がみられる症例の方がずっと多い…躁病または精神的高揚の状態…大げさな高揚感，悲壮な宗教的恍惚感としてよくみられる…話し方や動きにみられる高揚した気分は，多くの患者ではこの感動的な気分で，いかにもカタトニアらしく，活き活きとした身振りでなされる絶え間ない熱弁で，表出される…明らかな誇大妄想…自分がいかに貧困であるのかを，絶え間なく繰り返す…一過性の興奮そして唐突で利那的な喜び…単に躁病…遷延する興奮または

重症カタトニア

Bleulerは，カタトニア興奮を以下のように記載している[10]。

　その過動の症例は（その用語が示しているように），常に目的のない動きをしている（"活動の奔逸"とFuhrmanが呼んだ，活動の心迫）。患者は，よじ登り，動き回り，庭の木の枝を揺さぶり，ベッドの上で跳び，20回もテーブルを叩き，次は壁を叩く。また，跪く，ジャンプする，叩く，壊す，ラジエーターと壁の間に腕を入れてありえない姿勢にねじる，火傷をしてもまったく気にしない。叫び，歌い，同じ言葉を繰り返し，笑い，悪口を吐き，甲高く笑い，部屋中につばを吐く。顔をゆがめ，悲しみ，幸せ，恐怖を表す。

KahlbaumとBleulerやその他の著者らによるカタトニア興奮の記述や，我々自身の臨床経験から考えると，カタトニアによる興奮と躁うつ病の興奮状態を区別することはできない。せん妄躁病とカタトニア興奮を1つの枠組みとして考える場合に，体系的な比較研究がまだなされてないので，これらは同じ状態像を呈すると考えておくのが現在のところ最も慎重で控えめな結論であると我々は考える。

悪性カタトニア（Malignant catatonia）

　良性であろうとも悪性であろうとも，疾患の経過はカタトニアの特徴の1つである。悪性（malignant）または致死性（pernicious or lethal）カタトニア，すなわち急性劇症精神病（acute fulminate psychosis）は，急性発症で，著しい身体的衰弱を伴い，発熱や自律神経の不安定性も合併する場合に，診断される[11]。適切に治療されないと，死に至る[12]。これらの状態で患者は，制止，昏迷，興奮を呈する。

　最近，神経遮断薬性悪性症候群（neuroleptic malignant syndrome：NMS），神経遮断薬誘発性カタトニア（neuroleptic induced catatonia），悪性症候群（syndrom malin）で知られる，神経性中毒状態に対する関心が高まっている。抗精神病薬との関連で有名になっているが，抗精神病薬が開発される以前からこの症候群は記載されていた[13]。NMSは別の障害としながらも，その臨

床特徴，経過，治療反応性は，悪性カタトニアから区別できないと考えているものもいる。NMS と悪性カタトニア（malignant catatonia: MC）は同じ病態生理を反映し，NMS を引き起こすのが抗精神病薬であるという点のみが異なるという可能性は，非常に高い[14]。

中毒性セロトニン症候群（serotonin syndrome: TSS）は，脳のセロトニン系に影響する薬物を用いる際の副作用として最近報告された[15]。その症状は，MC/NMS ととてもよく似ていて，主な違いは誘発する薬物と胃腸症状が目立つことである。その症状は十分に報告されているとは言い難いが，TSS はその症状や治療反応性が MC と似ていることより，悪性カタトニアの一亜型と考えられる[16]。

周期性カタトニア（Periodic catatonia）

反復性の運動障害においてカタトニア症状が軽快と増悪を繰り返す時に，それは周期性カタトニアと呼ばれる[17]。躁うつ病の患者で主要な症状の変化が急速で数分や数日の場合，この症候群は混合感情状態（mixed affective state）または急速交代躁病（rapid cycling mania）と呼ばれる。これらの患者はしばしばカタトニアの主要な症状を示す[18]。

原発性無動性無言症（Primary akinetic mutism）

神経学の教科書では，無言と筋強剛が持続的に続く状態を，無動性無言症（akinetic mutism），失外套症候群（apallic syndrome），覚醒昏睡（coma vigil），原因不明の昏迷（a stupor of unknown etiology）と様々な名前で呼んでいる。なかには脳幹部の病変がみつかった患者もいる[19]。その他の独立した無動状態としては，スティフ・パーソン症候群（stiff-person syndrome）や閉じ込め症候群（locked-in syndrome）として記載されている[20]。これらの症候群と原発性無動性無言症との関連ははっきりしていない。しかし，報告されている症状は，カタトニア昏迷のものとよく似ているので，治療的に反応する場合を期待し，神経内科医は，カタトニアの検査だけでなく，カタトニアの治療まで試している。

時々，精神病理学的疾患単位の記載に，カタトニアが症状として，含まれている場合がある。1つに類循環精神病（cycloid psychosis）がある。これ

は，Leonhardによって提案された用語であり，内因性精神病症候群の1つである[21]。Leonhardは，循環精神病を少なくとも3つの亜型に分割した。その1つである過動－無動－運動精神病（hyperkinetic-akinetic-motility psychosis）にはカタトニアの特徴が含まれているが，全体的な記載からすると，必ずしもカタトニアの一亜型になるわけではない[22]。循環精神病の典型例をみると，躁うつ病が一番フィットする[23]。Leonhardの分類は，DSM分類とはまだよく適合されていない[24]。

制止カタトニア（Retarded catatonia），カールバウム症候群

カールバウム症候群という用語は，制止カタトニアで，通常良性で，予後良好であるカタトニアで一番よくみられる症候群に対して使われてきた。カタトニア状態はKahlbaumにより以下のように記述されている。"患者はまったく動きがなく，話すこともない。硬直した仮面のような顔貌で，眼は遠くをみている。どんな刺激にも動いたり反応したりする意志にかけているようにみえる。カタレプシー状態の時には，蝋のような曲がり具合が唯一の独特な症状で，非常に印象的な症状として現れる。そのような患者の全体的な印象は，深遠なる精神的苦悶，すなわち強い精神的衝撃による無動である。抑うつ状態か意志衰弱状態に分類される…。一度その臨床症状が出現すると多くは持続する。比較的短期間だけ症状が出現する患者もいるが，再発しやすい[25]。" Kahlbaumのうつ病患者の記述を要約した[26]。

症例3.1

27歳の公立学校の先生が，抑うつ気分と焦燥感を呈した。ときどき生徒に不当に接し，それで懲戒処分を受けた。顔面の舞踏病様のチック，四肢に痙性のけいれん様の動きが現れた。入院したが，制御できないけいれん様の運動についての，身体的な原因はわからなかった。独りでたびたび部屋の片隅で30分間直立し，両腕をつかってジェスチャーで表現した。無言で，じっと考え込んでいて，周囲から孤立し病棟の活動には参加しなかった。

質問には，ゆっくりやさしく，そして正確に答えた。何を考えているかを問

いつめられると，舞踏病様の動きは増強した．姿勢を変えるように促されたり強要されたりすると，抵抗した．ピンで刺すと，顔をしかめはしたが逃げ出しはしなかった．長い間，自分で食事や着替えをしなかった．1日に何回も数分間持続する筋攣縮の発作が起こった．病気は進行していった[27]．

約9カ月後に，活気づき，看護師に抱きつき，時々笑ったり泣いたりした．しかし，そのようなエピソードはたった2，3日しか続かなかった．16カ月後に，話をし始め，家へ手紙を書き始めた．表情はより活き活きとしたが，2年後には，次第に話さなくなり，病棟での活動や身の回りのことをしなくなってきた．その3年後に病院が満床になり家へ帰された．

Kahlbaumはカタトニア患者について，はじめにメランコリアの前駆期，その後に思考障害と自発的に動けなくなるけいれん性舞踏病様運動が出現してくると記し，その患者を弛緩性メランコリア（atonic melancholia）の一例として記載した．

無言症，拒絶症，姿勢常同，筋強剛の運動障害の急性発症は，カタトニアではよくみられる（第2章参照）．我々は，カタトニアの診断には，2つ以上の症状が1時間以上存在し，それが2回以上再現することで十分であると考えている．評価尺度は，カタトニアの診断が簡単にできる，体系的な検査方法である．amobarbitalやlorazepamの静注後に症状が急速に軽減したり完全に消失したりすれば，カタトニアの診断がより確実になる．しかし，反応がないからといってカタトニアを除外できない，なぜなら少なくとも20％の患者はそのテストに反応しないからである[28]．

悪性カタトニア（Malignant catatonia）

1849年以来臨床家たちは，急性発症の激しい精神病とせん妄を記し，それにはしばしば高熱を伴い，患者の半分は死亡することを報告した[29]．1934年にはStuaderが，身体状態良好であった3人の患者に突然に激しい興奮，せん妄，高熱，カタレプシーが発症したことを報告した[30]．おのおのの患者は，若年成人であり，精神疾患の家族歴があった．ほんの短時間で，患者たちは"良好な"状態から激しい興奮と精神病状態へ変化した．肢端にチアノーゼが

みられ，床に何度も体を打ちつける自傷行為がみられた．3人全員が死亡した．彼はこの症候群を，致死性カタトニア（tödeliche katatonie; fatal catatonia）と名づけた．

その後，この状態はしばしば報告されて，報告者毎に異なる名前がつけられた．それらの名前には，ベルの躁病（Bell's mania），悪質カタトニア（pernicious catatonia），致死性カタトニア（lethal catatonia），悪性カタトニア（malignant catatonia），躁病性せん妄（manic delirium），せん妄躁病（delirium mania），悪性症候群（syndrome malign），急性劇症精神病（acute fulminating psychosis），致死性カタトニア（fatal catatonia），致死性カタトニア（mortal catatonia），カタトニア性せん妄状態（catatonic delirium state），高度中毒性統合失調症（hypertoxic schizophrenia），薬物誘発性高熱カタトニア（drug-induced hyperthermic catatonia），錯乱カタトニア（confuso-catatonia），急性せん妄（delirium acutum），急性せん妄（delire aigu），消耗症候群（exhaustion syndrome）がある．今日では予後は良好になっているが，悪性カタトニアの用語は変わらず使われている．

患者は，姿勢常同と常同症を示し，周期的に無言と筋強剛を伴う昏迷を呈し，時に興奮する．発熱しており，自律神経系は不安定で頻脈，頻呼吸，高血圧を示す．行動の変化は劇的であるが，しばしば緩徐に変化することもある．話す内容は滅裂で，思考内容は妄想的で，食べ物や飲み物は拒否する．身体治療以前は，生理学的虚脱，心停止，感染で数週間以内に死亡するか自発的に回復した．多くの症例中から一例を示す[31]．

症例3.2

61歳の女性が，肺性心，頻脈，心房細動，呼吸不全，肥満を伴う心不全で総合病院精神科病棟へ入院した．抑うつ感が強い昏迷状態を呈していた．2週前に，いつもの心不全で治療を受けて，身体状態は良好であった．うつ病により何度も入院歴があり，ほとんど場合は抗うつ薬が反応したが，ECTが必要な事態が3回あった．

患者は，筋強剛，安静時の重度呼吸困難，心房細動を伴う頻脈（120-180/分）を示した．心不全に対して，digoxin, verapamil, furosemide, euphyllinを，抑うつ状態に対して，fluvoxaminと少量のperphenazineで治療された．5

日間以内に，状態は悪化し，集中治療室へ転室し，挿管された。2日後，発熱し，カタレプシーと高血圧を呈した。その発熱とカタレプシーの身体的原因はみつけられずに，昏迷を伴う悪性カタトニアの診断が下された。

　両側性ECTが開始され，1回目の治療後に頻脈と発熱は軽減した。12時間後に2回目の治療が行われ，正常の洞調律に戻った。抜管され，話すことができ，自力で食事を始めることができた。徐々に回復し，継続治療はperphenazineのみになった。10日後退院し，それ以後抑うつ的になることやカタトニアになることはなかった。

　悪性カタトニアの患者はしばしば感染症であるようにみえ，感染性脳炎と診断され，広範な神経学的検査が行われる[32]。しかし，特定の感染症の経過がみられるのはまれである（症例3.11参照）。症例3.3は感染症ではなく，原因不明の昏睡であると考えられた。

症例3.3

　24歳の女性が，地域の病院の救急治療室へ搬送された。同僚の話では，2日前から不調であり，守り神より自分は選ばれた人間であると言われたと，言い張っていた。話はまとまりがなく，意味のない言葉を繰り返していた。発熱はなかった。haloperidol（5mg）が静注され，入院した。

　次の日，彼女は混乱しており，話し方と動きは緩慢で，カタレプシーと蝋屈症を示した。その日の遅くに，不随意的なピクピクする動きと口に泡をためているのがみられた。てんかん発作が推定され，phenytoinが処方された。その日に無言となり，四肢で羽ばたくような動きを示した。再びhaloperidol 5mgの筋注がなされた。

　6時間後，39度の発熱，白血球増多，呼吸抑制，顔面チアノーゼが出現した。急性呼吸性アシドーシスと低酸素血症と診断され，気道を確保するために挿管された。心拍は30回/分まで低下し，心静止をおこした。atropineとdopamineが投与された。挿管後の胸部X線写真では皮下気腫，右側気胸がみられた。挿管チューブが再挿入され，三次医療センターへ転院された。

　患者は昏睡状態にあり，人工呼吸器で呼吸が補助され，敗血症の治療が行われた。脳波検査が繰り返し施行され，徐波がみられたために抗てんかん薬が続

けられた。すべての神経学的及び一般の身体的検査では、その状態の原因が特定できなかった。手厚い看護により、かろうじて生命は維持された。

入院3カ月後、精神科相談医は、患者が昏迷状態にあり、カタレプシー、振戦、悪液質、発熱、頻拍を伴う発汗を呈していることを指摘した。lorazepam（1mg）静注テストを行うと、命令へ反応し、質問にうなずいたり、手を握ったりした。悪性カタトニアの診断が下された。

lorazepamの用量は14mg/日まで増やされ、抗てんかん薬は漸減された。それでも、無言、無動、拒絶症、発熱、頻拍、高血圧を伴う発汗は、続いていた。母と婚約者に同意のもとに両側性ECTが施行された。3回目の治療後に、発熱は消退し、呼吸と心拍は正常に戻り、抜管された。8回目の治療後には、つじつまの合うことを話し、介助歩行し、独力で食事した。15回目のECT後に、リハビリセンターへ退院となり、その4週後に家へ帰った。2カ月後の追跡調査では、すっかり回復し、仕事復帰を検討中だった。

例外的に、感染性の原因が記録された報告は、東部ウマ脳炎発生中にみられて、剖検でリンパ性脳髄膜炎と一致する病理所見がみられた症例である[33]。患者のとる経過は悪性及び興奮性カタトニアのクライテリアに合致した。6回のECTが4日間で施行されたが、一過性に行動に変化があるだけだった。

急性ウィルス性脳炎の患者108人が呈した精神症状は、妄想（54%）、幻覚（44%）、無言（21%）、カタレプシー（16%）、保続（9%）、困惑、拒絶症、反響言語、しかめ顔（各1-4%）であった[34]。診断が適切に下されれば、抗生剤と抗ウィルス剤によって、脳炎とカタトニアを緩和させることができる。

悪性カタトニアは通常は急性発症で、急速に重症化し数日以内に死に至ることさえある。もしカタトニア症候群を積極的に治療しなければ、予後は不良である。救命手段としてECTは有効だったとする多くの報告がある[35]。ECTはhaloperidolの投与と関連して発症した悪性カタトニアの患者に劇的な効果をもたらした[36]。

症例 3.4

躁うつ病の21年間の病歴がある38歳の男性が、フィラデルフィアにある退役軍人病院に躁病の再発で入院した。切迫した話し方で、活動レベルは亢進

し，多幸的で，でしゃばりな様子がみられ，病院の売店では買い物をしすぎていた。入院時から haloperidol（10mg/日）が処方され，7日目に中止された。lithium（900mg）が8日目から処方された。状態は徐々に回復していたが，18日目に突然錯乱，興奮し，口腔体温が38度まで上昇すると伴に，発汗，頻脈，頻呼吸が出現した。カタトニアの症状は，常同行為，同じ語句の繰り返し，反響言語，反響動作にみられた。しかし，筋緊張の亢進はなかった。血清 lithium 濃度は 0.9 mEq/l であった。21日目に thioridazine（50mg）が開始されたが，2回内服しただけで効果がなく中止された。lithium も中止された。

患者は入院25日目にせん妄状態になった。切迫した話し方で，滅裂なおしゃべりと攻撃的なまくしたてが交互に出現した。ベッドのシーツを腕や頭に巻いて，端から端までのたうちまわっていた。しどろもどろに計算し，質問には一貫性はなく答え，四肢拘束が必要であった。妄想的で幻覚に反応しているようにみえた。

入院27日目に口腔体温が39.2度まで上昇し，重度の自律神経機能不全とカタトニア症状が出現した。この時点で，基盤に身体的疾患があることが疑われて，集中治療室へ転科された。

高熱，多量の発汗，頻拍，頻呼吸が継続した。白血球増多症（1,8200個/mm³）がみられた。血清 creatine phoshokinase が 10900 IU/l まで上昇した（様々な検査では特定の障害は明らかにされなかった。体温は 39.2 度から 40 度まで上昇した。多量の amobarbital で鎮静された）。この障害の原因として身体疾患がみつけられなかったので，躁病からのカタトニアと診断が下された。

両側性 ECT が入院55日目に開始された。3週間で適切な発作が10回誘発された。体温は1回目の治療後から正常に戻り，興奮，錯乱，幻覚，妄想，カタトニアは軽快した。chlorpromazine が入院87日目に開始された。切迫した話し方は止んで，適切に振る舞えるようになった。lithium による維持治療を施行され，入院117日目に退院した。追跡した18カ月間完全寛解を保っていた。

悪性カタトニアのもう1つの症例は，エリテマトーデスと複雑部分発作で急性発症した患者で，興奮をコントロールしようと抗精神病薬を投与した後に悪性カタトニアが起こった[37]。

症例 3.5

　25 歳の既婚女性が急性に発症した過活動，不眠，不適切な気分，妄想様観念，知覚変化のために入院した。患者の話では，3 年前からエリトマトーデスに罹患し，症状は頬部発疹，光過敏性，円盤状皮膚病変，白血球減少症，胸膜炎，口腔粘膜病変，抗核抗体陽性 (1:2560, 斑紋型) であった。

　入院 1 カ月前，一過性に失語と右腕の異常感覚と脱力感が起こり，頭部 CT ではびまん性の中程度大脳萎縮，軽度小脳萎縮，左の内包に虚血性病変が認められた。抗カルジオリピン抗体は陽性で，predonine（経口 20mg）が 1 日 3 回投与された。神経学的徴候は改善した。

　その 3 週後に興奮し，精神科救急センターに入院した。haloperidol (2mg) 筋注が施行された。数時間後，しかめ顔，動揺性運動を示した。問いかけに反応しなくなったので，脳波検査が施行され，棘徐波複合を伴う全般性の徐波がみられた。脳髄液は正常であった。繰り返し施行された CT と MRI は，びまん性の萎縮を示した。発作性障害が診断され phenytoin が処方された。

　攻撃的なせん妄状態であり，幻聴と妄想を訴えた。さらに 2 回の haloperidol (2mg) の筋注が施行され，少し鎮静されたが，妄想は続いていた。methylpredonine（100mg 8 時間毎）が開始されたが，改善はみられなかった。血漿交換療法が 3 回施行されたが，行動に変化はみられなかった。

　7 日後に拒絶症と無言症が興奮と交互に現れた。さらに 2 回の haloperidol が投与されたところ，筋強剛と伴に，頻脈(110 回/分)，血圧上昇(134/103)，発熱(37.5 度)，著しい発汗が出現した。血清 creatine phosphokinase は 175 IU/l であった。lorazepam (1mg) の静注テストでは，覚醒度が改善し，開眼して質問にゆっくり答え，単純な指示に従うことができた。

　次の 3 週間に状態は悪化した。28 日目に ECT が開始された。計 7 回の両側性 ECT のうち，2 回目からは発作誘発に最大の電気量が必要になった。カタトニア症状は改善した。発作を誘発するのが困難になり ECT は終了した。次の週に興奮と昏迷が出現した。繰り返し脳波検査が行われ，結果は正常脳波であり，抗けいれん薬は中止された。脳髄液検査では，IgG 抗神経抗体が高力価であった。エリトマトーデスには試験的な治療である cyclophosphamide が開始された。

　59 日目に 2 コース目の両側性 ECT が開始された。今回の発作誘発は適切で

あった。自律神経及びカタトニア症状は急速に消失したが，妄想はなくなるまでに時間がかかった。10回のECTが終了後，100日目に退院し，さらに身体的リハビリをするために家へ帰った。その時には精神症状はなく，体重も戻り，子供の世話ができるようになっていた。cyclophopamideは脳髄液で抗神経抗体がみられなくなるまで1年間続けられ，身体症状も消失した。

コメント：この症例では，救急治療室で投与された抗精神病薬の筋注が，悲惨な結果をもたらすところだった。また，1つの薬が効かないと，反応がないにもかかわらず，薬をさらに追加するという無益な治療が施行された。患者のカタトニアにはエリテマトーデスの中枢神経症状と複雑部分発作が合併していて，多様な薬物が処方された。カタトニアの診断が下されてからでさえ，早期に適切な治療が始められなかった。そして，一度ECTが開始されても，十分な発作は誘発し難く，両側性電極配置でECT装置の最大出力（100mC）で，何度も治療が必要であった。この高い発作閾値は抗けいれん薬とlorazepamを多量に使った治療と関連しているであろう。このような患者にECTを施行するための，ベンゾジアゼピン拮抗薬のflumazenilは，まだ開発されてはいなかった。しばしば本例と同じくECTに反応しない患者の報告がなされている。これらの報告では，たいてい抗けいれん薬と鎮静剤を多量に使用していることが，高い発作閾値に影響を与えている。効果的なECTのためには，発作毎に効果的な発作脳波であるかどうかを，監視する必要がある[38]。

悪性カタトニアの発生は散発的であるので，発生率は明らかにされていない。Mannheim精神保健協会による，1981年6月以前の6年間の体系的なレビューによれば，統合失調症と診断された656人の患者のうち緊張型は4％であった[39]。10人の患者は悪性カタトニアと診断された。そのうち2人は死亡し，5人はECTで回復し，3人は抗精神病薬で回復した。

しかし，時機を逸せずに悪性カタトニアを診断し，効果的な治療を施行することは難しく，報告によると悪性カタトニアの10-20％は死亡する[40]。生き残った患者の長期的転帰は不明である。診断が下されてから，急性期は数日から数週間続く。記憶や認知障害，遷延性運動症状，小脳変性症状は，症例報告されているが，いくつかの追跡調査によると，生き残った患者は，悪

性カタトニア以前のレベルの機能に回復していた[41]。

悪性カタトニアの亜型としての神経遮断薬性悪性症候群

　悪性症候群（syndrom malin）は，急性の発熱，自律神経の不安定性，筋強剛，気分及び覚醒度の変化からなり，抗精神病薬が開発されてすぐに報告された[42]。1980年には，この症候群は神経遮断薬性悪性症候群（neuroleptic malignant syndrome: NMS）と名づけられ，この名称はすぐに受け入れられた[43]。この症候群はしばしば致命的であり，1984年以前の死亡率は25%で，1989年までに12%に減少した[44]。患者はカタトニアの多くの症状を示すが，症状全般のなかでは散発性にしか記載されていない。興奮躁病の患者には特にNMSの危険性が高いと思われるが，その理由は，おそらく脱水状態が多いためと一度に2種類以上の抗精神病薬を高用量投与されるためであろう。ラボデータでは，血清 creatine phosphokinase（CPK）の上昇，血清鉄の低下，白血球増多症がみられる。血清鉄の減少はNMSとカタトニアの多くの患者の急性期で報告され，とりわけ重症の興奮カタトニアやMCで著しい。血清鉄の減少は疾患が回復すると消失する[45]。

　1984年に，MC/NMSの患者がStony Brook大学病院（New York, USA）で，治療された。その治療は試験的であり，このような長い入院経過は，現在の治療法を使えばおこらないであろう[46]。

症例 3.6

　　45歳の躁うつ病と高血圧の既往がある女性が，1カ月持続する抑うつ気分で入院した。前のエピソードでは，抗うつ薬，lithium，ECTで治療されていた。入院時，彼女は興奮し，予想がつかない行動をとり，思考や話す内容は混乱していた。haloperidolが2回投与された。興奮は減少したが，誇大的であり，多弁でせかせかした様子は変わらなかった。lithiumは処方され，翌日にfluphenazine（20mg）が加えられた。

　　48時間以内に，両側に歯車様の筋強剛が出現し，diphenhydramineの筋注で改善した。翌日には，振戦，持続性の歯車様筋強剛，37.8度の発熱がみられ

た。神経中毒症状が疑われて，lithium と fluphenazine が中止された。血圧と心拍は上昇し，体温は 39.7 度まで上がった。白血球数は 13400/mmm^3 まで上昇し，CPK は 486 IU/l であった。

　　NMS の診断がなされ，diazepam (5 mg) が緩徐に静注された。1分以内に，反応があり，無言ではなくなり，歯車様筋強剛や振戦も消失した。4時間後，血圧，心拍，体温は改善した。

　　lorazepam (2mg) が1日2回静注されたが，自律神経症状と運動症状は再燃した。lorazepam は中止され，肺炎，髄膜炎，甲状腺や他の代謝性障害が除外された後に，dantrolene が 50 から 60mg の用量で6時間毎に投与された。次の週には，運動症状と自律神経症状が次第に改善し，dantrolene の用量は減少され，止められた。患者は抑うつ的であったが，両側性 ECT の施行で十分に回復し，入院 68 日目に帰宅した。

　抗精神病薬により治療された患者の約1％で重症の MC/NMS が起こり，通常その発生は薬物投与から2週間以内である[47]。3種類の抗精神病薬に同じ反応をした患者が，報告されている[48]。男性が女性より発生しやすいが (3:2)，多くの男性患者では高用量の薬物が投与されており，これがリスクの高まる要因かもしれない[49]。

　20 歳未満や 65 歳を超える患者での報告は，想定される症例数に満たない。おそらくこの年齢群では，治療者が抗精神病薬の使用を制限しているためであろう。carbamazepine, valproic acid 投与後や levodopa, amantadine, ベンゾジアゼピンの急速な中止後に，同様な症候群が発生することが報告されている（第7章参照）。表 3.2 に MC/NMS の主な特徴をまとめた。

　NMS は，ドパミン （D$_2$） 遮断が作用機序であると思われている抗精神病薬において発生するので，bromocriptine や l-dopa のようなドパミン作動薬が治療として勧められた。筋力低下や発熱は，悪性過高熱の症状と同じであり，症状改善のために dantrolene が推奨された。抗精神病薬の中止，ドパミン作動薬と dantrolene の投与による治療法が，すぐに NMS の主要な治療法になった[50]。

　しかし，MC/NMS 症候群は，抗精神病薬が現れる前から報告されていた（第1章参照）。他の薬物でも誘発されることもあり，"神経遮断薬性" とい

表 3.2　MC/NMS の臨床症状

発熱
ジスキネジア
姿勢常同，蠟屈症，カタレプシー，無言症
構語障害，嚥下障害，唾液分泌過多
意識変容；重症時は，昏迷または昏睡様
自律神経の不安定：血圧の変動，頻脈，血管収縮，発汗（油汗）

MC：悪性カタトニア；NMS：神経遮断薬性悪性症候群

う用語自体が適切かどうかという問題が浮上している（表3.3）。ドパミン活動性の抑制が，神経伝達物質の最終共通経路の可能性はあるが，ドパミン作用のない薬物でも MC/NMS を誘発する事実は，この症候群の発生におけるドパミンの特異性が強調されすぎていることを示している。コントロールできない交感神経の過活動は，この症候群にはもう1つの基盤がある可能性を示唆する。それは急性で重度のストレスや精神病によるものである[51]。

多くの研究者らが，NMS と MC を区別しようとしてきた。筋強剛の程度，発熱の存在や発症時間，ラボデータの異常度でこの2つの状態を区別できると示したものもいるが[52]，NMS と MC を区別しようとした研究は，結局うまくいかなかった[53]。

NMS は明確なものではなく，抗精神病薬の投与がきっかけになり発生した悪性カタトニアの一例にすぎないと結論づけた著者もいた[54]。ごく最近では，Carrol と Taylor（1997）が，Iowa 大学病院の記録から，8年間入院していた9名の NMS と 17名の悪性カタトニアの患者を調べ，臨床症状に違いはみつからず，2つの状態を分けることは根拠がないと結論づけた。

NMS と MC の ECT やベンゾジアゼピンへの治療反応性は，同じである。症例3.4で引用した MC の症例報告において，Mann ら（1990）のレビューによれば，それまでに 27名の NMS の患者への ECT の施行が発表されていた。そのうち 20名が回復し，3人が部分的反応し，4人は ECT に反応しなかった。ECT に反応しなかった4名では不整脈が起こり，ECT コースが中止されていた。他のレビューでも同様な治療反応率であった[55]。そのような

表 3.3　MC/NMS と関連する薬物

全ての種類・用量の抗精神病薬：定型非定型を問わず
抗精神病薬やベンゾジアゼピンの突然の中止
抗精神病薬に併用された抗うつ薬
disulfiram 中毒
副腎皮質ステロイド中毒
phencyclidine 中毒
metoclopramine
抗コリン薬と抗ヒスタミン薬の中毒と突然の中止
phenelzine に併用された lithium
dothiepin に併用された phenelzine
clozapine の中止
levodopa, amantadine, bromocriptine の突然の中止
carbamazepine と valproic acid
alpha-methyltyrosine と併用された tetrabenazine
cocaine 中毒
cyclobenzaprine

　臨床経験から導き出される結論は，ECT は NMS でも MC でも効果的であり，治療反応速度や治療効果においても，NMS と MC は区別できないことであった。

　NMS は抗精神病薬により誘発された MC であるという観点から予測されることであるが，ベンゾジアゼピン投与により NMS が軽減されるのだろうか？　カタトニア患者をスクリーニングする6カ月間の前向き研究において，15人のカタトニア患者の中で NMS のクライテリアを満たした3名（20%）が同定された[56]。その3人は，その研究で他のカタトニア患者が反応したのと同様に，ベンゾジアゼピンに反応した。

　他の研究では，精神科コンサルテーションで NMS と診断された，患者の記録が後ろ向きに調査された[57]。筋強剛，発熱，自律神経症状の存在により NMS と診断された。16人が DSM-IV の NMS のクライテリアに，11人はより厳しい NMS のクライテリアに合致した。16人中15人は，2つ以上のカタトニアの運動症状が存在していた。1人の患者では，NMS の自律神経症状

表 3.4　MC/NMS でみられるラボデータの異常

蛋白尿
ミオグロビン尿
びまん性徐波化（脳波検査）
白血球増多（10,000 から 25,000 /ml）
血小板増多
電解質異常（低 Ca 血症，低 Mg 血症，高 K 血症）
肝酵素の上昇（血清 GOT，血清 GPT，時にビリルビンの上昇）
血清鉄の減少
血清 CPK の異常高値
高 LDH 血症

が始まる前にカタトニアを呈していた。NMS とカタトニアの症状は強く相関していた。どの患者にもベンゾジアゼピン（主に lorazepam）が投与され，NMS の症状が急速に軽快していた。ドパミン作動薬や dantrolene を投与された患者はいなかった。著者らはベンゾジアゼピンが NMS に有効であると結論づけた。

NMS と MC はラボデータでも区別することができない。血清 CPK 濃度は通常 100lU/l 以下であるが，両方の症候群ではしばしば 1000lU/l を超える。白血球数は上昇する。代謝性アシドーシスと低酸素血症が現れる。MRI 所見は通常は正常。EEG はびまん性の徐波化や低電圧速波を示すこともある。脳髄液検査や他の検査では発熱の原因は特定できない。表 3.4 に MC/NMS のラボデータをまとめた。

錐体外路徴候は，MC/NMS 患者の 60％に，発熱が出現する前よりみられる。患者の 8％では発熱がはじめに起こるが，一連の症状は MC から NMS を区別できない[58]。

要約すると，NMS と MC の症状は区別することができない。NMS 症候群が全部そろう前に，カタトニアの徴候は通常は現れている。NMS への効果的な治療は，MC へのものと同じである。ドパミン作動薬と dantrolene の明確な効果を示すエビデンスは弱い（第 7 章参照）。我々は，表 3.2 で示した臨床症状をもつ患者は MC/NMS であると考える[59]。我々の結論では，NMS は

表 3.5 MC/NMS の臨床的危険因子と初期症状

危険因子	早期症状
・脱水（臨床症状またはラボデータ）；電解質異常	・低〜中用量の抗精神病薬で筋強剛，振戦，ジスキネジアの錐体外路症状が，急性に出現
・気温の上昇	・発熱を伴う躁病
・著しい興奮	・初回の抗精神病薬投与から 24 時間以内のカタトニア症状の出現
・甲状腺中毒症	・初回の抗精神病薬投与から 24 時間以内の自律神経失調症状の出現
・カタトニア症状の現存または既往	・初回の抗精神病薬投与から 24 時間以内の唾液分泌過多の出現
・遅発性ジスキネジア，アカシジア，他の大脳基底核障害，薬物による錐体外路性副作用，NMS の既往	
・高力価または 2 種類以上の抗精神病薬の投与	
・高力価の抗精神病薬に抗うつ薬または気分安定剤の投与	
・抗精神病薬筋注またはデポ剤の施行	
・肝障害を伴う最近のアルコール濫用	

高力価の抗精神病薬に引き起こされた MC の一例である[60]。

　NMS と MC が異なる誘因や別の病態生理を持とうが持つまいが，これらは生命切迫性の状態を呈していることに変わりはない。予防が最高の戦略である。報告されている危険因子や初期症状を表 3.5 に記した。危険因子がある時に，抗精神病薬や他の誘因になること（例，ドパミン作動薬の急激な中止）は，さけるべきである。初期症状がでたら抗精神病薬は中止すべきである。

せん妄躁病(Delirious mania), 興奮カタトニア(Excited catatonia), 夢幻様状態(Oneiroid state)

　現在まで3世紀以上の間，運動症状と合併する急性発症の興奮，夢様，せん妄状態が報告されてきた。これらの状態には多くの名前がつけられた：せん妄躁病 (delirius mania), 躁病性せん妄 (manic delirium), ベルの躁病 (Bell's mania), カタトニア興奮(catatonic excitement)。フランス語の用語である夢幻症 (onirisme) やそれが英訳された夢幻様状態 (oneiroid state), 夢幻精神病 (oneirophrenia), 夢幻様症候群 (oneiroid syndrome) という用語を，夢様昏迷状態に好んで使うものもいる[61]。我々はせん妄躁病 (delirium mania) という用語を使っている[62]。

　この症候群は，精神医学ではあまり注目されてこなかった。Bell (1849) は，アメリカの Boston にある McLean 病院で，13年間1700回の入院カルテを調べ，40人のこの症候群の患者を記述した。その4分の3は死亡していた。Bonner と Kent (1936) は，カタトニアとせん妄躁病は重複する症候群であると，記した。Goodwin と Jamison (1990) は，広く躁うつ病をレビューしたが，Bell による初めの報告，Kraepelin (1913) によるコメント，Bond (1980) による3例の報告，Mayer-Gross ら (1960) により編集されたテキストのまとめからしか引用しなかった。より最近の参考文献には Carlson と Goodwin(1973), Taylor と Abrams(1977), Klerman(1981), Fink(1999b) のものがある。

　せん妄躁病の際立った特徴は，悪夢のような夢様体験と知覚異常を伴う現実感の消失である。知覚の変化は強く，患者は恐怖し，落ち着きがなくなり，興奮する。自傷他害に及ぶこともある。常同行為，しかめ顔，姿勢常同，反響言語，反響行為はよくみられ，拒絶症と命令自動はほとんど常に存在する。睡眠は障害され，最近の出来事や，たった今提示された物品や数も思い出すことができなくなり，見当識も障害され，しばしば空想的な物語を作話する。発症は急性で，数時間から数日である。発熱，頻脈，高血圧，頻呼吸が著しい。患者は，狭い所へ隠れたり，ドアや窓のブラインドを閉じたり，衣服を脱ぎ，家から裸で飛び出す。多弁で，観念奔逸し，会話がまとまらない状態

と，無言状態とが交互にみられる。

　急性発症なので，薬物中毒や発作性障害のような身体医学的原因が疑われる。会話が滅裂になってくると，統合失調症が考慮される。誇大性と妄想様観念が前景に立つと，躁病の診断は簡単になる。せん妄が主症状である時には，脳画像を含む十分な神経学的診察が通常施行される。推定される原因に関わらず，躁病とせん妄の合併した症候群がある時は，明らかなカタトニアの症状があってもなくても，せん妄躁病の症候群診断（syndoromal diagnosis）を考慮すべきである。はっきりした病因がない昏迷が前景に立つ時は，夢幻精神病の診断がなされる。しかし，その際にもカタトニアの特徴的所見は，探そうとすれば，みつけることができるだろう。

症例3.7

　　17歳の思春期の男性が，週末のパーティの後に，急性錯乱性せん妄を起こした。その後2週間，学校へいくことを拒否し，ほとんど眠らず，食べずの状態で，ロックを聞きながら自室に閉じこもった。時々，両親に対して興奮し怒鳴った。両親により，3週間後に地域の病院へ連れて行かれた。診察時，不潔で，絶え間なく話し，歌い，手でリズムをとっていた。lorazepamによる鎮静では不十分で，拘束が施行された。haloperidolが2回投与された後に，発熱，筋強剛，高血圧，頻脈が発生した。haloperidolは中止され，輸液とdantroleneが投与された。熱発は収まったが，まだ精神病性と躁病性の症状は消えず，大学病院の3次医療センター精神科へ転送された。

　入院時，患者は落ち着きなく錯乱して，まとまりのないことを，ろれつも回らずにしゃべっていた。意識状態は動揺していた。自分は不思議なパワーをもっていると語った。その話しによると，両親は本当の親ではなく，仕事で華々しい成功をおさめたために，自分は選ばれた人間であるとのことであった。質問後に数分間の一点凝視が起こり，返答できないことがあった。時，場，人の見当識が保たれているように見えたが，3つの物品の名前を5分後には思い出すことができなかった。単純な数字の計算能力は乏しく，最近起こった有名な事件についても知らなかった。体温，心拍，血圧は正常だった。

　chlorpromazineとlithiumの後に，lorazepamとclonazepamが投与された。患者の行動からすると，拘束とlorazepamとdoroperidolでの鎮静は

必要であった。急性のせん妄躁病と診断された。

　ECT が勧められた。両親は同意し，興奮していたが患者自身も同意書にサインした。lithium を除くすべての薬物が中止された。入院4病日目に，両側性 ECT が施行され，適切な発作が誘発され，治療後の回復も順調であった。1時間以内に，分別があり，見当識も回復し，過活動でも妄想的でもなく，もはや拘束は必要ない状態であった。しかし，その日の午後遅く，患者は躁状態へ戻った。その後の2回の治療後にも同様のパターンを繰り返した。4回目の ECT 後に，思考，気分，感情は適切で，妄想様観念は消失し，身の回りのことは自分でできて，状態は良かった。6回目の ECT 後に退院し，隔週の外来 ECT と lithium の継続治療が施行された。その後4回の ECT が施行され，学校へ戻り，休んでいた分の勉強の補講を受けた。lithium 治療は4カ月間継続されて，中止された。外来治療も終結し，追跡した2カ月間はよい状態を保っていた。

　せん妄躁病は，救急室の医師にとってはとても恐ろしい状態を呈するので，通常は抗精神病薬の注射をせずにはいられない。通常投与される抗精神病薬は，haloperidol である。報告されている MC/NMS 患者で，haloperidol を投与されている者は，50％を超えている[63]。そのような処置をすると，特に患者が脱水で電解質異常もみられる時には，悪性カタトニアを誘発しやすい。ベンゾジアゼピンの静注または筋注は，抗精神病薬の代わりに患者を鎮静させることができ，せん妄の一般的な原因を検索することができる。

　せん妄躁病の多くの患者は，躁うつ病に罹患しており，気分障害の初めてのエピソードや気分障害の家族歴を聴取することで判明する。気分安定薬の血清濃度を調べることは，薬物中毒を除外するのに有用である。

　Bond（1980）により記載されたせん妄躁病3例のうち1例を示す。

症例 3.8

　44歳の重役が，数週間仕事のプレッシャーを受けながらもなんとかもちたえていた。自分の会社の祝賀パーティに出席し，興奮し，多動で，大声で話し，悪態をつき，"野性的"に振る舞った。豪華な贈り物を同僚に贈り，同僚の"気分を良くさせた"と語った。人柄や行動はいつもの調子とは明らかに変わっていた。その夜，うまく寝られず，泣いて過ごしていた。神からの"皆を

愛し，永久に生きる"という宗教的なメッセージを受けたと言い張った。

入院時，多動，観念奔逸，早口で妄想をまくし立てていた。頻脈（120/分）以外には，身体診察やラボデータ上に異常はなかった。次の2日間，傾眠で見当識障害が起こった。"考えが止められない"と訴え，宗教的妄想，幻視，幻聴を語り，精神運動抑制と交互して，常同的な歩き回りや落ち着きのなさが出現した。haloperidol と chlorpromazine により治療された（抗精神病薬の危険性が明らかにされる前にも，しばしばこのような症例は報告されていた）。

入院4日目，彼はまとまっていて，清明で，見当識もしっかりしていた。最近の出来事は，自らの行動の詳細はほとんど覚えていないが，"悪夢のような"怖い体験だったと語った。薬物は中止され，9日間で退院した。3年後にも，症状はなかった。

せん妄躁病は，精神障害の既往歴とは直接に関連せずに，一般の身体疾患によるものである可能性もある。重症である場合には，その処置に挿管と人工呼吸が必要な場合もある[64]。

症例3.9

既婚の38歳男性の会社員が，数週間続く急性の興奮性せん妄状態で入院した。心拍数と呼吸数は速く，体温は37.9度であった。身体拘束が必要であり，haloperidol, lorazepam, midazolam の静注が施行されたがほとんど効果はなかった。興奮は，拘束しても抑えられない程で，発汗，紅潮し，尿便失禁もみられた。第一世代の抗うつ薬の大量服薬と考えられ，活性炭が投与された。せん妄を抑えるすべての方法は失敗し，患者を保護するために，筋弛緩薬が投与され，挿管された。

6年前，原因不明の末梢神経障害をおこし，何年か治療したが効果はなく，非オピオイド性の鎮痛薬を髄膜内カテーテルから腹壁内に埋め込んだ注入ポンプより持続的に投与されるという，試験的なプログラムに組み入れられた。その治療で疼痛は軽減し，仕事に戻ることができた。ある時に，ポンプ内の薬物の用量を増やして補充したことが，即時記憶の低下と睡眠中に悪化する不随意の筋肉のピクつきを招いた。

集中治療室で，propofol と cisatracurium で麻酔された状態で，挿管され，

2.5週間人工呼吸された。opioidの離脱を防ぐために投与されているmethadone以外のすべての薬物は中止された。ziconotideの入った髄膜内ポンプは切られた。発熱し，貧血で，軽度の白血球増多症がみられた。脳波では局所性の発作活動はなく，びまん性の徐波化がみられた。

人工呼吸器から離脱させようという試みは4回行われたが，失敗した。どの試みでも，著しい興奮を呈し，革の拘束帯で四肢を抑制されているにもかかわらず，両方のつま先を骨折する程であった。最大量25 mg/hのhaloperidolとvalproateで治療された。歯車様筋強剛と筋肉のピクつきは著しかった。

入院17日目，40度に発熱し，右下肺野に浸潤影と両側胸水がみられ，抗生剤で治療された。入院時に上昇していたCPKは，そのまま変わらなかった。

入院19，20，21日目，患者の妻の同意を得て，両側性ECTが毎日施行された。入院21日目に，筋弛緩薬が中止された。精神運動興奮の徴候はなく，無事に抜管することができた。3日後，せん妄は消退した。持続性の筋肉のピクつき，構語障害，失調は残っていた。感情は平板にみえたが，気分は非常に不安であると患者は訴えた。ポンプを入れられたことや自分の病気の経過については覚えていなかった。1カ月後より，部分的に仕事に復帰し，3カ月後には完全に復帰した。

夢幻症候群(oneiroid syndrome)，すなわち夢様状態は，しばしば昏迷や興奮と共に出現し，ヨーロッパの文献に記載されている[65]。「夢幻精神病：錯乱状態(Oneirophrenia: The confusional state)」という題の本で，Meduna (1950)は，Kahlbaumにより記載された同様の患者と比較してこの症候群を呈した6人の患者を報告している。それらの患者にはECTが奏功した。

症例3.10

18歳の優等生でスポーツマンの男性が高校を卒業した。明らかな理由もなく，神経質になり集中できなくなった。父が家の車について注意をしていることを理解できずに，車をどこかにおいてきてしまい，ガレージに停めたのか道においてきたのかも思い出せなくなった。決断ができずに，ためらい，いらいらしていた。その夜に，正式な社交ダンスに出かけ，午前9時まで帰ってこなかった。これに対する言い訳が混乱していたので，母親は彼が酔っぱらってい

るものだと思った。ガールフレンドによると，その夜はアルコールを飲まなかったが，奇妙で混乱していたという。

理解不能な内容を，昼夜話し続けた。誰かが家へ来ると自分を殺しはしないかと，怖がっていた。警察が自分を逮捕するために外にいると心配した。4日目に，無言でカタトニックになった。次第に，食べ物を拒み，拒絶的，しかめ顔，姿勢常同が，蝋屈症や反響動作とともに出現した。無言症が消失した時に，錯乱状態が前景に立った。自分はポケットに手榴弾をもっていて，それで父が両足を失ったと思い込んでいて，自分の両親が認識できなかった。

ECTで治療され，錯乱やカタトニアは消失し，症状改善が認められ退院した。しかし，18日後に錯乱，意識混濁，困惑，恐怖，無言症，拒絶症を呈して再発した。2コース目のECTに反応して，6週間後同様に退院した。

コメント：錯乱，不安，恐怖，幻覚，現実感の喪失が優勢な状態をMedunaは，Kahlbaumのカタトニアと同様に，患者は非現実感を知覚する独立した疾患に罹患していると考えた。Medunaは，発表した多くの研究の1つとして患者が病的状態にあるとグルコール耐性テストが異常であり，回復するとそのテストが正常化することを報告した。

このような急性せん妄へのECTの施行は，通常の適応ではないが，効果的な方法である[66]。

せん妄躁病のすべての患者が，きちんと診断されて治療されるわけではない。急性発症の重症せん妄とカタトニアの症状があり，大量のhaloperidolを投与され，大学病院の神経内科に転送され，様々な検査を受けた患者がいる。

症例3.11

裸で叫びながら，街の通りを走り続けていた35歳の独身女性が，警察官に伴われて，大学病院の救急センターに入院した。入院時，患者は数秒間静かにしていたが，すぐに興奮し，身体拘束とlorazepamとhaloperidolの注射が必要になった。入院後すぐに，ホールを走り，自分の服を引き裂き，外傷患者につかみかかろうとした。最近の出来事を少しだけ語り，8年間交際していたボーイフレンドと数日前に別れ，半狂乱になり，3日間眠ることができずに，

仕事に行くのも食事をすることもできず，泣いて過ごしていた。13年間，仕事を変えることはなく，精神障害の既往もなかった。

精神科へ入院して数日間は，非協力的で興奮し叫び，指示に従うことはできなかった。入院2日目，自室のドアを壊そうとして，指2本を骨折した。それを冷静に受け止めることができ，行動と意識は大きく動揺した。抑うつ的で，ときどき質問に答え，希死念慮，幻覚，妄想は否定した。神にしばしば大きな声で話しかけ，神は自分に答えてくれたと言いはった。無言の昏迷状態，絶叫の興奮状態を変動した。興奮状態では，身体的拘束と薬物による鎮静（halopeidol 最大 60mg/日と lorazepam 最大 12 mg/日）が必要であった。

せん妄の診断が下され，神経内科にコンサルトされた。髄液検査，CT，MRI，EEG 検査が施行された。入院8日目，さらなる検査のために神経内科へ転科した。髄液穿刺が繰り返され，2回目以降の検査では血性髄液がみられたために，ウィルス性脳炎が疑われて，acyclovir の静注が始められた。

入院して2週間で，カタトニックになり，質問に答えるのを拒否し，一点凝視，宙に手を浮かして，頭と背中を左に曲がりながらそる状態を保持した。中空を凝視しながらも，意識は清明であり，行動異常は動揺していた。

EEG，MRI，髄液検査のために，鎮静が必要であり，lorazepam（2mg）静注が3回施行された。注射後10分間以内に，意識は清明で，協力的で，自分はどこにいて，何をしているのかと親しげに尋ねた。静注後にある時は兄のことを，またある時は母や友人のことを，冷静に語った。しかし，1時間経つと，昏迷状態に戻った。

精神科へコンサルトされるとECTが勧められた。しかし，神経内科医と内科医は，ECTを施行するには身体状態が悪すぎると考え，ECTで治療することを拒否した。3週間経ち，次第に意識は悪化し，非経口の栄養摂取と全介助を必要とした。そのような経管栄養を施行中の入院45日目に，胃管の位置が悪く誤嚥性肺炎を引き起こし，死亡した。

コメント：精神科医はカタトニアと診断し，適切な治療を勧めた。内科医や神経内科医には，ECTの目的が正しく理解されず，患者は適切な治療を受けることができなかった。ECTを施行するかどうかは，手術の適応を執刀する外科医が常に決めるように，治療する精神科医によって常に決められるべ

きである[67]。内科医からのアドバイスは、麻酔前の患者の身体状態をなるべく改善するために必要であるが、それはECTを施行するかどうかの許可を得るためのものではない。

混合感情状態 （Mixed affective state）

躁病のエピソード中に短期間抑うつ的に気分が急に変わる現象は、多くの著者により混合感情状態（mixed affective state: MAS）として記載されている。年に4回以上のエピソードがあるいわゆる急速交代型（rapid cyclers）の患者がもっともMASを呈しやすい。躁病からうつ病へ、またはその逆への変化については、多くの原因が考慮されているが、抗うつ薬投与は最も多い促進要因である。興味深いことに、ECTはまれに躁病への促進因子となる。MASの患者は薬物では治療が難しく、しばしば多剤併用になる[68]。

患者ははじめの気分から数秒で他の気分に変化するので、激しいMASはせん妄躁病に似てくる。多幸症（euphria）や易刺激性（irritability）が起こり、lithiumや抗けいれん薬が投与される。数時間以内に、患者は焦燥うつ病（agitated depression）に変わり、抗うつ薬が加えられる。次の日には、興奮し、幻覚状態を来たし、抗精神病薬も処方される。より慎重な治療はECTによる適切な鎮静である。ECTは急速にその効果を示す。

以下の症例にも、急速な気分の交代がみられる。45歳の女性が、躁病興奮で廊下を怒って叫びながら走り、病院スタッフはそれを追った。角を曲がりサンルームに入り、外は良い天気を見た瞬間、自分は閉じ込められていることに気づき、嗚咽し、曲がり角にまた出てきて、あやうくスタッフとぶつかるところだった。その様子は、強い不安を伴う明らかなうつ病にみえた。

躁病の中年男性が、椅子の上に立ち雄弁家のように、観念奔逸の熱弁を振るっていた。怒った他の患者にひっぱたかれ、黙れと言われた。躁病興奮は消失し、気落ちしてその日は泣いて過ごした。翌日に、新聞紙で作ったシーツを着込んで再び演説を始めた。

カタトニアはよく躁うつ病の患者にみられるが、MASの患者でのカタトニアの発生率についてのエビデンスは乏しい[69]。ECTが必要であったMASの患者の報告はいくつかあるが、ほとんどはECTの効果のことしか書いて

ない。BermanとWolpert（1987）が報告した18歳の女性は，trimipramine のよる治療後に難治性躁うつ病を発症した。6回のECTを施行後に完全寛解に至っている。

20人のlithiumまたはcarbamazepineに治療抵抗性の躁うつ病で，5回から10回のECTが毎日または隔日に施行されて寛解状態に至り，その後はlithiumによる継続治療が可能になったことが報告されている。MASでは8人中3人が寛解に至った[70]。

MASがせん妄躁病の一亜型であるのか，それとも一部の躁うつ病の研究者が考えているように1つの単位なのかは，今までの情報からははっきりしない。MASでのカタトニアの発生率や，急性MASエピソードへのカタトニア治療の効果を見る研究が必要であり，加えて従来の躁うつ病への治療を続ける必要もある。

我々は，MASはせん妄躁病の一亜型であり，この患者群ではカタトニアの症状が共通して見られる可能性が高いと考えている。

周期性カタトニア（Periodic catatonia）

Kreapelinは，カタトニア症状を伴う興奮状態が，正常状態と交互に周期的に起こることを，記述した[71]。

> 短期または長期間，しばしば数週毎，時にはたった数日毎で，急性に興奮した錯乱状態が起こる…些細な前駆症状の後に，理由のない笑い，どんよりした目，落ち着きのない徘徊，患者は1日か2日，しばしば真夜中に，激しく興奮する。時にはいらいら感，気分の変動，落ち着きのなさ，多弁に症状は限られているが，通常は次第に状態は悪化して，妄想や幻覚をよく伴う急性躁病に至る。急激な体重の減少…興奮はしばしば数日から数週間だけ続き，それから数日落ち着いている時がくる…
>
> 落ち着いている期間は通常，興奮が始まるのと同じく，急激に始まる…回復は瞬間的であるが，患者は非常に静かで，無関心で鈍い…完全な病識はない…患者の少数は，数十年にわたり，短期の激しい興奮と落ち着いている時期とを規則的に繰り返す。

今日，この記載からは，この患者はおそらく複雑部分発作を患っていたのではないかと考えられる。

Gjessingの報告によると，Kraepelinは1人の患者を周期性カタトニアと診断し，Bleulerの文献を引用している[72]。

> Bleuler (1911) も周期性の症例に言及している…この用語は典型的な反復性の躁うつパターンに続いて急性発症する精神病のほとんどに応用できる。まず第一に，そのよう症例のほとんどで残遺症状はわずかである…周期がとても短いものもあるが，時に躁うつ病ではみたこともないほどの規則正しさで起こるのものもある。

Gjessingは，昏迷と興奮が交互に繰り返されるが，その数年間はそれ以上悪化しない患者を記載している[73]。それら患者には，無言症，姿勢常同，拒絶症，筋強剛，反響現象，常同症を示す期間がある。良性疾患であると考えられるが，患者の3%では，早発性痴呆概念に組み入れられる悪性化がみられた。周期性カタトニアと名づけられたこの障害の特徴は，急速に主症状が変化し，様々な期間で寛解と再発を劇的に繰り返すことである。1938年に，Gjessingは，この状態は体内循環している窒素の不均衡からおこることを提案し，甲状腺エキスで治療を行った。以下は彼の症例A1のまとめである[74]。

症例3.12

22歳のオランダの電気技師。数カ月前より気分と思考の障害が起こっていた。ある日仕事から帰宅する途中で，急性の空想的な幻覚を体験した。恐怖と不安の破局的感覚に圧倒された。精神病院への入院時には，放心状態で見当識も障害され，答えもゆっくりで，普通に会話することもできなかった。皆殺しにおびえているかのように，不安は強く，自分が死んで腐っていると感じていた。ほとんど静かに引きこもり，意味のない字や絵をかいていた。時々もうろう状態（twilight state）でベッド上に一点凝視し，無動状態になった。数回病院から失踪したが，自分で勝手に戻ってきた。

5年間に，1-31日間の昏迷と興奮の期間が交互に現れた。夜より発作が始まった。夕方までは，正常で，陽気に振る舞っていたが，翌朝には，ベッドに

半分腰かけ，蒼白な表情で，脂ぎった顔に目を見開いて一点凝視したまま動かなくなっていた。どろどろした粘着性の唾液をたらして口をきかなかった。栄養補給が問題で，流動食しか摂取できなかった。自排尿ができず，カテーテルが入れられた。1週後に昏迷はもうろう状態にゆっくりと移行し，自分で食事しトイレにいくこともできた。昏迷は，それが始まった時のように，突然終わり覚醒し，陽気に雄鶏のように鳴いて喜んだ。看護師に日付と曜日を尋ね，引き出しから手紙をみつけ，朝食の直後にさっそく返事に取り掛かった。気分は満たされ，幸せそうによくしゃべった。物書き，歌唱，写真機材いじりをして過ごしていた。次の昏迷期がくるまで，この多幸症は，興奮気味になったり鈍くなったりの動揺はあるものの，継続した。

コメント：この患者のカタトニアの原因疾患を，我々は知らない。Gjessingは，症候群ではなくて別個の疾患をみていると考えていた。しかし，急に始まり，急に終わる経過，不安，もうろう状態，カタトニアから考えて，発作性障害が鑑別診断リストの上位に挙げられる[75]。

Gjessingは運動活動，水分摂取量と排泄量，基礎代謝率，体重，血液と尿のラボデータからの詳細な研究に着手し，22年間エピソードを繰り返した患者を観察した。行動の変化と全身の代謝性変化の関連を見出した。甲状腺エキス，ヨード，多量の核酸での治療を試み，甲状腺エキスが補償して機能障害を改善するが，この疾患を治療することはできないという結論に達した。Gjessingが診た患者では，無症状期と病相期の2つの期間が規則正しく交代し，その変化は唐突に起こった。病相期は自律神経活動の変化で始まった。窒素バランスと残留窒素の動揺が，多少のずれはあったが，自律神経変化と同時期に起こった。甲状腺ホルモンは身体的及び心理的両方の機能障害を改善した。他には，経口の甲状腺ホルモンとreserpine筋注が，周期性カタトニアを奏功したという報告もある[76]。Gjessingは，ラボデータを用いた生物学的観点から，精神障害を初めての体系的に研究した。

周期性カタトニアの同じような症例が，Leonhardの記載にもある[77]。Leonhardの分類学に強く影響を受け，ドイツ人研究者のWürzburg大学のStöber，Beckmann，Pfuhlmannと同僚らは，周期性カタトニアを躁うつ病や統合失調症とは関係ない単独の類循環精神病（cycloid psychosis）とに分類

した[78]。カタトニアの2つの臨床像が記述された。系統性カタトニア (systematic catatonia) は，潜行性の発症で，寛解せず進行性に慢性化する (Leonhardの用語ではsystemic catatonia)。抗精神病薬にほとんど反応せずに，薬物治療抵抗性と思われる。Würzburgの研究者らは，これらの患者の親類に統合失調症のリスクが高いことを見出して，この障害の病因として遺伝的要素を想定した。周期性カタトニアは，対照的に，しかめ顔，常同症，衝動行為，攻撃性，拒絶症が優勢である期間と，昏迷，姿勢常同，無言症，蝋屈症が優勢である期間が，交互に繰り返し出現する典型的な双極性の経過をとると考えられている[79]。しかし，彼らが周期性カタトニアに対して用いた治療は，ベンゾジアゼピンを施行し，効果がなければECTというカタトニアのコンセンサス・ガイドラインに一致していた[80]。

Stöberらドイツ人研究者は，Leonhardの精神病分類を信頼している。この分類は，ほとんどの米国の精神科医には馴染みがなく，DSM分類とかなり異なり，他のドイツ人の精神科研究センターでさえも使われていない。この分類には，我々が臨床的には同じものと思われる状態が亜型に分けられている。Leonhard体系の妥当性は知られていない（DSM分類の大部分でも同様ではあるが）。Leonhard体系への初期の批判は，その信頼性の欠如にあった。しかし，評定者間信頼度 (inter-rater reliability) の平均係数は，最近の報告では0.8であり，DSM診断の信頼度と同等であった[81]。

Würzburgの研究者らは，2つのタイプのカタトニアという考えを家族研究により支持した。その研究では，周期性カタトニアの第一親等では，その症候群になるリスクが高いことを示した。139人の発端者と543人の第一親等による家族研究では，年齢が補正された系統性カタトニアの疾病率が4.3%で，周期性カタトニアのそれは26.9%であった。同胞より両親の方が影響は強かった。両親の発症年齢より，発端者の発症年齢のほうが若いというパターンがみられた[82]。

周期性カタトニアに限定した研究ではないが，統合失調症緊張型でのクロアチアの長期研究では，遺伝的な根拠が示された。1962-1971年に精神障害で入院し登録されたクロアチアの入院患者が1990-1991年までに追跡調査された。402人の統合失調症患者のうち，59人は，ICD-8での統合失調症緊張型のクライテリアに合致した[83]。精神病の家族歴は，緊張型統合失調症患

者の44.1％で陽性であり，一方非緊張型統合失調症患者では20.1％であった[84]。しかし，ICD-8クライテリアが使用されたが，現在の基準ではそれらの患者の多くは躁うつ病と診断されるということは，重要なので断っておく。

確かに，米国の精神科医は，周期性カタトニアを，躁うつ病や統合失調感情障害躁病エピソードと診断する可能性は高い。気分障害は高率に家族性であり，カタトニアの有病率も高いので，周期性カタトニアと区別された症候群は，躁うつ病によく現れるカタトニアの一亜型であるかもしれない[85]。系統性カタトニアは，対照的に，米国の精神科医には緊張型統合失調症と診断されやすい。2型のカタトニアという理論は，気分障害と統合失調症という2つの基礎疾患に，妄想が各々の基礎疾患に現れるように，カタトニアが現れたと考えると腑に落ちる。

Stöberと同僚らは，周期性カタトニアの4家系の家族歴を報告している。1家族に3人この症候群がみられたという記載は，周期性カタトニアの診断のあいまいさを示唆している。Stöberらの家族Bの報告から患者のサマリーを記した[86]。

症例 3.13

　　18歳の女性が，理由のない興奮，体をねじる，空笑の症状で，急性発症した。その後，ベッドに横たわり動かなくなり，ぼんやりとした。興奮と無動のエピソードは，交互に出現した。関係念慮がみられた。1年後，ピクピクした活発な動き，単語の常同的な反復，被害念慮からなる2回目の興奮エピソードが，起こった。3回目の入院でも，急性のぴくつきを示し，しばしば不自然な姿勢のままでいた。急性症状が良くなっても，全体的に筋力が低下し，動きは乏しかった。

　　患者の母も24歳で自殺企図をして，精神障害の診断をうけた。母は拒絶症，被害妄想を伴う昏迷状態であった。後に，興奮し，表情は鈍麻し，理由もないのに笑っていた。昏迷と興奮，姿勢常同，しかめ顔，空笑と単語の常同的な繰り返しからなる，10回のカタトニア発作が出現した。58歳の診察では，全身と顔面にけいれん様の奇妙な運動が残遺し，意欲の低下，アパシーを示していた。

　　祖父は65歳で急性精神病状態になった。入院時，興奮し，病棟内を跳びま

わり，常同的な叫びを上げ，手を振った。関係念慮を認めた。その後2回入院し，1回は昏迷状態で，もう1回は幻覚妄想を伴う興奮状態だった。症状の寛解は急速だった。

中毒性セロトニン症候群（Toxic serotonin syndrome：TSS）

TSSは，選択的セロトニン再取り込み阻害薬（selective serotonin re-uptake inhibitor: SSRI）を急に増量した場合か，SSRIに加えて脳のセロトニン系に影響する薬物（例：モノアミン酸化酵素阻害薬）を使った場合に，起こる可能性のある状態である[87]。患者は落ち着きなくなり，良く眠れなくなる。意識は変容し，皮膚は紅潮し，発汗，振戦，震え，倦怠感，唾液過多，吐気，下痢，腹痛を訴える。体温と血圧は上昇し，深部腱反射は亢進し，運動は失調し，ミオクローヌスも出現する。全体像は，MC/NMSに消化管症状を伴ったものである。多くの患者では，原因薬物を中止し，支持的ケアすることで，急速に改善するが，ECTも有効である[88]。

症例3.14

59歳の既婚女性が大学病院精神科に入院した。21歳から興奮，気分の動揺，精神病症状で3回入院した病歴があった。l-dopaとtrazodoneの処方に付け加えて，nortriptyline 25mgを1錠内服後に，行動と運動機能の急性の変化が現れた。

彼女の人生は，インスリン依存性糖尿病を合併した，抑うつ気分と精神病症状のエピソードに占められていた。3年前の誇大性，興奮，幻聴，無言症，筋強剛の重症のエピソードは，imipramineやfluoxetineと併用したthiothixeneによっても改善しなかったが，ECTが奏功した。それ以後，間欠的に抑うつ気分，思考障害，カタトニアを示し，抗精神病薬と抗うつ薬により治療されたが，あまり効果はなかった。抗精神病薬が中止されると，振戦が起こり，l-dopaが処方された。1週間後，抑うつ気分を治療するために，trazodone（150 mgを1日2回）が処方された。尿失禁が起こり，治療医はtrazodoneを急に中止しnortriptylineを処方した。

最初のnortriptyline 25mgが投与されて5時間以内に，不安感，震え，尿失

禁を起こした。血糖は 159 mg で，脈拍は 125 回，血圧は 160/110 mmHg（通常は 145/75）に上昇した。主治医からは，l-dopa と nortriptyline は中止するように指示された。落ち着きのなさ，筋強剛，振戦は動揺しつつも，全身症状とともに続いていた。4日後，震え，錯乱，強烈な下痢を認めた。

　精神科救急に受診時，無言，筋強剛，震え，頻脈，発汗，高血圧を示していた。はじめの検査結果は，神経中毒症候群に一致していると考えられ，lorazepam 1mg が一度投与されたが，効果はなかった。精神科に入院時には，熱はなく，抑うつ的で，見当識は保たれ，傾眠がちであり，幻聴を供述した。硬直した姿勢をとり，単純な指示にも従えなかった。CT，EEG，甲状腺機能テスト及びそのほかのラボデータで異常はなかった。CPK は 92 IU/l（24-195 正常範囲）であった。心電図では，安静時心拍が 92 回で正常だった。高血糖の変動は，glipizide と insulin を使って，簡単にコントロールされた。

　TSS が診断され，すべての薬物が中止され，lorazepam（1mg を 6 時間毎）が投与された。抑うつ的で精神病症状は不変だった。重症であること，薬物治療困難である複雑な病歴から，両側性 ECT が開始された。1 回目の治療後，筋強剛，無言症，拒絶症はより悪化し，lorazepam が追加された。2 回目の ECT 後の午後に，筋強剛と無言症は消失した。反応し会話することができ，幻覚を否定し，病棟の活動へ参加した。それから 3 回の ECT が施行され，精神病症状，抑うつ気分，興奮，運動及び自律神経症状に奏功した。

　lorazepam は継続治療として処方された。3 カ月後の診察時には，うつ状態でも精神病状態でもなかった。しかし，lorazepam を飲み忘れると，無言，引きこもり，ぼんやりして，活気がない症状がみられ，lorazepam の用量を増やすとそれも消失した。

　完全な TSS はあまりみないが，SSRI を投与されている患者で，軽い TSS はよく起こる。多剤併用でその発生率と重症度は上がるが，実際上，中枢神経のセロトニン濃度を上昇するすべての薬物が，TSS に関係があるとされている。ラボデータでは白血球増多症，CPK 上昇を伴う横紋筋融解症，ミオグロビン尿，腎不全がみられる。低 Na 血症，低 Mg 血症，高 Ca 血症も報告されている。TSS のラボデータは MC/NMS でみられているもの程一般的なものはないが，そのパターンは MC/NMS のものとよく似ている[89]。

TSS と NMS の診断上の重複については，専門家への相談サービスである NMS 情報センターへの電話相談をまとめたものに，報告されている[90]。NMS と言われた 28 人の症例報告中，22 人(79%)は TSS のクライテリアにも合致し[91]，25 人(89%)は NMS のクライテリアに合致していた[92]。著者らはこの 2 つの症候群はカタトニアと類似した状態であると，結論づけている。

良性昏迷（Benign stupor）

良性昏迷という用語は，重症のうつ病で妄想がある患者で，無言，引きこもり，一点凝視，姿勢常同といった症状が出た時に使われた。Hoch (1921) によって詳細な記述がなされてあり，十歳台で昏迷，躁病，カタトニアを交互に呈した症例を抜粋して示す。その症候群は周期性カタトニアのクライテリアにも合致している。

症例 3.15

行動変化が 3 週間続いて，次第に著しい無言症，一点凝視，食事も着衣もできないという症状を呈し，15 歳の女性が，1907 年に New York 州立精神病院に連れてこられた。3 週間前に，店の女の子が自分の赤い髪のことを言っていたといって，仕事から帰ってきた。配置転換を求めていたが，皆が自分のことをみているといって，仕事にいくことや外出することを拒んで，入院する 6 日前まで同じ職場で働き続けた。しばしば「私が死んでいたらよかったのに。誰も私を好きな人なんかいない。父（死亡している）と一緒に死んでいたら」と言いながら泣いていた。入院 4 日前に発熱し，無動，臥床，無言，食べることも飲むこともしなくなった。

5 カ月間昏迷状態で，不活発で，無言であり，一点凝視し，しばしば瞬きさえしなかったので，結膜は乾燥した。飲み込めず，唾液を口の中にためていた。針を刺しても，目の前で脅かしても反応はなかった。トイレで排尿することができず，ベッドを汚した。奇妙な姿勢を維持し，硬直し，動かそうとすると力が入った。はじめは経管栄養であったが，その後にスプーンで介助すると飲み込めるようになった。始めの 1 カ月間，短時間昏迷は解けて自由な動きもできた。椅子まで歩き，座り，笑った。団扇を渡すととても自然に使ったが，

話すことはなかった。この期間は月経期間ではなく，39.4度まで周期的に発熱し，中程度の白血球増多と頻脈がみられた。患者は次第に衰弱していった。

5カ月後，笑ったかと思うとめそめそし，医師ではなく看護師に，すこし話し始めた。過食がみられ，2カ月で体重が13キロ増えた。次の2カ月で無気力になり，動きが鈍くなったが，身の回りはきちんとしていた。医師が針をさすために舌を出すように指示すると（Kraepelinの命令自動のテスト），顔を赤らめ隠したこと以外は，感情を表さなかった。質問をなされると，通常の速さで答えることもあったが，何度聞いても答えないこともあった。個人的な体験について聞かれると，無言のままであった。しかし，"はい"か"いいえ"で答えられる質問をすると，すぐに答えた。

8カ月後に，無気力状態は消退し，明朗，活発，笑顔になり，自由に話すことができた。エピソードの始まりの記憶はあったが，入院中の記憶は，ほどんどなかった。帰宅すると，多弁で高揚し，道で知らない人に話しかけた。自分はもう16歳なので，友達が欲しいと母に語った。気分が高揚し，多弁な状態が2カ月続き，再び入院になったが，自然と回復した。

2年後に，無動，無言，カタレプシー，筋強剛からなる2回目の昏迷状態を呈し，他の病院で治療され，完全に回復した。さらに2年後，奇妙で，いらいらし，気分が落ち込み，眠れなくなった。自分は死にかけていて，父の写真が自分に話しかけてから，しゃべれなくなったと語った。このエピソードから回復後に，患者に手紙を書くと，喜んで診察に訪れ，自分の体験についてとても率直に話してくれた。

神経内科の病棟に長期間入院している，病因不明の，長い昏迷の患者がいる[93]。身体的及び神経的にいくら検索しても，器質性または感染性の明らかな原因がみつからないことがよくある。恐らくその一部はカタトニア昏迷の可能性がある。病因がはっきりと同定されず，今までの治療への反応が不十分な場合には，カタトニア昏迷を考慮し，治療を試みることが必要になる[94]。

原発性無動性無言症（Primary akinetic mutism）

様々な神経学的症候群において，昏迷，無動，筋強剛，目の動き以外の自

発運動が不能といった症状が，急性発症することがある。それらは，無動性無言症（akinetic mutism），失外套症候群（apallic syndrome），覚醒昏睡（come vigil）と呼ばれている。

　無動性無言症は，脳幹や間脳の神経病理の結果として起こる[95]。患者は，無言で，拒絶的で，昏迷状態である。発症は通常急性である。筋は強剛し，無動であるが，目は検者の動きを追う。睡眠覚醒リズムは障害され，刺激に対する感情的な反応は鈍く，バビンスキーや他の病的反射が誘発される。この症候群は，前頭葉眼窩内側面の損傷，第三脳室腫瘍，両側性前大脳動脈及び前部帯状回領域，視床下部後部と関連して起こる。覚醒昏睡と失外套症候群の記載も似ていて，ほとんど区別することができない。

　この症候群の器質的原因を，詳細な神経学的検査でもみつけられない場合には，原発性無動性無言症が考慮され，ベンゾジアゼピンまたはバルビツレートの静注が試行されるべきである。原発性無動無言症は，Bleuler により記載され，カタトニアの一亜型である。第2章で記載した野生動物のように振る舞った患者（症例 2.5）は，初回診の時には無動無言症を示していた。

〔脚注〕

1 William of Occam (*aka* Okham): Occam's Razor. *Oxford English Dictionary*, 2nd edition.
2 Magrinat et al., 1983; Barnes et al., 1986; Peralta et al., 1997; Carroll, 2001.
3 American Psychiatric Association, 1994, DSM-IV
4 Lishman, 1978.
5 Hoch, 1921.
6 *Patient 4.4*. Bright-Long and Fink, 1993.
7 Trimble, 1978, 1991; Bear, 1986; Lim et al., 1986; Louis and Pflaster, 1995; Cocito and Primavera, 1996; Miyata et al., 1997; Kanemoto et al., 1999.
8 Bell, 1849; Kraepelin, 1921; Bonner and Kent, 1936; Carlson and Goodwin, 1973; Taylor and Abrams, 1977; Bond, 1980; Klerman, 1981; Berman and Wolpert, 1987; Goodwin and Jamison, 1990; Bräunig et al., 1998, 1999; Fink, 1999b.
9 Kahlbaum, 1973: 29; and others noted.
10 Bleuler, 1950: 213.
11 Adland, 1947; Arnold, 1949; Arnold and Stepan, 1952; Huber, 1954; Mann et al., 1986, 1990; Ahuja and Nehru, 1990; Ferro et al., 1991; White, 1992; Philbrick and Rummans, 1994; Fricchione et al., 2000.
12 Arnold and Stepan, 1952; Philbrick and Rummans, 1994.
13 Gelenberg, 1976, 1977; Caroff, 1980; Fricchione, 1985; Lazarus et al., 1989; Caroff and Mann, 1993. Table 3.3.
14 Fricchione, 1985; Mann et al., 1990; White, 1992; Fink, 1996a, 1997b; Bush et al., 1996a,b; Carroll and Taylor, 1997.
15 Insel et al., 1982; Sternbach, 1991; Fink, 1996b; Keck and Arnold, 2000.
16 Fink, 1996b; Keck and Arnold, 2000.
17 Lindsay, 1948; Minde 1966; Gjessing, 1974, 1976; Stöber et al., 1995, 2000b, 2001; Kinrys and Logan, 2001.
18 Bräunig, 1991.
19 Cairns et al., 1941; Cairns, 1952; Cravioto et al., 1960; Klee, 1961; Sours, 1962; Segarra and Angelo, 1970; Dalle Ore et al., 1977; Lishman, 1978.
20 Blum and Jankovic, 1991; Barker et al., 1998; Bauer et al., 1979.
21 Leonhard, 1942a,b, 1961, 1979; Berrios and Porter, 1995.
22 Perris, 1995.
23 Brockington et al., 1982a,b.
24 American Psychiatric Association, 1994, DSM-IV
25 Kahlbaum, 1973: 8–9.

26 Kahlbaum, 1874; translated by Mora, 1973: 9–14; description is that of Patient Benjamin L.
27 In assessing the causes of the condition Kahlbaum writes: *"No hereditary factors are present. The main etiological factor seems to be weakening of the nervous system due to onanism; this assumption is borne out to some extent by the patient's downcast, hesitant gaze, his sallow complexion, and his entire confidence-lacking demeanor."*
28 McCall et al., 1992; Bush et al., 1996a.
29 Bell, 1849.
30 Stauder, 1934.
31 Geretsegger and Rochowanski, 1987.
32 Trigo et al., 2001.
33 Penn et al., 1972.
34 Also Carroll et al., 1994, and Caroff et al., 1998; Caroff et al., 2001.
35 Arnold and Stepan, 1952; Geretsegger and Rochawanski, 1987; Weller et al., 1992; Philbrick and Rummans, 1994; van Dael, 2001.
36 Mann et al., 1990.
37 Fricchione et al., 1990.
38 Abrams 1997; Fink, 1999a.
39 Häfner and Kasper, 1982.
40 Arnold and Stepan, 1952; Tolsma, 1967; Peele and von Loetzen, 1973; Regestein et al., 1977.
41 Koponen et al., 1991.
42 Delay and Deniker, 1968.
43 Caroff, 1980. The syndrome was described but not labeled by Kinross-Wright, 1958: 62–70; Delay and Deniker, 1968; Meltzer, 1973.
44 Lazarus et al., 1989; Shalev et al., 1989; Spiess-Kiefer, 1989.
45 Rosebush and Mazurek, 1991a; Raja et al., 1994; Lee, 1998; Peralta et al., 1999.
46 Greenberg and Gujavarty, 1985.
47 Pope et al., 1986; Keck et al., 1989; Rosebush et al., 1990; Spivak et al., 1990; Rosebush and Mazurek, 1991a; Osman and Khurasani, 1994; Berardi et al., 1998.
48 Lavie et al., 1986.
49 Lazarus et al., 1989.
50 Lazarus et al., 1989.
51 Guerrera, 1999.
52 Pearlman, 1986; Pope et al., 1986; Addonizio et al., 1987; Castillo et al., 1989; Rosenberg and Green, 1989; Fink, 1992c; Woodbury and Woodbury, 1992; Caroff and Mann, 1993; Revuelta et al., 1994; Blumer, 1997; Peralta et al., 1997; Caroff et al., 1998a; Mathews and Aderibigbe, 1999; Biancosino et al., 2001.

53 Fricchione, 1985; Chandler, 1991; Carroll and Taylor, 1997; Fricchione et al., 2000; Koch et al., 2000; Carroll et al., 2001.
54 Rosebush et al., 1990; Ahuja and Nehru, 1990; White, 1992; Philbrick and Rummans, 1994; Fink, 1996a; Pavlovsky et al., 2001.
55 Hermesh et al., 1987; Davis et al. (1991); Schott et al., 1992; Troller and Sachdev, 1999.
56 Bush et al., 1996b.
57 Koch et al., 2000; Francis et al., 2000.
58 Mann et al., 1986.
59 Many authors have reviewed the diagnosis and treatment of NMS. Selected reports are those by Kurlan et al., 1984; Levenson, 1985; Pearlman, 1986; Addonizio et al., 1987; Rosebush and Stewart, 1989; Lazarus et al., 1989; Keck et al., 1991; Caroff et al., 1991; White, 1992; Blumer, 1997; Assion et al., 1998; Pelonero et al., 1998; Fricchione et al., 1997, 2000.
60 At a symposium at the American Psychiatric Association in May, 2000, investigators of NMS and MC concluded that the two syndromes were one syndrome, to be treated the same. The participants and discussants included B. Carroll, M. Fink, A. Francis, D. Healy, S.C. Mann, C.A. Pearlman, G. Petrides, P. Rosebush, and D.A.C. White. (Fink, 2000b).
61 Regis, 1901; Meduna, 1950; Kapstan et al., 2000.
62 Fink, 1999b.
63 Shalev and Munitz, 1986.
64 Dr. George Petrides (personal communication). The experimental medication was ziconotide, a non-opioid analgesic (Levin et al., 2002). Another patient developed severe delirium post gastrectomy, was treated with haloperidol, developed MC/NMS, and was relieved by ECT (13 ECT in 6 days) (Masuda et al., in press).
65 Mayer-Gross, 1924; Meduna, 1950; Kapstan et al., 2000.
66 Kramp and Bolwig, 1981; Strömgren, 1997; Fink, 1999a, b; Malur et al., 2000.
67 American Psychiatric Association, 1990, 2001; Fink, 1999a.
68 Kilzieh and Akiskal, 1999.
69 Abrams and Taylor, 1976, 1977; Bräunig, 1991.
70 Mosolov and Moshchevitin, 1990.
71 Kraepelin, 1913. Quoted by Gjessing, 1976: 1.
72 Kraepelin, 1921.
73 Gjessing 1938, 1974, 1976.
74 Gjessing: 1976: 11–18.
75 Minde 1966; Lindsay, 1948.
76 Komori et al., 1997.
77 Leonhard, 1942a,b, 1979, 1995.

78 Stöber et al., 1995; Beckmann et al., 1996; Pfuhlmann and Stöber, 2001.
79 Stöber et al., 1995; Beckmann et al., 1996; Pfuhlmann and Stöber, 2001.
80 Ungvari et al., 1994b, 2001a.
81 Pfuhlmann et al., 1997.
82 Stöber et al., 2000a, 2000b, 2001; Stöber, 2001; Meyer et al., 2001.
83 World Health Organization. Internationale Klassifikation der Krankheiten, 8th revision, 1967. Published 1968, Basel: Kruger.
84 Mimica et al., 2001.
85 Looper and Milroy, 1997.
86 Stöber et al., 1995: 140.
87 Insel et al., 1982; Sternbach, 1991; Fink, 1996b; Carbone, 2000; Mason et al., 2000; Keck and Arnold, 2000; Carroll et al., 2001.
88 Fink, 1996b.
89 Keck and Arnold, 2000.
90 Carroll et al., 2001.
91 Hegerl et al., 1998.
92 Hynes and Vickar, 1996.
93 Spear et al., 1997.
94 Swartz and Galang, 2001.
95 Cairns et al., 1941; Cairns, 1952; Cravioto et al., 1960; Klee, 1961; Sours, 1962; Dalle Ore et al., 1977; Lishman, 1978.

4

カタトニアの鑑別診断

　古くからある話だが，野球の審判には3種類いる。1つ目は，ボールが来たままを見て判定する。次は，自分が見たように判定する。最後は，自分の判定が，そのボールになる。

Frederic Grinnell, 1992

　カタトニア症状は，多くの精神障害でみられる。カタトニア症候群は存在するが，その基盤となる障害がない原発性カタトニア（primary catatonia）が想定されているが，確立はしていない[1]。カタトニアと，その基盤にある障害をみつけることが臨床上の課題である。この章では，カタトニアの基盤にある障害，カタトニアに似ていて間違えやすい症候群の鑑別診断を記載した。

　"アヒルの法則"とは，診断における基本的な原理である。アヒルのようにみえ，アヒルのように歩き，アヒルのように鳴けば，それはアヒルである。この原理をカタトニアの診断に当てはめることができる。もし患者がカタトニアの症状を示せば，患者はカタトニアであると考えるのがベストである。そのカタトニア症状が，明らかに基盤にある原因によるものではないか，原因が特定できなかったら，その症状はlorazepamまたはamobarbitalのような鎮静剤の静注で一過性に軽快させることができる。1-2mgのlorazepam（0.5mg/ml）か，500mgまでのamobarbital（50 mg/ml）を2分かけて静注し，無言症，姿勢常同，筋強剛を緩和させるべきである（この速度であれば喉頭けいれんは問題にならない）。静注の間には，たとえ無言のままでも，患者に声をかける。姿勢が緩み，発語が増え，衒奇症が減り，指示へ反応すれば，カタトニアの診断の確認になる。

　一度診断がつけば，病因の同定が次の問題である。最も可能性が高いのは

表 4.1 カタトニアのラボデータ

CPK の上昇
血清鉄の減少
脳脊髄液での homovanillic 酸の上昇
EEG 上前頭葉の徐波化（間欠的で，改善と増悪を繰り返す）
脳画像で側脳室の拡大や大脳萎縮
MRI と SPECT で，感覚運動野での機能低下と左右差
注意と運動視空間機能の認知障害

気分障害である。向精神薬の開始や中止，特に抗精神病薬，もよくある原因である。神経障害や一般の身体障害も考慮しなくてはならない。

特別なラボデータで同定される疾患もあるが，気分障害や非感情障害性精神病からのカタトニアでは，特徴的なラボデータはない。

ラボデータとカタトニア

精神障害の診断のために客観的なラボデータを使うことが何度も試みられてきたが，てんかんとせん妄を確認するための脳波，梅毒感染のテスト，内分泌障害が，良く使われるようになったのみであった。カタトニアに特徴的なラボデータはない。悪性カタトニアというストレスに対しての身体反応は，発熱，高血圧，頻脈，頻呼吸，白血球増多，CPK 上昇，血清鉄の減少など多くの形で現れるが，これらの徴候が病因を示しているわけではない。

脳　波

Hans Berger が，1929 年に人間の脳波を記録したが，この電気的測定で，心臓に対する心電図の様に，脳による行動の制御が直接にわかるのではないかという希望がもたれた[2]。多くの研究者が，脳波パターンと精神科診断の関連を熱心に探したが，統合失調症，躁うつ病，他の原発性精神障害において，特定の脳波異常はみつからなかった[3]。びまん性徐波化が，カタトニア昏迷の患者で報告された。アルファ活動の割合の減少，対称性の両側性シー

タ波，もしくは低電位ベータ波による脳波は，せん妄でみられるものと周波数は変わりなかった[4]。しかし，昏迷に伴う脳波パターンは非常に多様であり，昏迷の重症度や持続期間には関連しなかった[5]。前述した脳波パターンは，カタトニアとの関連で前向きに検査されたが，それによって診断をつけることはできなかった[6]。副甲状腺亢進症によるカタトニア昏迷の症例報告で，脳波の周波数は昏迷中に遅くなり[7]，副甲状腺の手術によって，高Ca血症より回復すると，脳波は正常化した。

カタトニアは，非けいれん性てんかん重積の一致する律動不整脳波と関連があると，考える著者もいる。これらの患者はphenytoinやlorazepamの静注で治療され，脳波所見が改善すると，同時にカタトニアも消失した[8]。

脳波が8人のカタトニア患者で測定された[9]。7人は，平均周波数16-18Hzの低電位速波を示した。6人にlorazepamの静注が施行されて，カタトニアが消失した。脳波の振幅は増え，周期性はより通常の均質な周期に改善し，アルファ波の割合が増えた。2人は，lorazepamの静注では，カタトニアは消失せず，ECTによって治療された。カタトニアは，4，5回のECT施行後に明瞭にみられた高振幅のシータ波優位の徐波化と伴に，回復した。その1週間後には，脳波は規則正しいアルファ波優位になった。これらの経過は，カタトニアがないうつ病を，ECTで治療した際の経過と同じものであった[10]。

覚醒を評価するために，amobarbitalにより鎮静される閾値を，脳波によった測定した[11]。この検査では，amobarbitalの溶解液が0.5mg/kg/40秒で静注された。脳波では律動的なベータ波の出現を観察し，両眼では眼振の出現をみていた[12]。鎮静閾値は，脳波で初めてベータ帯域の紡錘波が誘発された時点か，眼振が出現した時点と決められていた。統合失調症や不安が強い患者では，脳波でのベータ波反応はゆっくりとおこり，6-10 mlの用量を要した（高鎮静閾値）。うつ病の患者（カタトニアを伴うもの伴わないもの）と脳器質性障害の患者では，ベータ波と眼振がはやく出現し，2-4 mlの用量で済んだ（低鎮静閾値）。amobarbitalがカタトニアの患者に投与されると，鎮静は低い閾値で起こり，同時にカタトニアの一過性の消失が起こった。

カタトニアの脳波研究は少ない。平均化誘発電位，脳磁図のような他の電気生理学的方法による，カタトニアの研究報告もない。

脳波装置は改良されたが，脳波検査への関心やその使用は，精神科から神

経内科へ移り，精神科の患者に脳波をとることは難しくなったり，高くつくものになったりした。カタトニアはしばしば診断されないこともあるので，今日では脳波とカタトニアとの研究については，ほとんど言及されなくなった。

要約すると，脳波所見とカタトニアの直接的な関連はない。カタトニア患者は正常脳波を示すこともあるし，身体疾患や神経疾患と関連する異常脳波を示すこともある。薬物や ECT で治療されると，薬物や ECT で治療された場合の共通した脳波変化をみせるが，それはカタトニアに特徴的な変化ではない[13]。

神経内分泌テスト

比較的新しいニューロサインエンスのトピックに，脳内の神経内分泌システムの発見がある。視床下部，下垂体，松果体でホルモンが分泌され，直接的か間接的に，内分泌腺とのフィードバック機構により身体生理をほとんどすべて調整している[14]。神経内分泌系の異常と，気分，感情，思考，認知の障害との関連は，実証されているが，運動システムとの関連はよく研究されていない。カタトニアと関連する神経内分泌に関する論文は，ほとんどない。

デキサメサゾン抑制テスト（dexamethasone suppression test: DST）は，脳の神経内分泌システムの安定性を臨床的に検査するために広く使われているテストである[15]。気分障害の患者では，DST の異常が著しい（血中コルチゾル濃度が，デキサメサゾンで抑制されない）。この現象は，体重減少や飢餓でおこってくる。コルチゾルを上昇させることは，体内組織の損失を是正させる体の反応である。

Greden と Garroll（1979）は，拒絶症，無言症，一点凝視，硬直した姿勢を伴う精神病性うつ病の 67 歳の女性を，報告している。体重減少は重度で，DST は異常であった。2 回目の ECT 後，カタトニアは消失し，4 回目の ECT 後に，患者は急速に回復した。数週間後に診察すると，寛解状態で，体重も増加し，午後 4 時の血清コルチゾル濃度は，上昇していた。まもなくカタトニアを再発し，再入院し，DST は異常を示した。7 回目の ECT で，カタトニアとうつ病は改善し，DST は正常化した。lithium と imipramine は継続治療として投与され，その後 20 カ月寛解を維持した。著者らは，DST をカ

タトニア患者の基盤にある気分障害のテストとして考えている。カタトニアの神経内分泌研究は乏しいが，現在利用できる神経内分泌機能テストが，特異的な診断的価値を持つものであるとは思えない[16]。

他のラボデータ

CPK上昇は，重症の運動症候群では共通する所見である。興奮躁病患者と，頻回に筋肉内注射を受けた患者では，CPK上昇を示す。MCとNMSの患者と，血清鉄の減少との関連については，多くの著者らが言及している[17]。その所見は，多くの急性疾患で起こり，疾患特異的なものではないと思われる[18]。しかし，抗精神病薬は，鉄に対する弱いキレート作用をもち，鉄が組織細胞へ取り込まれることを促進する。鉄の代謝異常はいくつかの運動障害でみられ，カタトニアに特異的な病態生理よりむしろ急性疾患を反映している可能性はあるが，血清鉄の低下はカタトニアへのリスクを増加させるかもしれない。精神疾患患者での血清中のCPKの上昇と，鉄の低下の組み合わせは，抗精神病薬によるMC/NMSを，警戒すべきである。

カタトニアの基盤となる状態

カタトニアは気分障害（躁状態と抑うつ状態），精神病，薬物中毒や中止，脳器質性障害，異常代謝状態の患者によく現れる。てんかん，パーキンソン病，広汎性発達障害の患者でもみられる。重度の強迫性障害の行動と区別する必要がある。

躁病（Mania）

カタトニアは躁うつ病の躁病エピソードの約15％にみられる。カタトニアの症状は，躁病エピソード中にみられる精神病症状のように，重症度と関連するが，適切な治療が施行されれば，カタトニアがあっても予後には影響しない。臨床像が，古典的な躁病（多幸症，変わりやすい気分，観念奔逸，誇大性，多弁）に合致するときはいつでも，カタトニアが合併しても特別な治療は必要とはしない。積極的な抗躁病治療に反応する。

しかし，易怒的な精神病性躁病の患者にカタトニアが起こった時，混合感

情状態で躁病，うつ病，カタトニアが行ったり来たりする時，患者が躁病とうつ病の間で固まってしまい，感情鈍麻にみえる時には診断が問題になる。そのような患者は統合失調症に罹患していると分類される可能性があり，抗精神病薬単独で治療されるがうまくいかない。躁病エピソード中に起こる統合失調症と間違えやすい行動は，以下の例である。

- 自分の心を支配する宇宙線に対抗するために，頭に山ほどの灰をかける女性
- 家中の家具を計算して並べ，床につくことは，自分の子供たちに危害が加わることなので，避けるために川を石伝いに渡るように，一つ一つ跳んでいく女性
- 陰謀から社会を守るために，New York市の五番街のビルを襲撃する黒い革に身を包んだ男性

どの患者も lithium 治療に反応し，奇妙な行動は躁病と伴に消失した。

躁病患者に精神病症状，易怒性，カタレプシーがみられると，躁病と診断することが難しい場合がある。臨床上有用な格言に「カタトニアをひっかくと，躁病をくすぐることが多い」というのがある。カタトニアの患者の半分は躁うつ病である。入院患者では，精神病症状の重症度や奇妙さに関わりなく，多弁であればあるほど，会話を遮れば遮るほど，早口で話せば話すほど，活動量が増えれば増えるほど，感情表現が多くなればなるほど，より多くの衣服を着れば着るほど，脱げば脱ぐほど，躁病である可能性が増える。表4.2に，カタトニアを伴う躁病を見極めるためのガイドを記した。

一般の臨床医は，DSM分類に基づいた教育の結果，カタトニアと統合失調症を結びつけやすい。DSM-IVではうつ病の特定句としてメランコリア（melancholia）があるのと同様に，躁病の特定句としてカタトニアがあるが，カタトニア患者は，統合失調症緊張型（295.20）にもっとも診断されやすい[19]。それにもかかわらず，カタトニアと躁病の結びつきは強くよくみられる。カタトニア患者は他の障害よりも躁うつ病に罹患している可能性が高い。この結びつきは Kahlbaum にとっては当然のことだろう（1973：26）。

多くの場合，この障害（カタトニアを意味する）の初期段階において，一見してわかるメランコリアの臨床像を呈する。メランコリアの段階に先行して，

表 4.2 カタトニアを伴う躁病の見分け方

入院中の躁病患者はほとんど怒りっぽく,多幸的ではない
過活動,切迫した話し方,気分の変動性の組み合わせは,躁病の特徴である
精神病症状の患者のなかで,躁病の患者は1人以上の精神疾患の家族歴を持つ可能性が高い。
30-50%の躁病患者は慢性化し,仕事や家族に関しては意欲がなくなるが,ほとんどの患者で感情表出は保たれる
統合失調症の患者では,初期に抑うつ状態を呈するものがいるが,精神病症状を周期性に繰り返し,疾患の後期でうつ病を呈する患者は躁うつ病を示すことが多い
精神病の初回エピソード以前に,統合失調症の患者は統合失調気質であることはよくあるが,躁病患者は正常か軽い躁病性スペクトラムの行動(循環気質,気分変調,怒りっぽい)を呈するのみである

真性の躁状態を呈することはとても多く,それはたんにメランコリア激越発作(raptus melancholicum)として記載される絶望の噴出だけでは,片付けられない。なぜなら,患者はその後に,過剰な自己表現や自己認識と伴に精神反応の高揚という,典型的な躁病の発病を経験することになるからである。(太字は Fink と Taylor による)

20世紀の初めの著者らは,躁病とカタトニアの関係をよく知っていた。Kreapelin は,カタトニアの発症の約50%は,うつ病エピソードから始まることを報告した。そのような患者は回復しやすかった。Kreapelin は著作「躁うつ様とパラノノイド(Manic-Depressive Illness and Paranoia)」の中で,躁病エピソードでみられやすいカタトニア症状を記載している[20]。同様に,Bleuler も以下のように観察している。

　一般に,カタトニア症状は,躁状態やメランコリー状態に混じって出現する。カタトニア症状が臨床像を占め,躁病カタトニアやメランコリアカタトニアと言えるような場合もありえる。

しかし,Kreapelin や Bleuler は,躁病カタトニアとメランコリアカタトニ

アの患者の両方を，早発性痴呆（統合失調症）の分類に含めた[21]。
　米国の精神科医 George Kirby は，カタトニア症状は古典的な躁うつ病に矛盾しないことを，初めて明確に言及した（Kirby, 1913）。

　　カタトニア症候群が，その症候群以外は典型的な躁うつ病に出現する可能性を，我々は示した。循環性精神病のうつ病に続き，カタトニアの発症が明らかになる症例もある。躁病エピソードとカタトニアエピソードの両方を示す症例において，躁うつの症状は，予後良好を強く意味する。Kreapelin が，次第に悪化してゆく精神病の診断上の証拠として，カタトニア症状を過大評価したことに疑いはなく，そういった多くの症例は早発性痴呆群の領域を過度に広げることになった。

　20世紀の報告を通して，躁うつ病とカタトニアは結びつけられる。70名の躁うつ病患者の中で，Lange（1922）は25％に数個以上のカタトニア症状をみつけている。Bonner と Kent（1936）は，躁病性興奮と診断された100連続症例と，カタトニア興奮と診断された100連続症例を比較した。2群には，10％の躁病患者がいくつかのカタトニア症状を示すという重複した徴候がみられた。病院のカルテの後ろ向き研究では，Morrison（1974a, b）が，カタトニア患者の20％は気分障害であることを示した。同様に，Abrams と Taylor（1976）は，カタトニア患者55人中39人（70％）に気分障害（たいていは躁病）があることをみつけた。他の研究（Taylor と Abrams, 1977）では，躁病患者120人中34人（28％）で，躁病入院中に2つ以上のカタトニア症状がみられた。Bräunig ら（1998）は，入院中の躁病患者61人を研究したところ，19人（31％）がカタトニアのクライテリアに一致していた。著者らはカタトニアを伴う躁病患者は，躁病の重症型ではあるが，その点以外ではカタトニアを伴わない躁病と臨床上で違いはないと結論づけた。それより前に，Bräunig（1991）は気分障害とカタトニアの48時間での急速交代の患者を報告している。Northoff ら（1999b）は，統合失調症のカタトニア患者と気分障害のカタトニア患者間で，カタトニア評価尺度スコアや下位スコアに違いはないことを見出し，カタトニアは単一疾患ではなくて，症候群であり，統合失調症と同義語ではないと立証した。

最近では，KrügerとBräunig（2000b）が，躁病患者99人のカタトニア症状を調査し，27%がDSM-IVクライテリアのカタトニアに合致することを示した．語唱，常同症，無動，無言症，しかめ顔は，最もよくみられる症状であった．カタトニアを伴わない躁病患者とカタトニアを伴う躁病患者が比較され，カタトニアを伴わない躁病患者が，寛解期にストリートドラッグの濫用と衝動制御の問題を最も抱えていた．その差異は疾患の重症度によるものであった．

　これらの経験を鑑みると，治療医が，カタトニアをみて，すぐに躁病症状を認識できないのはなぜなのであろうという疑問が浮上する．FeinとMcGrath（1990）の報告では，カタトニア患者12人中8人は，初めは統合失調症と診断されたが，2年の追跡後に，その12人中8人は，躁うつ病であると診断を変えられ，全員がlithiumに反応した．誤診の原因は，動揺性に躁病が現れるのに気づかなかったこと（躁病患者はエピソード中必ずしも躁病様ではない），カタトニアの昏迷状態を感情鈍麻と誤認したこと，カタトニア症状が統合失調症を表していると思っていたことであった．

　カタトニア患者の無言症，拒絶症，減少した緩徐な動きを，感情鈍麻や統合失調症の症状とみなす治療者もいる．抗精神病薬はどんな精神病患者にも自由に使えるために，仮面様顔貌，単調な話し方，減少した身振りの，薬物誘発性パーキンソン症状を引き起こし，それを見て，患者は感情鈍麻しているので，統合失調症であるという，間違った結論がよく導かれる[22]．統合失調症の好発年齢である若年成人では，統合失調症の感情鈍麻を，カタトニアの運動症状や薬物誘発性の運動症状と，区別しようとすることは重要である．確かにカタトニア患者の一部は統合失調症であり，それゆえ感情鈍麻とカタトニアを区別することも重要ではあるが，もっと大切な事は，抗精神病薬が統合失調症に対して使われる前に，カタトニアの治療がなされることである．

　以下の症例では，躁病エピソード真っ最中のカタトニアを記載している．

症例 4.1

　　幻覚妄想を伴う，多幸的な躁状態にある，23歳の男性が入院した．興奮が増強し，amobarbitalによって鎮静された．1時間は静かにしていたが，眠らなかった．再診時，部屋の中央で不動の姿勢のまま，窓から外をじっとみつめて

表 4.3 躁病とカタトニア

著者／年	躁病	カタトニア率 (%)
Lange, 1922	700	25
Bonner and Kent, 1936	100	10
Taylor and Abrams, 1977	120	28
Bräunig et al., 1998	61	31
Krüger and Bräunig, 2000a	99	27
著者／年	カタトニア	躁病率 (%)
Morrison, 1973	200	20
Abrams and Taylor, 1976	55	70
Fein and McGrath, 1990	12	66

いた。矢継ぎ早に，外で起こっていることを言い始め，止めることはできなかった。始めは，話が分かりにくかったが，注意深く聞いていると，外の出来事の実況中継していると判った。それ以外，動きはなかった。手足を動かそうとすると抵抗したが，それから蝋屈症が始まり，姿勢をとらせることができた。早口の話は続いていた。鎮静でカタトニアは軽減し，lithium は躁病に奏功した。

　様々な体系的な研究により，躁病とカタトニアの強い関連が，報告されている（表 4.3）。これらの研究では，入院している躁病患者の4分の1は，カタトニアのクライテリアに合致し，カタトニア患者の半分は，躁うつ病のクライテリアに合致していることが示されている。
　躁うつ病でのカタトニアは，通常3つの形態をとる。気分障害のエピソードの後に完全にカタトニアに入れ替わるタイプ，うつ病，躁病，カタトニアの間で動揺するタイプ，気分障害の症状と同時にカタトニアが出現するタイプ。症例 4.1 は最後のタイプである。
　症例 4.1 の話すことは，連想するキーポイントをみつけるまでは，分かりにくく，ほとんど言葉のサラダである。注意散漫ではあるが，視覚的な手がかりに対して連想が起こり，話は窓の外で実際起こっていることの実況中継

になった。精神病症状，分かりにくい話（Bleuler はこれを連合弛緩とした），カタトニア症状は，特に気分症状が存在している時には，自動的に統合失調症を意味するものと解釈されるべきではない。

症例 4.2

　　長期間の精神病エピソードの既往がある，48 歳の男性が，無言，昏迷状態になり再入院した。周囲の出来事に関心を払わないで，何時間も椅子に座り続けていた。緩徐に動き，一連の動きの途中でよく硬まった。排尿するために，ゆっくりとトイレのドアまで動き，ドアの前で立ち止まり，そのまま立ち続けて，尿失禁してしまった。命令自動を示し，簡単に姿勢を取らせることができた。その後，手足はゆっくりと元の場所に戻った。

　　重度の自殺企図が 2 回あり，精神病性うつ状態になり，誇大妄想，多弁が出現し，易怒的になり，暴力を振るった。看護スタッフに，昏迷状態の時でさえ，恐れられた。

　　数年間の疾患の経過中は，妄想型統合失調症の診断が下されていた。今回入院時，カタトニアを伴う躁うつ病の診断が下された。ECT はカタトニアに奏功し，lithium の投与を続けて退院した。患者は，まったくの別人のようで，愛想よく，丁寧な物腰で，知的で，能力が高いようにみえた（この患者で，今回のエピソード以外で，カタトニア症状がみられたかどうかは詳細不明である）。

カタトニア症状が明らかな躁病を，次に記す[23]。

症例 4.3

　　海外での仕事で疲れて帰国してから過活動，不眠，興奮が 2 週間みられていた，25 歳のミュージシャンが入院した。興奮し，でしゃばりで，ずっと叫びつづけるようになり，状態は急速に悪化した。何分間も，無言で一点凝視し，硬直していた。脱水，38.9 度の発熱，頻脈（150/ 分）が，出現した。時と場所の見当識が障害され，前にみせておいた数字や物品を思い出す事や，単純な計算もできなかった。

　　8 mg/ 日までの lorazepam と輸液で治療された。せん妄症候群は消失したが，失見当識で，自分には財産と人を助ける力があると，誇大的でありつづけ

た。またある時は，話しは，言葉のサラダになっていた。

連続4日間の拘束後に，妻からECTの同意が得られた。興奮状態だったので，初回の両側性ECTがketamine麻酔で始められた。高用量のlorazepamにも関わらず，良好な脳波発作が，83秒誘発された。その日の午後の数時間，しっかりと話し，質問にも答えられ，見当識も回復したが，せん妄状態に再び戻った。さらに2回のECTが連日施行され，3回目の治療後に，清明になり，見当識もよく，協力的であり，その日の午後から夜にかけて，指示に従えた。拘束はもはや必要ではなく，自分で食事をすることができた。ECTは継続されて，寛解状態で退院し，家族の世話をするために帰宅し，仕事も復帰した。

4年間寛解を維持し，その後不眠，落ち着きのなさ，誇大性，観念奔逸，食欲不振，錯乱，失見当識のために再入院した。海外旅行から帰った後の再発だった。締め切りまでに仕事を終えるために，昼夜を問わず働いていて，amphetaminesを何度も使っていた。

fluphenazineによる治療が開始された。興奮とせん妄は軽減した。入院12日目に，両側性ECTがketamine麻酔で再び施行された。6時間後，発熱，筋強剛，発汗，頻脈，頻呼吸，血清CPKの上昇がみられた。薬物は中止され，輸液が開始され，lorazepamで鎮静された。中毒症状は急速に消失し，4日後の入院16日目に，ECTが再開された。さらに4回のECTが施行され，せん妄，躁病，カタトニア症状が消失した。十分に見当識は良く，家族のもとへ退院し，毎週の外来ECTが続けられた。仕事を再開し，3回のECTを受けるために来院したが，それで治療は終わりになった。

コメント：患者は反復性のせん妄躁病に罹患していた。両方のエピソードで，カタトニアにECTは奏功した。2回目のエピソードでの初回の治療後に，神経中毒症候群が発症し，fluphenazineの中止とlorazepamの投与により状態は改善した。この治療が行われたのは1990年代初期で，ECTのNMSへの効果が知られる前であった。現在であったら，ECTは続けられる。

ketamineの筋注は，静脈ラインがとりにくい患者では有用である。用量は0.5-1.0 mg/kgである。ketamineはけいれんを誘発されやすいように働き，発作閾値を上げない。その結果，発作持続時間を延長する。作用時間が変わりやすいので，常に用いるものではなく，まれに治療後の一過性せん妄状態

表 4.4　若年者のカタトニア患者でのうつ病の見分け方

自律神経症状（睡眠障害，食欲不振，性欲の低下）を精神病症状より診断的に優先する
病前や寛解期の性生活も含む良好な適応状況は，うつ病を示す
過食症や偏頭痛の合併は気分障害を示唆する
冬のエピソードは気分障害を示す
気分障害，自殺，またはアルコール依存症の家族歴は，気分障害を示唆する
うつ病はどの世代においても，統合失調症や他の非薬物性精神病よりも何倍も多い

表 4.5　高齢者のカタトニア患者でのうつ病の見分け方

自律神経症状（睡眠障害，食欲不振，年齢の問題ではない性欲の低下）は，合併する一般的身体状態によるものでなければ，うつ病を示唆する
問題を拡大する傾向があればうつ病を，問題を縮小したり疾患を否認したりする傾向があれば痴呆を考える
50歳前の気分障害の病歴があれば，老年期のエピソードはうつ病の1つであることを示唆する
気分障害または自殺の家族歴はうつ病を示し，進行性アルツハイマー病様疾患の家族歴は脳器質性異常による痴呆を示す
可逆性痴呆の最も多い原因はうつ病である。70歳以下では，うつ病は進行性脳変性による痴呆の4倍も多い

を起こすこともある。

うつ病（Depression）

　カタトニアの基盤にある状態で2番目に多いのは，うつ病であり，特にメランコリアである。うつ病患者のカタトニアは，主に重症の精神運動抑制と関連し，時に昏迷へと進行する。患者は無言でカタレプシーを示す（多くはありふれた姿位をとる）。話す時に，ロボット様で，過度に型にはまった声を出す（例："I can't " より "I can not" と話す）。声のトーンは変化する。命令

自動を示し，多くはないが，蝋屈症や反響現象も示す。躁病患者によくある被影響性の亢進よりむしろ，周囲の状況を気にしないようにみえる。それでいて，回復後にエピソード中の出来事を明確に述べることができる。

　うつ病でカタトニアの患者は，食べたり飲んだりをやめ，体重が減少し，脱水になったり失禁をしたりする。妄想を示し抗精神病薬が投与されると，MC/NMS に至る危険性がある。患者はまどろんではいるが，ステージ3またはステージ4の深い睡眠を，適切に示すことはまれである。若い患者は統合失調症とよく誤診され，高齢者は痴呆に見間違われる。カタトニアを示す若い患者で，うつ病を見分けるガイドラインを表4.4に示した。初回エピソードのうつ病は現在ではより若い年齢で起こっているので，早期のうつ病様精神病は，統計的には統合失調症の発症より気分障害の発症である可能性が高い。

　高齢者のカタトニア患者で，うつ病を見分けるガイドラインを表4.5に示した。これらの患者は通常，認知障害があり，痴呆にみえるかもしれない。仮性痴呆（pseudodementia）は，うつ病による認知障害が，高齢者でよくみられる認知の衰えを強調することから生じる，痴呆様状態である。45歳を超えた年齢のうつ病患者は，18歳から45歳のうつ病患者よりも，治療によく反応する（90% versus 70%）[24]。

　うつ病が存在するとカタトニア症状がでやすいが，まれにアルツハイマー病患者でカタトニア症状が報告されている。アルツハイマー型痴呆以外に，神経または代謝障害も，考慮されねばならない。

　うつ病性昏迷の患者と，カタトニアを伴ううつ病患者の症状は，重複する。うつ病性昏迷は，精神と運動の強い制止が優勢である。うつ病性昏迷と，カタトニアを伴ううつ病とでは，明らかな病態生理学的な区別はできない。症例4.4での，自分は死んでいるという虚無妄想は，コタール症候群（Cotard's syndrome）と診断される。この症候群は，非優位半球の頭頂葉に関連し，精神病性うつ病の患者でもみられる[25]。15歳の女性に起こったこの症候群は，ECT が奏功した悪性カタトニアの症例として，記載されている[26]。

　症例4.4は，器質性の痴呆と誤診を受けていたが，仮性痴呆であった。患者は入院し，ECT に反応し，継続 ECT を受けながら何年間も地域で寛解を維持している。患者の行動がカタトニアと診断された時に，lorazepam が投

与され，同様に効果的であった[27]。

症例 4.4

　58歳の女性が行動変化の評価と，9年前に下されたアルツハイマー病の診断を確認するために紹介された。目的なく目を凝らし，腕で自分を包む姿勢を取り，右の手足をリズミカルに動かし，マスターベーションに夢中になって，部屋の中にいる他の者に気づかなかった。困惑し，不安げで，壁の絵に触れ，雑誌を拾って一目みると捨てた。話は緩慢でたどたどしかった。現在は何年かと聞くと，1976年と答えたが，これは彼女が発症した年だった（実際は1985年だった）。シリアルセブン（100から7を順に引いていく）を完了できず，93，86で止まった。w-o-r-l-d と前向きに綴ることができたが，逆さに綴るように指示すると d-o-g になった。

　16年前の42歳時，引きこもって誰とも話さなり，体重が減少し，自身や家族の世話をしなくなった。抗精神病薬（詳細不明）で治療された後に，ECTを施行され，症状は消退した。47歳時に再発した。引きこもって無言になり，ECTが再び施行されて，回復した。49歳時，抑うつ的になり，食欲不振，不眠，引きこもりが再発した。amitriptyline の治療に急速に反応したが，すぐに再発し，錯乱し，無目的に徘徊し，無言で，家族とも会いたがらなかった。頭部CTでは皮質の萎縮がみられ，アルツハイマー病の診断が神経内科医による下された。これ以上の検査や治療は意味がないことを家族はアドバイスされた。9年間，家で夫と5人の娘たちが面倒をみた。やせ衰えて，体重は34kgしかなかった。尿便失禁し，窓からじろじろと覗きながら家の周りを徘徊し，よくしかめ顔をして，長時間同じ姿勢を取っていた。

　入院時，nortriptyline の投与を開始し，適切な血清濃度が保たれた。患者は改善し，睡眠，食事もよくなり，短い会話もできるようになった。haloperidolが加えられ，3週間併用された。自制心があり，よく話すようになったが，すぐに再発した。ECTが勧められ，夫は同意した。5回目の両側性ECT後に，活き活きと愛想よく，話しをするようになった。現在1985年であり，5人の娘は成長したことを知ると，驚き戸惑い，今は1976年であり，訪ねてくる女性たちは娘ではなく，娘はもっと若いはずだと言い張った。13回目のECT後に，親しげに話すことができ，見当識も良好であり（MMSE　30/30），身の回りのこ

とも自分でできた。nortriptyline が維持治療として投与された。

4日後に，再び引きこもり，最小限しか話さなくなり，外来 ECT を受けに来た。1985年の残りの日々に，さらに13回の ECT を，平均6日に1回の頻度で受けた。身の回りのことや食事や掃除ができ，子供たちや孫たちと楽しく暮らせた。

lithium が加えられたが，寛解を維持するために ECT が必要であった。通常の ECT コース後に症状が再び出現し，手はレイノー現象の症状で発赤した。気後れし決断できなくなり，次第に家事ができなくなった。一点凝視して数分間立ちつくし，質問には遅れて「私は知らない」と答えた。自分で服を着ることもできなくなり，困惑し，同じ姿勢をとり続け，MMSE のスコアも低下した。そういう場合には ECT が再開され，通常2から3回の一連の治療で，すぐに回復した。9年間このパターンが続き，年に9から19回の治療が施行された。

1994年，この症候群はカタトニアの1つであると診断され，薬物は1日3-8mg の lorazepam に変更された。その後の6年間，もはや ECT は必要なく，再発もなく，lorazepam と様々な抗うつ薬で寛解を維持した。

コメント：この患者は，うつ病性昏迷状態であった。はじめに下されたアルツハイマー病の診断は早計だった。アルツハイマー病は，典型的には，70歳代半ばで発症する[28]。70歳以下の患者では，うつ病はアルツハイマー病より何倍も多い障害である。早期発症のアルツハイマー病の典型例では，アルツハイマー病の強い家族歴があり，しばしば筋強剛や感覚性失語を示す。そういった症例では，側頭葉と頭頂葉の機能である新しい学習，顔の認識，運動と知覚の協同作用が障害される。患者らは，記憶障害を訴え，自動車事故を起こし，旅行先で迷い，簡単に混乱してしまうが，メランコリアの自律神経症状は呈さない。

メランコリア患者は，高コルチゾール血症により，CT で大脳皮質の萎縮を示すこともあり，CT は，アルツハイマー病をうつ病の仮性痴呆から鑑別するのに，役立たないこともある。代謝を画像にする方法（SPECT, PET, 機能的 MRI）では，アルツハイマー病の初期段階でみられる側頭−頭頂葉の異常より，うつ病の前頭葉機能の低下をみることができるために，うつ病とアルツハイマー病の鑑別にはより有効な手段になる可能性がある。さらに，

アルツハイマー病は内嗅皮質（enterorhinal cortex）に早期から侵すので，患者は臭気が分からなくなる。

　アルツハイマー病をうつ病の仮性痴呆と鑑別するのは難しいので，アルツハイマー病の患者には，うつ病を想定した詳細な検査をしておいた方がよい。控えめに主張している気分障害のエビデンスでさえ，治療の有効性を楽観視し，一度うつ病の治療をすることを勧めている。ハミルトンうつ病評価尺度の使用は，臨床上の印象を数値化し，治療効果を観察するために有効である。抗コリン作用をもつ抗うつ薬は，アルツハイマー病の認知障害の悪化と関連するので，通常避けられる。うつ病／痴呆に精神病性の症状が合併した時は，ECTは最も安全な治療選択であり，うつ病にも精神病症状にも効果がある。

非感情性精神病（Non-affective psychosis）

　カタトニアを呈する患者の10％が，統合失調症の厳格に定義されたクライテリアに合致する[29]。厳格に定義されたとは，躁病の既往と現症がなく，統合失調感情障害の診断の可能性が低いことを含む。カタレプシー，衒奇症，姿勢常同，無言症は，伝統的に統合失調症と関連して考えられている。加えて，統合失調症の患者は，精神病症状の悪化中や悪化後に，慢性の意欲の低下や感情表現の乏しさを示す。統合失調症の患者の予後は，通常不良であり，その診断が下されると，神経中毒作用のある抗精神病薬を大量に使用されることが多いので，患者がカタトニアを呈した時には，良好な予後をもつ診断を考慮した方が，臨床的には良いと思われる。我々は，統合失調症の診断を，幻聴，妄想，無為，感情鈍麻という症状を持ち，発症以前の小児から始まる神経，感情，認知，社会生活上の問題があり，長期間持続する非感情性精神病に限定して使用すべきである。

　カタトニアは治療によく反応するが，基底にある統合失調症は完全には寛解しない。抗精神病薬の長期間の使用は，遅発性ジスキネジアの危険を増加させる。遅発性ジスキネジアは患者を弱らせる（壁に寄り掛からないとまっすぐ立てない患者もいる）。咽頭食道筋への作用により，嚥下を障害し，誤嚥性肺炎を起こし，死に至る。他の基底核障害と同様に，遅発性ジスキネジアは前頭葉機能の障害に関連していて，患者の長期的な機能をさらに低下させる[30]。

症例 4.5

　　21歳の女性が，6カ月以上の引きこもりを示した。部屋に閉じこもり，風呂に入るのも，部屋を整理することも，拒否した。話はまとまりがなくなり，発語も少なくなっていった。家族が連絡しても，家には戻らなかった。他者や自分の周囲で起こることへの感情や興味はなかった。ブツブツと独り言を言って，宙をぼんやりと見つめ，動くことなく長時間座っていたり立っていたりしていた。両手は手前で奇妙にねじれて，つながれていた。診察時，体を診察されることに消極的に抵抗した。

　　カタトニア症状は，両側性 ECT で消退したが，情意鈍麻は残遺し，会話の内容には情感や詳細さが欠けていた。幻覚や妄想を思わせる所見はなく，これらの病的体験を患者は否定した。単純労働には復帰できなかった。

　緊張型統合失調症の患者の経験からは，精神病を治療し，カタトニアの症状を管理することは難しいことが分かる[31]。

症例 4.6

　　13年以上の間に22回も，幻覚妄想，興奮，身の回りのことが不能で，入院歴がある31歳の男性。初発は，大学2年の時で，抗精神病薬，抗うつ薬，抗けいれん薬，鎮静剤を含む治療で，部分的に軽快した。20歳での3回目の入院中，1コースの ECT を受けて，1学期の間，大学へ復帰した。再発時，主治医は ECT が失敗だったと決めつけ，再び施行しようとは考えなかった。何年間も，両親は多くの精神科医からアドバイスを求めた。そのうち1人が ECT をもう一度施行してみようと提案した。

　　入院時，彼は背が高く，あごひげを蓄え，ボサボサした髪で，ブツブツと独り言を言い，はりつけの姿勢のままでいた。話し方は無言からゆっくりとの間を変化し，ためらいがちに質問に答えた。自分はイエスキリストであるといい，神がよく自分に話しかけ，そのメッセージを世界に伝えていると言った。入浴と髭剃り以外には，協力的であった。心理テストでは知能指数が高いことが示され，脳波や血液検査は正常であった。ECT が勧められた。ECT のリスクとメリットが，本人と両親に説明されて，両者から同意が得られた。

　　薬物は中止され，両側性 ECT が開始された。3回目の治療後，両親を認識し，

妹の安否を尋ねた。無言症と姿勢常同は和らいだ。18回のECTにも関わらず，患者の精神病症状は持続した。23回目のECTの翌日に，自分でシャワーを浴び，髭をそり，床屋へ行きたいと言った。彼は意識清明で，見当識もよく，妄想もなかった。イエスや神に関する自分の発言を聞くと，神への考えを思い出すことはなかったが，驚いていた。両親が見舞った後に，患者はその歳月に戸惑っていた。妹が大学を卒業し，結婚し，2人の子をもうけたという年月を失っていた。

　ECTは週毎に継続され，fluphenazineも維持治療として投与された。地域へ帰る準備が始まるにつれて，社会生活や仕事のスキルがないことに直面した。ほとんど読書ができなかったので，大学に復帰することは困難であった。技能訓練を受けるという提案には応じずに，何年間も州立の施設に住み続けた。グループ活動に参加し，身の回りの世話はできた。

　2週毎の継続ECTにより，妄想と無言症の再発は抑えられていた。意欲はなく，幸福な生活には関心がなかったが，指示には従った。周期的に，無言症，姿勢常同，一点凝視が再発した。高用量のlorazepamは，カタトニアの症状を消退させることはできなかった。非定型抗精神病薬はほとんど効果がなかった。16年間以上，ECTを10日から14日の間隔でlorazepam 3-4mg/日と伴に施行され続けた。

　コメント：患者には気分障害の既往歴や現症はなく，特定のカタトニアの原因が同定できなかった。患者は，統合失調症に罹患していると診断された。この症例が示すのは，カタトニアは，関連する精神病理に関わらず，lorazepamやECTに反応することである。しかし，カタトニア患者の長期予後は，基盤にある障害の原因に拠り，カタトニアの存在には拠らない。

一般の身体状態（Genaral medical conditions）

　カタトニアは，せん妄と同じく，多くの一般身体状態の症状として出現する。代謝性，自己免疫性，内分泌性障害，感染，火傷，神経学的症候群に罹患する患者に，カタトニアはよくみられる。火傷病棟でのカタトニアの発生率は，一般病棟での3倍以上と見積もられている[32]。SLEの患者はカタトニアを呈しやすい[33]。SIADH（抗利尿ホルモン不適合分泌症候群）に合併した

カタトニアが ECT により改善された（Anfinson and Cruse, 1996）。

　身体疾患や精神疾患の救急室における急性疾患の患者は，しばしばカタトニアの運動症状を伴う興奮や昏迷を呈する。腸チフスの流行中に，12名の患者がカタトニアを呈したという興味深い報告がある[34]。発熱や他の感染の徴候が消退した後でも，カタトニアは持続した。この症候群は，腸チフスせん妄とは違うし，気分障害や統合失調症の症状もなかった。この症例シリーズの患者を記載した。

症例 4.7

　23歳の男性が，高熱，不眠，1週間の引きこもりを呈した。髪はボサボサで，姿勢常同，蝋屈症，拒絶症を示し，何度も尋ねられた時にだけ答えた。見当識は良く，記憶も正常で，うつ病や精神病の症状もなかった。身体検査所見は腸チフスと矛盾しなかった。

　chloramphenicol と betamethasone で治療された。精神症状は10日間持続し，2週間で6回の両側性 ECT が施行された。入院から4週後，精神症状は消失し，話せるようになった。6カ月後も寛解を維持している。

　ciprofloxacin で治療された腸チフスの患者が，カタトニアの症状を示した。ciprofloxacin は中止され，chloramphenicol で治療されると，感染症とカタトニアは軽快した。著者らは，カタトニアは，ciprofloxacin より誘発されたと推測したが，おそらく腸チフスにより発生したのだろう[35]。

　カタトニア昏迷のもう一例は，嗜眠性脳炎（encephalitis lethargica）によると想定されていた[36]。著者らは，感染症の証拠をみつけてはいないが，統合失調症の既往がなく，うつ病とカタトニアが突然発症していることと，Von Economo により記載された症候群や嗜眠性脳炎の散発例をまとめた報告との類似性により，嗜眠性脳炎によるカタトニアと診断できるとした。

症例 4.8

　17歳の男性が，3週間前より，腸チフスに罹患し家族に移してしまったという身体妄想を伴う急性うつ病を呈した。抗ヒスタミン薬を大量服薬し，入院した。3日後，無言，無動，拒絶症，蝋屈症を呈した。動くことを促されると，

硬直した。尿失禁，微熱，脱水，低血圧を示した。EEG は，びまん性の非同期性デルタ波とシータ波を示し，脳症と一致した所見であった。

輸液を施行し，12 回の両側性 ECT が施行された。カタトニアの症状は消失し，患者は改善した。退院時，病的体験については健忘を残した。EEG は正常であった。2 年間の追跡で，意欲の低下と貧困な表現以外の精神症状は示さなかった。

コメント：このエピソードは，抗ヒスタミン薬が引き起こした可能性がある。これは，状況証拠のみから著者らが考えた脳炎の推定診断より，よい説明である。ヒスタミンは実験的なカタトニアの誘発に関連し，抗ヒスタミン薬はその効果を軽減する[37]。抗ヒスタミン薬の突然の中止は，カタトニアを誘発する[38]。抗ヒスタミン薬はジスキネジアを治療するために使われ，ヒスタミン／抗ヒスタミンの相互作用は悪性カタトニアの発生と改善に関連している[39]。症例 4.8 での抗ヒスタミン薬の大量服薬と突然の中止により MC/NMS の急性発症を説明できるもしれない。ECT は脳のヒスタミン増加を引き起こし，この症候群を治療したという説明が考えられる[40]。

薬物−誘発性中毒状態（Drug-induced toxic states）

抗精神病薬がカタトニアを誘発し，しばしば悪性カタトニアを起こす。高力価やデポ剤の抗精神病薬の投与は，カタトニアをもっとも誘発しやすく，MC/NMS の発生率は 2% にも昇る[41]。MC/NMS は，急性発症で症状が重症である。多くの著者らが，そのような症例でのリスクを強調し，ECT の迅速な施行を奨励している[42]。抗精神病薬は広く使用されるので，NMS が発生するのは，抗精神病薬の使用のみが原因であると思われやすい。しかし，他の状況でも，MC/NMS を誘発する可能性を増やす（表 4.6 参照）。精神疾患の患者でも，他の身体疾患に罹ることがあるので，急性の行動上の変化を，精神疾患の悪化や治療による変化と盲目的に考えるべきではない。

急激にベンゾジアゼピンが中止された場合，カタトニアを誘発する可能性がある[43]。欠神発作や非けいれんてんかん重積で見られるエピソードと同様に，原因は不完全な発作である。そのような患者は，せん妄状態で，カタトニア症状を動揺性に示す。発語の保続，衒奇症，常同症，思考・談話促迫，

表 4.6 MC/NMS の抗精神病薬以外の原因 [a]

低 Ca 血症を生じた副甲状腺低下症
感染（ウィルス，HIV，腸チフス）
腫瘍（前頭側頭病変）
卒中（前部脳病変）
外傷性脳損傷（硬膜下前頭頭頂血腫）
てんかん（発作後無動と非けいれん性てんかん重積）
自己免疫疾患（SLE）
内分泌疾患（甲状腺中毒症，褐色細胞腫）
毒素（ストリキニーネ，破傷風菌，ブドウ球菌，フッ化物）
中毒（サリチル酸，吸入麻酔薬）

a Levinson and Simpson, 1986; Taylor, 1990; Carroll et al., 1994.

強迫行為が起こる。通常，不安は強い。この形式のカタトニアは，視空間の見当識障害，歩行障害，書字障害を示すかもしれない[44]。

ドパミン作動性薬物の中止もカタトニアを促進する。l-dopa/carbidopa やamantazine の急激な中止により，筋強剛，振戦，蝋屈症，MC/NMS の症状を伴うカタレプシー状態を誘発する可能性がある[45]。これらの薬物を投与中の患者は，重症の基底核障害に罹患しており，カタトニアを起こす危険が特に高い。

gabapentin の中止は，双極性障害の患者におけるカタトニアの発生と関連する。カタトニアには lorazepam の投与が奏功した[46]。

opiates と opioids の大量服薬では，筋強剛と姿勢常同を伴う無動性の症候群を起こす。体温の制御機構が障害される。アヘンがカタレプシーを誘発する際に，推定されるメカニズムは，ドパミン系のエンドルフィンの相互作用である[47]。通常は，アヘン中毒のほかの症状（ピンポイント瞳孔，冷たい皮膚，腸音の減弱）がみられる。

違法薬物[48]。慢性的に覚醒剤を使用すると常同行為が誘発される。cocaine, mescaline, LSD の中毒は，致死性カタトニアの危険因子である[49]。phencyclidine（PCP）は，暴力を伴う躁病性興奮状態を誘発する。これらの

患者は，表面上は薬物が関係しない躁病患者に見える。しかし，PCP 中毒では眼振や失調が合併している[50]。患者は，カタレプシーの姿勢を取ったり戻ったりし，全身性の無痛症がみられる。暴力的になり，身体外傷を負っても，気づかないようにみえるかもしれない。慢性の PCP 使用者は，興奮で何度も入院する。観念奔逸と反復性の発話を示すが，典型的な躁病患者とは違い，錯語し，自分しかわからない言葉を使用し，滅裂な(jargon)話し方で，たわ言(driveling)を語る。思考形式の障害（統合失調症でみられる話し方と言語の問題）と観念奔逸の合併は，興奮が典型的な症状である薬物誘発性精神病状態と関連している。観念奔逸の患者は，話題から話題へ跳び，注意散漫で，著しい多弁である。Bleuler（1950）は連合弛緩を記述し，観念奔逸と考えられる症例を提示している。錯語は，使おうとしている単語に近い語で，"椅子"の代わりに"あなたが座っているもの"と言う。自分しかわからない言葉の使用も錯語的であるが，"椅子"の代わりに"沈滞の機構"という言葉を用いるように，理解可能である構成概念からかなりかけ離れていている場合もある[51]。滅裂(jargon)は神経学，たわ言(driveling)は精神医学で使われる用語だが，意味がないようにみえる一続きの句を言うという同じ現象に使われる。感情表出は乏しいが，通常は薬物探索行動以外無為である。

　disulfiram はカタトニアに関連する[52]。mescaline と psilocybin は，カタトニア症状を伴う多幸的及び不機嫌性の中毒状態を起こす。患者は空想にふけり，夢幻様状態にみえる。常同症，保続，姿勢常同，語唱がよくみられる。psilocybin 誘発性カタトニアの一例を記載する。

症例 4.9

　マッシュルーム抽出液の何度かの使用経験のある 19 歳の男性。精神病的で躁的になり，入院になった。マッシュルーム液使用後に，恐怖し，消沈し，興奮し，自分は悪魔であり死ななければならないと言い出した。拘束が必要で，lorazepam により鎮静され，入院した。翌朝，もはや興奮はなかったが，夢幻様状態であった。生活や考えについて詳しくは語らずに，ありきたりのことのみを話し，質問への返答は不十分であった。拘束から開放されても，連続的なあいさつをしたり，祈っているように両膝をついたり，目を開き床にうつぶせになったり，天井をみつめていることを何時間も続けていた。lorazepam は

症状を改善せず，両側性 ECT が施行された。1 コースの ECT 後に，まだ思考はあいまいであったが，帰宅することができた。

てんかん（Epilepsy）

全般性発作後と複雑部分発作後のもうろう状態や複雑部分発作では，四肢の常同的な動き，顔面の姿勢常同，カタレプシー，無言症を伴う。発作焦点に片側性に，同側の運動自動症と対側のジストニー位が起こる。前頭前野と補足運動野，基底核，前部側頭葉での発作焦点は，カタトニア症状と関連している。てんかん患者の 70％で発作の器質性所見がみつからず，20％は詳細な脳波検査においても正常所見であるので，鑑別診断は難しい。29 人のカタトニア患者の報告では，4 人（13.8％）がてんかん，15 人が気分障害，8 人が統合失調症と診断された[54]。一人の統合失調症とされた患者は，ジストニー発作もあると診断され，別の統合失調症とされた患者は，小児の強迫性障害もあると診断された。発作性障害の患者群では，複雑部分発作，欠神発作重積，ジストニー発作（皮質下脳幹に焦点を伴う）がみられていた。

気分障害や精神病性障害に起こるカタトニアと比較すると，発作性障害のカタトニアは期間がより短く（1 時間以内），より頻回に繰り返す傾向がある。原因不明の温覚，酔っ払った時のようなはっきりしない頭痛，頭が詰まり膨れたような感覚（前頭葉の焦点で起こる）が報告されている。既視感，未視感，変形巨視，変形視，幻臭や幻視，短時間の強烈な感情失禁などの精神感覚症状が，しばしば出現する。変形巨視や変形視は知覚変容であり，前者は対象の大きさが変わり，後者は形が変わる。患者の報告は，「世界が突然，望遠鏡を逆さまにみたように，小さくみえる」「壁紙の模様が大きくなり，それから小さくなる」「すべてが，コップの水を通してみているようにみえる」「ビックリハウスの鏡に映されている」である。

その期間中のことをよく思い出せない突発性"発作"の既往，てんかんや偏頭痛の家族歴，偏頭痛の既往でも，発作性障害を考慮する。表 4.7 にカタトニアの患者を診察する際に考慮すべきてんかんの症状を示した。これらの症状が増え，エピソードが多く，精神症状が非定型であればある程，患者はてんかんである可能性が高い。

重症で慢性のてんかんをもつ患者の約 40％に，"粘着性"と表現される人格

表 4.7　てんかんの特徴 [a]

前駆症
　不快，怒りっぽさ，思考や行動でのまとまりのなさが数時間または数日続く

発作中
　病変を反映する数秒の前兆でしばしば始まる。側頭葉；不安，幻臭，強烈な記憶体験（既視感，未視感，視覚のひずみ），前頭葉；ぬくもり，頭部感覚異常，思考変化，頭頂葉；体性感覚の体験
　発作は突発性で（急速に最大の症状が出現），短期間（通常 60 秒以内），意識変容を伴い（複雑部分発作），エピソード中の出来事の一部は忘れている

発作後
　行動変化は，倦怠感や怒りっぽさから憤怒，遁走，精神病まで様々である

---

　a　Taylor, 1999, chapter10; 298-324.

変化が起こる可能性がある[55]。会話では 1 つの話題にこだわってしまい，融通がきかない。きわめて詳細に自分のことを繰り返し語る。話し方は迂遠で，ありふれたことを際限なく，詳細に話す。大量の日記を続けているものもいる。神学は表面的にしか理解していないのにも関わらず，過度に宗教的になり，生活を宗教活動に費やし，それ以外の生活はなおざりにする。性生活には関心がない。

　欠神発作（petit mal status）は，カタトニア症状を伴う精神病にも関連している。患者は，無言症と無動を伴う夢幻様状態や幻覚妄想状態にみえる。言葉での指示にはあまり反応しないが，光での刺激には反応する。しかめ顔をし，取らされた姿勢を，たとえそれが奇妙な姿勢であっても，取り続ける。うつ病の症状と精神運動制止は，てんかんであることを隠す。通常，EEG では，両側対称性の徐波化と同期性の 2-3Hz の棘徐波という異常所見がみられる。

　非けいれん性てんかん重積の患者は，完全な運動発作がないカタトニア症状を示す可能性がある。常同症，同じ話の繰り返し，反響現象を伴う，遷延性の錯乱とせん妄を呈する。幻覚妄想状態を呈する場合もある。EEG では，

明確な発作パターンではなく，鋭波を伴うびまん性の高振幅徐波がみられる。軽度傾眠から昏睡まで意識レベルは様々である。患者は無言になるか，まとまりなく絶え間なく話し続けるかもしれない。話は，調子とリズムが変わったり，語唱や単語，語句，文の病的な繰り返しを伴ったりする。反復性の常同的な語句の繰り返しは，会話中に起こり，「私は医師を後にすべきだと思う。後にすべき，後に，後にすべきだ」のように，しばしば文末に起こりやすい。

症例 4.10

46歳の男性が，高速道路を徘徊しているところ発見された。ほとんど発語がなく，話し方ももごもごしており，「私は知らない」と言う以外は理解することができなかった。質問すると，「エッ?」とよく答えて，ぼんやりしていた。精神科病棟では，両手で頭や顔をゆっくりと擦り，通路の中ほどで長時間立ち尽くしていた。顔を擦ることをスタッフが止めさせようとすると，同じ力で抵抗したが，何も話さず逃げようともしなかった。EEGは棘徐波複合を認めた。抗けいれん薬で異常脳波と行動異常は軽快した。

複雑部分発作や欠神発作重積の患者は，カタトニア症状を表す。質問への患者の反応が変わる。覚醒度が変わりやすく，触られたり（硬くなる），話しかけたり（開いていた目を強く閉じる），食べるように促される（歯を食いしばる）と拒絶するので，ヒステリーや詐病と誤診される可能性がある。カタトニア患者の意識変容を評価する方法として，発作が関連する行動の診察やEEG検査がある[56]。

発作様エピソードが観察された時，15-25分後の血清プロラクチン値は，発作が起こった証拠になる可能性がある[57]。血清プロラクチン濃度の急激な上昇は，強直間代発作を考慮する所見となる[58]。血清プロラクチン濃度は，側頭葉てんかんの患者の60%で，前頭葉てんかんの患者の40%で，発作により上昇する。側頭葉てんかんの患者では，発作の焦点側において，MRIで側頭葉の容積が減少し，SPECTで代謝の低下がみられる[59]。

意識が変容しているカタトニア患者では，EEGにより非けいれん性てんかん重積や欠神発作が，除外されなければならない。ベンゾジアゼピンによ

りカタトニアが一過性に軽快するので，EEG はベンゾジアゼピンが投与される前に測定する．非けいれん性の欠神発作重積または複雑部分発作重積がみつかったら，患者には適切な抗てんかん薬で治療がなされる．発作性障害の所見がなかったら，患者にはカタトニアへの治療がなされる．以下に記載する患者は複雑部分発作重積状態であった．

症例 4.11

40 歳の女性が路上で，困惑状態で彷徨っている所を発見され，入院になった．ゆっくり動き，まるでボールを受け取るかのように前に両手をだして通路を歩いた．手を顔にもっていくこともあれば，姿勢を変えずに何分も立ち尽くすこともあった．頻回のまばたき以外に表情は乏しかった．ほとんど無言で，ときどきブツブツとささやいた．体を動かされると消極的抵抗を示した．食物と飲み物を拒絶した．amobarbital の注射は効果がなかった．EEG 検査は非協力的で施行できなかった．原因不明のカタトニアと診断され，ECT で治療された．2 回目の ECT で完全に回復し，自分はてんかんの既往があり，将来に絶望して急に薬をやめたことを話した．さらに 4 回の ECT でうつ病も軽快した．phenytoin が再開された．以前のカルテで右側前頭葉てんかんが確認された．

てんかんはよくみられる疾患である．アメリカでの点有病率では約 200 人に 1 人である．生涯リスクはより高く，精神科病棟にてんかん患者は繰り返し入院する．多くはてんかんと診断されずに，抗精神病薬で治療されるか，抑うつ的であれば抗うつ薬で治療される．カタトニアの症状があったおかげで症例 4.11 はそのような治療を受けないで済んだ．約 40% のてんかん患者が重症のうつ状態になる．ECTで治療された患者の約半分で，発作閾値は上昇する．てんかん患者で適切な治療効果を出すために，発作を誘発する電気量を増やすことはしばしば必要とされる[60]．

ガンザー症候群（Ganser syndrome），空想虚言（Pseudologica fantastica）

空想虚言症候群（ガンザー症候群）は，質問に対して的外れ応答するヒス

テリー性もうろう状態である[61]。その答えは，間違っているが，質問の意味と関係し，質問に関した適切な概念を示す。例えば，「3本足の椅子では足は何本？」という質問では，患者は「4」と答える。

　Ganserは3人の未決囚で，的外れ応答，健忘，錯乱，幻覚が現れたことを記載している[62]。疾患は急速に軽快し，患者はその症状について健忘を残す。1人目の患者はカタレプシーを示し，無動で臥床し，天井を一点凝視し，姿勢常同と蝋屈症を示していた。2人目は，広範囲の無痛症，筋強剛，一点凝視を示した。Ganserは後に，精神病や中枢神経疾患と関連しているこの症候群について記述している[63]。

　多くの著者が，この症候群は囚人でおこるヒステリー性の偽性の痴呆（pseudo-stupidity）であると考えているが[64]，非けいれん性てんかん重積を含む神経障害でもこの症状がみられたとする著者もいる[65]。この症候群を呈した5名の患者を記載した報告では，1人が，精神病，弛緩性麻痺，深部感覚消失を伴う短期間のガンザー症候群を呈した[66]。ガンザー症候群はamobarbitalで軽快した。面接から3日後，長い入院が必要である興奮性カタトニア性疾患を呈し，それはECTにより軽快した。

　これらの記載から，的外れ応答の症候群はカタトニアの症状で，拒絶症と一致していたと考えられる。ガンザー症候群の患者はヒステリーや仮病と呼ぶ前に十分な診察をすべきである。

他の神経障害（Other neurologic diseases）[67]

　カタトニアは，運動系に影響を与える多くの脳疾患に関連している。前頭葉，基底核，小脳－橋，頭頂葉の損傷や局所性の代謝障害は，カタトニアを引き起こす。カタトニアと関連する神経障害を表4.8に挙げた。高齢者が気分障害の既往歴がなく，カタトニアの徴候を示したら，これらの神経障害を考慮すべきである。運動症状が片側性だったり，局所神経学的所見や頭頂葉機能障害を示唆する認知障害が孤立して（例：失認，失行，書字障害）みられたりする場合にも，神経障害を考慮すべきである。腫瘍，動脈瘤，外傷からの脳幹障害のような昏迷を引き起こす神経障害は，特に大うつ病性障害による昏迷と区別がつきづらい。カタトニア性の昏迷を呈して，lorazepam静注に急速に反応せず，局所性か半側性の神経所見や脳圧亢進症状がある患者

表 4.8　カタトニアと関連する神経障害 [a]

脳炎（ヘルペス脳炎や嗜眠性脳炎のように，辺縁系と側頭葉が巻き込まれている時は特に）
脳炎後状態（パーキンソン症候群がある時には特に）
パーキンソン症候群
亜急性硬化性汎脳炎
両側性の尾状核病変
両側性の頭頂葉病変
側頭葉の梗塞
視床病変
脳室周囲びまん性松果体腫
前大脳動脈と前交通動脈での動脈瘤や出血性梗塞
前頭葉の外傷性脳挫傷，動静脈奇形，新生物
原発性前頭葉変性症
硬膜下血腫
進行麻痺
結節性硬化症
腫瘍随伴性脳症
多発性硬化症（特に小脳に影響を与える中年以降発症型）
家族性小脳橋萎縮
てんかん（特に精神感覚発作）
クロイツフェルト・ヤコブ病
アルコール変性症とウェルニッケ脳症
AIDS 関連痴呆と他の白質性痴呆
ナルコレプシー

a　Pauleikhoff (1969); Gelenberg (1976); Johnson (1984); Hippius et al. (1987); Rogers (1992); Taylor (1993, 1999); Fricchione et al. (1997); Joseph (1999); Ahuja (2000a).

では，詳細な神経学的評価が必要である。lorazepam に反応し，昏迷が軽快する場合には，精神障害のさらなる診察が必要になる。

代謝障害（Metabolic disorders）
様々な代謝障害の患者でも，カタトニアを呈する（表 4.9）。代謝障害の患

表 4.9　カタトニアと関連する代謝性障害[a]

糖尿病性ケトアシドーシス
甲状腺機能亢進症
副甲状腺腫からの高 Ca 血症
ペラグラ，ビタミン B12 欠乏症
急性間欠性ポルフィリア
アジソン病
クッシング病
SIADH
遺伝性コプロフィリア，ポルフィリア
ホモシスチン尿，尿毒症，糸球体腎炎
肝障害または肝性脳症
血小板減少性紫斑病
ループスエリテマトーデスと他の原因の関節炎
伝染性単核症
ランゲルハンス癌
結核
腸チフス
マラリア
mescalin, amphetamine, phencyclinide, cortisone, disulfiram, aspirin, 抗精神病薬，灯用ガス，有機フッ素剤からの二次的中毒状態

  a Gjessing (1976); Fricchione (1985); Fricchione et al. (1990, 1997) ; Rogers (1992); Taylor (1993); Carroll et al.(1994); Ahuja(2000a).

者の多くはカタトニアを示さないので，代謝障害自体がカタトニアの病態生理的基盤である可能性は低い。重症の電解質不均衡や脱水は，カタトニア発生の一要因になるかもしれない。しかし，カタトニアと診断されると，身体検索により病因がすぐに明らかにされ，適切な身体治療が施されると通常カタトニアも軽快する。

児童思春期患者でのカタトニア

　精神障害や発達障害の若年者で，カタトニアはしばしば起こる[68]。カタトニアの基盤になる疾患の診断は，成人で記述したのと同じであるが，付け加

えると，自閉症，プラダー・ウィリー症候群，精神遅滞という明白な小児の障害でも，カタトニアは報告されている。NMS の若年患者は，成人と同様にカタトニアの症状を示す[69]。しかし思春期のカタトニアは診断が難しく，適切な診断が下され，効果的な治療がなされるまで時間がかかる[70]。

症例 4.12

17 歳の女性。3 週間の錯乱発作，同じ質問を繰り返す。姿勢を変えず，涙ぐんで，目的なく歩き回り，神の命令で，父に害が及ぶのを防げと言われたと両親に話し，父が家からでるのに反対した。小児科医が sertraline を処方したところ症状は悪化した。精神科救急室で，興奮し，haloperidol, olanzapine, lorazepam が投与された。24 時間以内に，無言で反応に応答しなくなり，飲食をしなくなった。体温，脈拍，血圧は上昇し，5 日間詳細な神経学的，身体的検索が行われた。刺激からの逃避行動はあり，受動的な動きには抵抗し，下肢の緊張が低下していた。EEG では，薬物または代謝性脳症によるびまん性徐波化がみられた。SPECT では，右側基底核，左側側頭葉，両側頭頂葉の活動性が低下していた。

12 日後，大学病院へ転科した。そこでは，無言，無動，硬直した姿勢，筋緊張の増加，歯車様筋強剛，蝋屈症を認めた。ときどき震え，常同的な寝返り，下肢の自転車こぎ，咀嚼運動，シーツをいじり，独語を囁いた。

神経遮断薬性悪性症候群の診断が下され，boromocriptine と lorazepam が処方された[71]。発熱，頻拍，高血圧が改善したが，無言症，困惑，錯乱，一点凝視，反響言語，反響行為は持続した。歩き方はロボット様であり，診察では蝋屈症を伴う筋強剛が下肢にみられた。尿失禁があり日常生活活動で援助が必要であった。その他身体診察は正常であった。

コンサルテーションの一週後に，ECT が施行された。3 回目の ECT 後に，患者は著しい改善を示した。見当識はあり，明るくなり，質問にも答えた。歯車様筋強剛は認められず，動きはスムーズでぎこちなさはなかった。7 回目の ECT 後に，劇的に改善した。カタトニアと気分障害と精神病の症状は軽快した。

思春期のカタトニアの報告は多い。Dhossche と Bouman（1997a, b）は，

1966年から1996年までの30人の児童思春期カタトニアの診断をまとめている。11人の患者は非定型または短期精神病性障害，10人が神経障害または一般身体状態（てんかん，薬物中毒，ウィルス感染症），6人が気分障害，3人が統合失調症の診断を受けていた。非定型精神病の患者のうち3人は，発達障害（2人は小児自閉症，1人は精神遅滞）も合併していた。昏迷またはカタレプシー（27/30），無言症（26/30），姿勢常同／しかめ顔／常同症（16/30），反響言語または反響動作（4/30），運動興奮（4/30）が，DSM-IVでのカタトニアの特徴の修飾句に合致した。思春期におけるカタトニア症状の頻度は，成人のものに匹敵した。

Cohenら（1999）は，カタトニアを呈した思春期精神障害の患者9人の内的体験を報告した。6人は統合失調症に，1人は統合失調様障害に，2人は双極性障害うつ病に分類され，いずれもベンゾジアゼピンかECTに反応した。Cohenらは42名の患者の所見を報告している。その内訳は，20人（48％）は気分障害に（9人が双極性障害うつ病，11人が単極性うつ病），7人（17％）が統合失調症に罹患していた。神経学的病因では，てんかんが最も多かった。2001年に，Mac Keith会議で同じクリニックから出された発表で，Flamentは5人のカタトニア患者を追加し，ECTの効果を再度報告していた[72]。このグループからの最近の報告では，ECT後平均4.5年で，この治療への患者と両親の態度について評価していた。患者と両親の態度は概ね肯定的で，ECTは有益であると考えていた[73]。

大学病院の入院患者を対象とした後ろ向き研究で，カタトニアは，ECTで治療された12人の思春期患者の内，6人にみられた。どの患者にもECTの効果はあった[74]。他の研究では，児童精神科クリニック外来の4カ月間の連続症例が，カタトニア評価尺度により調査された[75]。精神障害の患者62人中，11人は2つ以上のカタトニア症状がみられた。11人の対象中8人が気分障害の診断を受けていた。その11人の患者たちは，はじめlorazepamと抗精神病薬で最大9日間治療された。改善しなかった9人には，ECTが施行され，4回のECTを受けるまでにすべて軽快した。

KinrysとLogan（2001）の臨床報告では，思春期の男性が2回のカタトニアのエピソードを示し，双極性障害と診断されたと記されている。患者は，カタトニア評価尺度では高スコアであり，lorazepam静注に一過性に反応し，

6回のECTが奏功した。文献を要約すると，小児カタトニアの43症例が報告されている。

Garry Walter (2002) の博士論文では，1999年終りまでの若年者へのECTの詳細なレビューがなされ，適切な情報と伴に194例の報告がまとめられている。最も多いのは，81例の躁病性エピソードまたは双極性障害のクライテリアに合致する症例で，62例（74%）が寛解するか著しい改善を示した。35人の患者の6カ月追跡調査では，26人（76%）が改善を保っていた。27人のカタトニア患者と6人のNMSの患者でも同様に，それぞれ20人（74%），4人（67%）が寛解した。

児童思春期の患者もNMSを起こす。HynesとVickar (1996) の報告では，12歳の男児がhaloperidol投与後に，発熱，自律神経不安定，筋強剛を示した。haloperidolを中止し，lorazepamの治療に反応した。彼らは，思春期におこった34人NMS発生例もまとめている[76]。その年の他の報告 (Zuddas et al., 1996) では，カタトニアと精神病の2回のエピソードがある15歳の女児がclobazamとrisperidoneにゆっくりと反応したことが記されている。著者は，risperidoneの使用が効果をきたしたとしている。この結論は，DhosscheとPetrides (1997) により批判された。DhosscheとPetridesは，カタトニア症状の改善はclobazamによるとする方が適切であると考えた。risperidoneがカタトニアに奏功したとする考えは，risperidoneがMC/NMSを誘発したという多くの報告に矛盾している[77]。

小児自閉症の患者はカタトニアを示す。WingとAtwood (1987) は自閉症の患者を3群に分けた[78]。超然型（aloof form）では，症例の半数に反響言語，反響動作，繰り返し，常同症，しかめ顔，奇妙な羽ばたき運動，痛みへの無感覚を伴う無言症が，特徴としてみられた。他のレビューでは，Wing (1987) は，自閉症の内，半数の患者では精神遅滞で，てんかんの発生率も高かったことを示した。

より最近では，WingとShah (2000a, b) は，標準化されたカタトニア評価尺度を用い，英国の小児社会不安プログラムでの6年間の連続症例506人にみられるカタトニアの症状を記載した。自閉症の30人（6%）の小児が，カタトニアの診断基準に合致した[79]。14歳以下ではカタトニアはみられかかったが，15歳から50歳まででは17%にカタトニアがみられた。奇妙な歩

行や姿勢常同がもっとも多い症状であった（63%）。病的惰性症（pathological inertia）（開始する動作の困難と一度開始したら停止することが困難）が次にみられた症状であった。12人の患者は精神病症状があり，7人は興奮していた。4人（13%）はてんかんを合併していた。

自閉症の発生率の1966年から1997年の後ろ向きの文献レビューでは，その発生率は増加しつつある[80]。その増加が，精神病理の変化によるものか，小児での自閉症候群が認知されるようになり非定型例も含むことによるものかは不明である[81]。

長期間持続する自閉症の症状をもつ15歳の男児で，カタトニアが報告されている[82]。カタトニア症状は，clozapine単独では効果なく，lorazepam（2.5mgを1日3回処方）を追加することで軽快した。自閉症の3人の患者で，無言症，反響言語／反響行為，常同症のカタトニア症状を呈したことも報告されている[83]。

自閉症の既往がある14歳の男児は，無言症，無動，筋強剛，蝋屈症，姿勢常同（精神枕を含む），しかめ顔，上肢の不随意運動を伴う昏迷を呈した。amobarbitalの静注は効果がなく，zolpidemの静注は奏功した。ECTによりカタトニア症状には，劇的で持続的な効果を得たが，自閉症状は変化がなかった[84]。

プラダー・ウィリー症候群は，低血圧，性腺機能低下，食欲亢進と肥満，低身長，顔面形成異常，自傷行為，精神遅滞が特徴の発達障害である[85]。プラダー・ウィリー症候群の17歳の男児が，昏迷，一点凝視，失禁，無言症，筋強剛，蝋屈症，姿勢常同，拒食，睡眠サイクルの障害からなるカタトニアを急性発症した。haloperidolで治療されると改善がなかったが，lorazepam（4mg/日）では次第に効果がみられた。その後残遺した精神病症状には，risperidone（6mg/日）が奏功した[86]。

運動障害が，精神障害で入院中の患者236人で体系的に評価された[87]。カタトニア症状のうち，患者の48%に精神枕が，40%に反響動作が，20%に姿勢常同が，6%に受動的抵抗が，4%に繰り返す発語がみられた。他にも多くの運動障害がみられた。

ECTに照会された思春期以前の患者での，カタトニアの報告も良く知られている。希死念慮があるうつ病の11歳の男児が，カタトニアと頭を前後に

ふる動作を示し，ECT で寛解した[88]。躁病とカタトニア症状を示す 12 歳の女児も，同様に ECT に反応した[89]。他の思春期前の男児では，成人と同じ dexamethasone 抑制テストに陽性であるうつ病性昏迷を呈し，ECT が奏功した[90]。8 歳半のカタトニア症状を伴う大うつ病性障害の女児も，ECT に反応したと報告されている[91]。

　これらの文献からどんな結論が導けるのであろうか？　若年者のカタトニアの症状は，成人のものと同じである。さらに，児童思春期でカタトニアはよくみられ，運動症状がある若年患者ではカタトニアを想定して正しく評価するべきである。カタトニア症状がみつかったら，鑑別診断は，頻度の高い順で，気分障害，発作性障害，発達障害，自閉症，統合失調症になる。成人のカタトニア患者に有効な治療が，小児の患者にも有効である[92]。

　しかし，思春期のうつ病患者を ECT で治療する際の注意は，臨床上の回復が成人での治療に比べて遅い可能性があることである。思春期の患者は成人患者より多くの治療を必要とする。ECT コースを，成人患者を参考に決められた回数で施行するのは，若年患者では勧められない。なぜなら成人患者で通常施行される 6 から 8 回の ECT で治療が終了すると，治療効果が良くないか不完全である可能性があるからである。しっかりした効果に必要な治療回数は，高齢者で必要な回数の 2 倍であろう[93]。

　広汎性発達障害（pervasive developmental disorders）の患者には，特別な注意が必要である。しばしば言語障害があり無口であるので，無言症があったとしても，それが挿話的でなければ，カタトニアの症状と考えるべきではない。他の症状，特に姿勢常同，反響言語／反響動作，常同症がみられている必要がある。思春期にイライラし，興奮して，その後に無言症，カタレプシー，拒絶症の期間が続く時には，カタトニアを考慮すべきである。成人と同様に，若年者にも MC/NMS の危険はあり，興奮には抗精神病薬以外の鎮静剤を使うことが望ましい[94]。

　カタトニアの症状を呈する他の症候群が，若年患者で報告されている。英国の著者らは広汎性拒絶症候群（pervasive refusal syndrome）を提唱している（Lask et al., 1991）。患者は，無言，引きこもり，無気力で対人交流能力が欠如している。この症候群は，心理学的トラウマから生じると推定され，個人，家族精神療法が必要とされる。Graham と Foreman（1995）は，ウィ

ルス感染後数週間飲食をしなかった8歳の女児を報告している。患者は引きこもり，無言になり，筋肉痛の訴えをし，尿便失禁状態になり，歩けなくなった。彼女には精神療法と家族療法が何年間も施行され，部分寛解状態で退院し帰宅した。Laskら（1991）やGrahamとForeman（1995）による患者の記録はカタトニアのクライテリアに合致する。8歳の女児にカタトニアの治療である，ベンゾジアゼピンまたはECTを施行しなかったことが，批判されている[95]。

特発性反復性昏迷（idiopathic recurrent stupor）症候群は，中毒性，代謝性，器質性の脳損傷なしに，周期性の昏迷が現れる。EEG上14Hzの速波が基礎波として現れる患者もいる。flumazenilの投与は，EEGと行動上の異常の両方に奏功する[96]。特発性反復性昏迷とカタトニア症候群，自閉症，筋痛性脳脊髄炎，広汎性拒絶症候群，様々な精神遅滞との関係は，難題であり，今も児童精神科の関心を引いている[97]。それらの病態生理に関わらず，これらの症候群の患者でカタトニアが存在すれば，カタトニアは治療可能であると知っていなければならない。

カタトニアと間違えやすい状態

選択性無言症，代謝性昏迷，パーキンソン病，強迫性障害，悪性過高熱，閉じ込め症候群，スティフ・パーソン症候群は，カタトニアから区別するのが難しい状態である。これらの障害ではカタトニアと異なる治療をしなければならず，診断的に分けて考える必要がある。

無言症（Mutism）

無言症単独では，カタトニアと診断するのに十分ではない。少なくとも1つ，できれば2つの第2章（表2.1）で挙げた運動症状の存在が，カタトニアの診断には必要である。選択的無言症は，奇妙な形で起こる，話さず質問にも答えない状態である。普通の人でみられる意識的な発語の抑制である。通常選択的無言症は，元々の人格障害，環境的ストレス，その両方に関係する。これらの理由が判明し，ストレッサーが処理されれば，無言症は治る。

カタトニアの無言症は，動揺し，様々な重症度を示す。無言で反応のない

カタトニア患者が話しかけられると短く答えたり（発語迅速カタトニア：speech-prompt catatonia），反響言語を示したりする。カタトニアまたは精神病の無言症は，まれにしか無言症だけを示すことはない。時に，妄想的で猜疑的な患者は，医師を信頼せず，他の疑惑を抱き，命令性幻聴に反応して，話すことを拒む。そのような行動は典型的には，イライラ感，非協力的態度，薬物乱用やアルコール依存症による二次的慢性疾患の病歴と関連する。無言症以外のカタトニア症状を呈することがなく，lorazepam の静注でも発語を拒むことは変わらない。精神病への効果的な治療が，無言症に奏功する。カタトニアは精神科急性期入院患者によくみられるので（第5章），無言を呈するどの精神科患者においてもカタトニアの診察を十分にし，ベンゾジアゼピンの施行をすべきである。

Altshuler（1986）らは，22人の無言症を呈する急性期の精神科患者で，5人は統合失調症（4人が妄想型，1人がカタトニア型），12人は気分障害（2人は神経障害からの二次性気分障害）であったと報告した。他の病因には，phencyclidine 中毒，脳卒中，脳炎後パーキンソン症候群があった。

運動緩慢（bradykinesia）と精神緩慢（bradyphrenia）が強い時には，無言症に似る。鎮静睡眠薬による中毒状態や重症うつ病が，無言症の原因である可能性があり，これらの状態への治療が，このタイプの無言症に通常は奏功する。

話せなくなることと神経障害は関連している。発作後無言症は，急性発症し突発的で常同的な運動と，意識変容の発作後に起こる。持続時間は短く，患者はこの出来事を忘れている。EEG は通常異常であり，発作性障害に一致している。

脳血管発作後に無言症が続く可能性がある[98]。脳幹での病変では，無言症は，無動性無言症（akinetic mutism），失外套症候群（apallic syndrome），閉じ込め症候群と名づけられている状態の主症状となる（第3章参照）。超皮質性運動失語（transcortical motor aphasia）は，典型的には，他の運動症状なしに初発症状としての無言症を伴う。そのようなエピソードは通常，心血管障害の既往，急性発症，初発が老年期という特徴を持つ。

昏　迷（Stupor）

　覚醒度の低下はカタトニアに矛盾しないが，無言症と同様に，それが単独であるだけではカタトニアと診断するのに十分ではない。メランコリアうつ病，薬物中毒（鎮静睡眠薬，opioids, opiates），代謝性障害，脳血管発作，発作後状態，脳外傷後，脳幹脳炎，橋梗塞を伴う基底動脈瘤，直接またはマスエフェクトで中脳に影響する脳腫瘍に伴って，昏迷は起こる。特発性反復性昏迷症候群は，ベンゾジアゼピンの拮抗薬のflumazenilが奏功した報告がある[99]。

　関連する症状についての慎重な病歴聴取や詳細な一般身体状態の診察により，昏迷の原因が明らかにされる。EEGは通常カタトニア昏迷では正常であるが，びまん性徐波化を示す昏迷では，脳症が示唆される。しかし，悪性カタトニアではびまん性徐波化が合併する[100]。

パーキンソン病（Parkinson disease）

　総人口の約2％，65歳以上の20％が，パーキンソン病に罹患している。運動緩慢，筋強剛，静止時振戦が主な症状である。患者の約半分は抑うつ的である。患者は思考緩慢と認知障害も訴える。約15％の患者は，パーキンソン病の家族歴をもち，30％の患者は痴呆を発症する[101]。パーキンソン病は振戦，丸薬丸めの指の動き，小刻み歩行の存在によりカタトニアと区別される。典型的にはパーキンソン病では奇妙な姿位はとらない。

　無動性パーキンソン症候群（akinetic parkinsonism）は，無動性無言症によく似ている[102]。患者は筋強剛，無言であり，しばしば奇妙で異常な姿勢をとる。この状況は，パーキンソン病での長年の経過でおこり，典型的には痴呆を伴う。しかし，患者が若い時には診断的に問題になる。なぜなら早期発症パーキンソン症候群は，主症状として急速に無動と無言を呈するからである。振戦と歯車様筋強剛はしばしばみられない。薬物検査では陰性で，EEGは典型的には正常である。鎮静睡眠薬はこの症候群を軽快しないが，抗コリン薬では多少効果がみられる。テスト用量の希釈benztropine mesylate（2mg）静注では，30分以内に改善がみられる。

強迫性障害（Obsessive-compulsive disorder）

　カタトニア患者において，常同症，しかめ顔，チックを反復する場合，強迫性障害が鑑別診断になる。カタトニアの精神力動的イメージが精神科での考え方の主流だった時に，カタトニア症状を伴う強迫性症状の患者の詳細が記述されている。カタトニアも強迫性障害も精神内界の葛藤への心理学的防御として解釈されていた[103]。

　双極性障害の患者のなかでカタトニアの高い発生率が報告されている[104]。双極性障害の患者のなかで，強迫性障害の症状の発生率は35％であり，単極性うつ病の患者でも同様の発生率である[105]。これらの所見の最も単純な説明は，カタトニア患者の衒奇症や儀式が，強迫性障害の症状として誤解されたことである。しかし，強迫性障害と躁病を明らかに合併する患者もいるので，カタトニアと強迫性障害の関連はさらなる研究が必要である[106]。

　強迫性障害とカタトニアの症状は，思春期の自閉症患者でもよく目立つ。これらの患者では，強迫性障害，カタトニア，自閉症の症状を分離し引き出すことは困難である[107]。カタトニアが自閉症患者でみられた時に，カタトニアへの治療を施行するのは慎重になった方がよい。頭を打ちつけ，自傷行為をする精神遅滞の患者でも同様の事情がある。そのような患者にECTに反応したという臨床報告はある[108]。

　トゥレット障害（Gilles de la Tourette's disorder：GTD）は，音声及び運動チック，反響言語，反響動作が主な症状である。患者は強迫性障害とカタトニアの両方の症状を呈する[109]。GTDは典型的には児童期発症で，発声症状が目立つ。GTDでは小児自閉症の患者で報告されている[110]。カタトニアを伴ううつ病の患者では，排泄物についての発声症状が急性期には顕著であったが，ECTに反応すると消失した（症例2.7）[111]。GTDへのECTの効果も報告されている。ここで，もう一度言うと，カタトニアでの特徴的な運動症状が顕著である場合には，ECTが要請されるが，その使用はより慎重に配慮する必要がある。

　成人の強迫性障害の患者では，考えや行動が不適切であることがわかっているが，それらは消せるものではなく，次第に勝手に膨らみ始める。不潔についての強迫観念（自分自身へのまたは他者への）は，妄想やうつ病の思考逡巡と区別することが難しい。付随する強迫行為は，常同的で，大げさで衒

奇的になる。大げさな衒奇症を伴う強迫性障害は，衒奇症と常同症が挿話性というより何年も毎日続いているという点で，カタトニアと区別できる。確認癖，秩序性，チックは強迫性障害では出現しやすく，通常不安性人格障害が強迫行為に先行する。強迫性障害やチックの家族歴がしばしば存在する。カタトニアの患者では，気分障害の家族歴，特に躁病，が多い。強迫性障害では，最近 SPECT や PET での基底核の代謝亢進との関連が報告されている。一方カタトニアでは代謝低下を伴っている[112]。基底核障害による二次性強迫性障害（特に非優位側の）は，しばしば躁病様エピソードに関連し，躁病と強迫性障害の合併は，カタトニア症状を伴う躁病のエピソードのようにみえる。MRI で虚血性脳卒中による病変がみられるかもしれない[113]。

悪性過高熱（Malignant hyperthermia）

この症候群は，まれな常染色体優性の遺伝疾患で，骨格筋が吸入麻酔薬と脱分極性筋弛緩薬（succinylcholine）に反応し，代謝亢進，筋強剛，振戦，発熱，CPK レベル上昇といった症状を呈する。治療されないと約 70％の患者が死亡する。筋生検で，診断が確認される。halothane と caffeine に暴露されると，生検でカタトニア状態にはみられない特徴的な反応を起こす。NMS の早期の報告では，運動症状が悪性過高熱に似ていると考えられて，dantrolene の治療が推奨された[114]。

スティフ・パーソン症候群（Stiff-person syndrome），閉じ込め症候群（Locked-in syndrome）

スティフ・パーソン症候群は，進行性の対称性体軸筋の筋強剛に，触ったり，伸ばしたり，突然の音，動き，情緒的刺激で，強められる有通性のスパズムを伴うまれな原因不明な状態である[115]。睡眠中，全身麻酔，神経筋遮断，末梢神経遮断，ベンゾジアゼピン，baclofen により症状は軽快する。髄液中の GABA 抗体が増加している患者も報告されている。

閉じ込め症候群は，垂直性眼球運動と瞬き以外完全に無動になることが特徴の状態である[116]。皮質機能は保たれている。橋の腹側での急性病変で，巻き込まれた両大脳脚が脳神経を麻痺させることで発生する。意識は保たれ，質問への反応は自発性の瞬きによって示される。閉じ込め症候群の同義語は，

仮性昏睡（pseudo-coma）と求心路遮断状態（de-afferented state）である。
　これらの2つの症候群は，原発性無動性無言症，良性昏睡の記載に似ている[117]。これらの状態に対してベンゾジアゼピンやECTを使用した報告はない。しかし，カタトニアの症状は十分にみられるので，鑑別診断に良性昏睡を考え，これらの患者の評価にlorazepamやバルビツレートの試行をしてみてもよい。たとえ一過性でも，改善反応があれば，カタトニアの治療が勧められる。

〔脚注〕

1 Bush et al., 1996a.
2 Berger, 1929. Berger published 14 original reports between 1929 and his death in 1941. His major works on the EEG were translated by P. Gloor, 1969.
3 Davis and Davis, 1939; Hill and Parr, 1963.
4 Engel and Romano, 1944; Engel and Rosenbaum, 1945; Gjessing et al., 1967.
5 Walter, 1944.
6 Kennard et al., 1955; Kennard and Schwartzmann, 1957; Hill and Parr, 1963.
7 Cooper and Shapira, 1973.
8 Lim et al., 1986; Primavera et al., 1994; Louis and Pflaster, 1995; Cocito and Primavera, 1996.
9 Unpublished observations, 1994–96, SUNY at Stony Brook (New York).
10 Fink and Kahn, 1957; Fink, 1979.
11 Shagass, 1954; Fink, 1958.
12 Fink, 1958.
13 Fink, 1968, 1969, 1985.
14 Nemeroff and Loosen, 1987.
15 Carroll et al., 1981; American Psychiatric Association, 1987; Nelson and Davis, 1997.
16 Hall and Reis, 1983; Linkowski et al., 1984; McCall, 1989; Ferro et al., 1991.
17 Rosebush and Mazurek, 1991a; Weller and Kornhuber, 1992a; Ben-Shachar et al., 1993; Sachdev, 1993; Lee, 1998; Penatti et al., 1998; Wirshing et al., 1998; Peralta et al., 1999; Hofmann et al., 2000.
18 Rosebush and Mazurek, 1991a; Raja et al., 1994; Lee, 1998; Peralta et al., 1999.
19 American Psychiatric Association, 1994 DSM-IV.
20 Kraepelin, 1921, translated 1976.
21 Bleuler, 1950, p. 211; Kraepelin, 1971.
22 McKenna et al., 1994; Dhossche and Petrides, 1997.
23 Fink, 1999b.
24 O'Connor et al., 2001.
25 Hansen and Bolwig, 1988; Allen et al., 2000.
26 Cohen et al., 1997a,b.
27 Bright-Long and Fink, 1993, 2001年の秋に頭部外傷を負って以来、彼女はうつ病による仮性痴呆症候群を再発し、入院した。点滴による栄養で維持され、lorazepam, lithium, risperidoneが投与されたが効果はなかった。ECTが再び開始され、6回のECTで退院することができた。

28 Taylor, 1999, chapter 12; Fink 1999a.
29 Chandrasena, 1986.
30 Wade et al., 1987.
31 Fink (1999a), patient Hancock (p. 65–6).
32 Zarr and Nowak, 1990; Still et al., 1998.
33 Guze, 1967; Fricchione et al., 1990. See *Patient 3.5.*
34 Breakey and Kala, 1977; Case 2.
35 Akhtar and Ahmad, 1993.
36 Johnson and Lucey, 1987, Case 2. Also Hunter, 1973.
37 Chopra and Dandiya, 1974, 1975.
38 Good, 1976.
39 Neveu et al., 1973.
40 Turek and Hanlon, 1977; Zawilska and Nowak, 1986.
41 Mann et al., 1986, 1990; Philbrick and Rummans, 1994; Fricchione et al., 1997, 2000.
42 Arnold and Stepan, 1952; Tolsma, 1967; Geretsegger and Rochowanski, 1987; Philbrick and Rummans, 1994.
43 Modell, 1997; Zalsman et al., 1998; Deuschle and Lederbogen, 2001.
44 Fruensgaard 1976; Levy 1984; Hauser et al., 1989.
45 Hermesh et al., 1989b; Yamawoki and Ogawa, 1992.
46 Rosebush et al., 1999.
47 Ezrin-Waters et al., 1976.
48 Taylor, 1999: 379–409.
49 Kosten and Kleber, 1988.
50 McCarron et al., 1981; Taylor, 1999.
51 Taylor, 1999, chapter 3.
52 Fisher, 1989; Schmuecker et al., 1992.
53 Dupont et al., 1999.
54 Primavera et al., 1994.
55 Bear, 1986; Bolwig, 1986; Trimble, 1991.
56 Thompson and Greenhouse, 1968; Lugaresi et al., 1971; Weintraub, 1977; Yoshino et al., 1998; Kanemoto et al., 1999.
57 Swartz, 1985a,b.
58 Trimble, 1978.
59 Taylor, 1999.
60 Abrams, 1997; Fink et al., 1999.
61 Epstein, 1991.
62 Ganser, 1904.
63 Ganser and Shorter, 1965.

64 Wertham, 1949, cited in Whitlock, 1967.
65 Whitlock, 1967.
66 Lieberman, 1954.
67 Chapter 8. Also Taylor, 1990; Philbrick and Rummans, 1994; Ahuja, 2000a.
68 Wing and Atwood, 1987; Wing, 1987; Realmuto and August, 1991; Rogers et al., 1991; Moise and Petrides, 1996; Dhossche and Bouman, 1997a,b; Dhossche, 1998; Cohen et al., 1999; Zaw et al., 1999; Wing and Shah, 2000a; Thakur A, Jagadheesan K, Dutta S and Sinha VK. Incidence and phenomenology of catatonia in children and adolescents: A descriptive study. Personal communication, August 2001.
69 Hynes and Vickar, 1996.
70 Ghazziudin et al., 2002.
71 Bromocriptine (1.25 increased to 2.5 mg twice daily); lorazepam (1–2 mg thrice daily).
72 Mac Keith Conference, *Catatonia in Childhood*, London, September 2001.
73 Taieb et al., 2001.
74 Moise and Petrides, 1996.
75 Thakur A, Jagadheesan K, Dutta S and Sinha VK. Incidence and phenomenology of catatonia in children and adolescents: A descriptive study. Personal communication, August 2001.
76 Hynes and Vickar, 1996.
77 Meterissian, 1996; Sharma et al., 1996; Hasan and Buckley, 1998; Bahro et al., 1999; Robb et al., 2000; Bottlender et al., 2002.
78 The report comes from the UK National Autistic Society's tertiary referral center at the Elliott House Centre for Social and Communication Disorders in London.
79 Bush et al., 1996a.
80 Gillberg and Wing, 1999.
81 Chakrabarti and Frombonne, 2001.
82 Dhossche, 1998.
83 Realmuto and August, 1991.
84 Zaw et al., 1999.
85 Holm et al., 1993.
86 Dhossche and Bouman, 1997b.
87 Rogers et al., 1991.
88 Black et al., 1985.
89 Carr et al., 1983.
90 Powell et al., 1988.
91 Cizadlo and Wheaton, 1995.
92 Fink, 1999a.
93 Fink 1999a; American Psychiatric Association, 2001.

94 Taylor, 1999; chapters 11 and 12.
95 Fink and Klein, 1995.
96 Tinuper et al., 1992, 1994; Palmieri 1999.
97 Mac Keith Conference,*Catatonia in Childhood*, London, September 2001.
98 Segarra and Angelo, 1970; Altshuler et al., 1986; Ungvari and Rankin, 1990; Taylor, 1999.
99 Tinuper et al., 1992, 1994; Palmieri 1999.
100 Plum and Posner, 1980. For reviews of EEG findings in psychoses see Carroll and Boutros, 1995; Sengoku and Takagi, 1998.
101 Taylor, 1999.
102 Patterson, 1986.
103 Blacker, 1966.
104 Johnson and Lucey, 1987; Hermesh et al., 1989a.
105 Krüger et al., 1995, 2000a, b.
106 Bräunig et al., 1998, 1999; Krüger et al., 2000b.
107 Wing 1987; Rogers et al., 1991; Dhossche and Bouman, 1997a,b; Dhossche, 1998; Wing and Shah, 2000a,b.
108 Fink, 1999a.
109 Araneta et al., 1975; Shapiro et al., 1988; Cohen et al., 1988; Kushner, 1999.
110 Realmuto and Main, 1982.
111 Guttmacher and Cretella, 1988; Rapaport et al., 1998.
112 Baxter et al., 1987; Nordahl et al., 1989.
113 Cummings and Mendez, 1984; Lauterbach 1995.
114 Caroff et al., 1998a; Lazarus et al., 1989; Davis et al., 2000.
115 Heckl, 1987; Blum and Jankovic, 1991; Barker et al., 1998.
116 Bauer et al., 1979.
117 Bricolo, 1977.

5

カタトニアは見分けることができ 臨床上よくみられる症候群である

　Kahlbaum は，特徴的で目立つカタトニアの症状を一度でもみたら，それを他の疾患と見間違うことは不可能であるとはっきりと記載している。それに私が加えたいのは，Karhlbaum が見事に抽出した個々の特徴的な症状だけでなく，患者の示すカタトニア症候群全体を診断できるということだ。

Neisser, 1887 [1]

　Kahlbaum により記載された運動症状のうち，いくつの症状がカタトニア症候群の診断決定に有用であるのだろうか？　カタトニア症候群はどのくらいの頻度で発生するか？　発生率の研究では，カタトニアのクライテリアとして無言症，姿勢常同，拒絶症，カタレプシー，常同症という目を引く症状が使われている。最近では，より広範な症状リストによる評価尺度が開発されており，カタトニア症状の構造を探るために因子分析研究も行われている。過去数十年にわたりカタトニアを診断に使用しているにも関わらず，DSMとICDの精神医学分類では，カタトニアの診断が制限されていて問題になっている。この章では，これらの経過について記載し，分類体系の修正を提案する。

カタトニアの DSM 分類

　Kahlbaum の 1874 年の記載後に，多くの報告により精神病性障害と気分障害の患者でカタトニアがみられることが確認された（第 1 章参照）。Kraepelin によりカタトニアが早発性痴呆の一亜型に組み入れられたことは，

後世に強く影響を与えた。Kraepelin はカタトニアの発症は亜急性でしばしば抑うつ気分で始まると記載している。Kraepelin のカタトニア患者の約13%は10年続く寛解を得ており，回復率が低かったその他の早発性痴呆の亜型に比べて，カタトニアの予後は良かった[2]。彼の考えで，カタトニアは早発性痴呆にのみ起こり，その考えは Bleuler に受け継がれ，躁うつ病，中毒状態，神経障害の患者でもカタトニアを発症した報告は多かったが，カタトニアは早発性痴呆の一亜型に限るというイメージは20世紀大半の精神医学分類の中心を占めた。

アメリカの分類である DSM-II（1952）は精神障害をストレスへの反応としての行動異常とみなしていた。カタトニアは，統合失調症反応の一亜型とみなされ，心因性の精神障害の1つとされた[3]。DSM-III（1980），DSM-III-R（1987）分類では，カタトニアは統合失調症の一亜型のみとみなされ，DSM-IV（1994）もこの考えを継承したが，"カタトニア障害…一般身体状態または薬物の副作用からなる"というカテゴリーを加えた。これは，躁うつ病の診断にも修飾句として含まれたが，数字での分類指定はなかった[4]。

国際的な分類体系の ICD でも DSM と同様である。ICD-10 では器質性カタトニア障害（F06.1）の分類が含まれている[5]。クライテリアに合致するためには，患者は昏迷かつ/または拒絶症，興奮，昏迷と興奮の急速な交代を伴う，脳損傷または身体疾患による精神障害に罹患していなくてはならない。

現在の DSM と ICD 分類でのカタトニアは制限されており，発表されている文献や臨床経験の実情と一致しない。DSM-IV の統合失調症緊張型の診断クライテリアでは，患者は以下の2つの症状を呈する必要がある。
(1) 運動性無動；カタレプシー（蝋屈症を含む）または昏迷にもとづく
(2) 過度の運動活動（明らかに目的がなく，外部刺激に影響されてない）
(3) 過度の拒絶症（すべての指示に対する明かな動機のない抵抗する，動かそうとすることに対抗し筋強剛の姿勢を維持する）
(4) 自発性運動の奇妙さ；姿勢常同（不適切または奇妙な姿勢の維持する），常同運動，顕著な衒奇症，顕著なしかめ顔にもとづく
(5) 反響言語または反響行為

パラグラフの見出しでは，"統合失調症の亜型は，評価時の主となる症状学により定義される"と記載されているが，これらの症状の期間については言及

表5.1 推奨されるカタトニアの診断基準

A. 無動，無言，昏迷が少なくとも1時間持続し，以下の症状を少なくとも1つ以上伴う：カタレプシー，命令自動，姿勢常同（2回以上観察または誘発されること）
B. 無動，無言，昏迷がない場合，以下の症状を少なくとも2つ以上，2回以上観察または誘発される：常同症，反響現象，カタレプシー，命令自動，姿勢常同，拒絶症，両価性

されていない。

　これらのクライテリアは臨床家にとって問題である。無動と興奮の非特異的症状が，カタレプシー，蝋屈症，拒絶症，無言症という特異的な症状と同様に分類されている。カタレプシーと反響現象は特異的なカタトニア症状であるが，過度の運動活動や重症の無動はそうではない。カタトニアに伴う過度の運動活動は，外部の刺激への被影響性の亢進という活動と関連している。興奮期の活動は，もし患者がせん妄躁病でなければ，目的があるようにみえるかもしれない。同様に，DSM-IVでの1，3，4項では，すべて姿勢性無動を含み重複している。昏迷（1項）の患者ではしばしば無言（3項）であり，これも重複である。さらに，反響言語と反響行為は出てはすぐ消え，他の症状もきわめて変化しやすいので，この持続期間がないクライテリアでは評価者間の信頼度を落とす。DSMクライテリアの代わりに，我々は表5.1のクライテリアを提案する。

　現在のDSMとICD分類は満足するものではなく，次のDSM-Vへの準備はすでに始まっている。Paul McHugh教授がアメリカ精神医学会で身体障害の分類と並行する今までとは異なる視点を提示したことで，現行の分類体系への不満は浮き彫りにされた[6]。

カタトニア分類の代替案

　カタトニアは統合失調症の一亜型であるとする考えの代わりにカタトニアを分類する新しい方法が必要である。表5.2の診断基準を使い，カタトニア

表5.2 カタトニア分類案

29x.0 カタトニア
.1 非悪性カタトニア（カールバウム症候群）（基準A）
.2 せん妄躁病（興奮性カタトニア）（重症躁病または興奮＋基準B）
.3 悪性カタトニア（MC/NMS）（基準A＋発熱，自律神経失調）
修飾句
.y1 気分障害からの二次性
.y2 一般の身体状態または中毒状態からの二次性
.y3 脳障害からの二次性
.y4 精神病障害からの二次性

に分類番号を割り振り，別個の単位とすることを我々は提案する。せん妄は293.0と割り振られているが，これはカタトニアの良いモデルになる。カタトニアのために同様に別個のカテゴリーがあれば，今は他のカテゴリーに割り振られている番号を選び出し，そこに組み入れることができる。カタトニアの様々な病像は（第3章）の基盤には共通した病理をもっている。今後の臨床研究を探索するために，他の障害の分類モデルに従って，カタトニアには亜型をつくるべきである。そのような亜型があると，より詳細な症状，経過をみることができ，より明確な治療アルゴリズムができる（表5.2）。

これらの亜型では死に至る危険度を反映している。ベンゾジアゼピンに反応する非致死型があり，せん妄型は抗精神病薬により悪化し高用量のベンゾジアゼピン（lorazepam 10-20mg/日）が必要でECTに最も良く反応し，悪性型には，毎日のECTと輸液などの救命手段が必要である。

この分類では，カタトニアが生じる精神状態のカテゴリーを広くとり，統合失調症の一亜型への制限からカタトニア概念を切り離し，カタトニアを感情状態の修飾句として配置している。またこの分類では，精神病理が多様であっても，カタトニアを再現可能で比較的安定した状態であると考えている。カタトニアの症状は同時に出現し，同時に治療に反応し，その病因は広い範囲に及ぶことより，カタトニアは症候群の定義に合致する。独立した単位としてカタトニアを分類することで，特別な病因とは関係なく，カタトニア症状の中で共通しているものを明確化できる可能性がある。より特異的な診断

基準を用いると，診断での偽陽性（カタトニアではないのにカタトニアと診断する）が減少する。

　独自の診断分類でカタトニアを分類することは治療上重要である。統合失調症緊張型は，他の統合失調症亜型の患者と同様に抗精神病薬で通常治療されている（第6, 7章）。他の向精神薬（抗うつ薬と気分安定薬）が加えられるのはまれであり，もし加えられても，こわごわと投与されるのみである。ECTは統合失調症の患者にはまれにしか考慮されない。一方，カタトニアを症候群と考える精神科医は，その病因を探し，カタトニアに対して特異的な治療しようとする。カタトニアに，鎮静剤（バルビツレートとベンゾジアゼピン）を処方し，それらに効果がない場合，ECTで治療する。このような広範な診断治療的アプローチをとると，回復率は極めて高い。

　カタトニアを1つのカテゴリーとすると，研究上も有用である。カタトニア患者は必ず統合失調症に罹患していると研究者が考えると，統合失調症の患者は，遺伝，脳画像，生物学的マーカーの評価のための非均質なサンプルにまとめられてしまうことになる。研究者は，これらの測定によって特定のマーカーがみつかるだろうと楽観視しているが，そのような特徴的所見は現時点ではみつかっていない。統合失調症の生物学的マーカーがみつからないことは，精神病性躁うつ病とカタトニア患者を含んでいる現在の非同質性のサンプルが原因かもしれない。

分類変更への歴史的背景

　カタトニアの分類を統合失調症の一亜型から1つの独立した単位へと変更することは，最近の数十年間で新たな精神障害が認知され，分類が変更されている流れに応じている。例えば，妄想を持つすべての患者は統合失調症であるとする考えが変わってきた経緯がある。20世紀前半のアメリカでは，妄想と統合失調症の結びつきは強力だった。1960年代の疫学研究では，統合失調症の発生率はヨーロッパと比べて異常に高かった。アメリカとイギリスの精神科医が同じ患者を診察すると，アメリカの精神科医はほとんどを統合失調症と診断し，イギリスの精神科医はその多くを躁うつ病か人格障害と診断した。それに続く研究ではイギリスの診断が支持された[7]。これらの研究により，妄想と統合失調症の結びつきは弱められた。

このような国際的に認められた研究結果があるにも関わらず，うつ病患者に妄想が存在すると，たとえ患者が主に抑うつ的であっても，DSM 分類では統合失調症の診断がつく。imipramine とその代謝物の適切な血清レベルでの投与にも関わらず回復しないうつ病患者の観察より，精神病性うつ病の患者を独自の一亜型として分類しようという考えが広まり，徐々に分類が変化していった。妄想の存在は，抗うつ薬への反応不良の特徴的マーカーになった[8]。うつ病のなかで妄想型は別に診断できるという考えは信頼され，大感情性障害で"精神病性の特徴を伴う"という診断分類が 1980 年の DSM-III から DSM 分類に含まれることになった[9]。

　分類が変更された別の例では，せん妄がある。"急性発症の一過性の器質性精神症候群で，全般性認知機能障害，意識レベルの低下，注意集中の障害，精神運動活動の増加や低下，睡眠覚醒サイクルの障害に特徴づけられる"せん妄は[10]，特徴的な症状による多くのパターンを示し，多様な原因を持ち，適切に治療されないと経過は不良であるが，きちんと治療されると経過は良好である[11]。

　カタトニアも多様な精神状態の症状として起こる可逆性の脳障害である。せん妄のように，カタトニアは通常の統合失調症では施行されない特別な治療が必要である。せん妄同様に，カタトニアは適切に治療されれば，完全に回復する。予後については統合失調症の予後に比べると良好である。

　治療反応性は別の診断方法である。様々な症状を持つ患者に治療を施行する場合に注意することは，どの行動が治療に反応し，どの行動が治療に反応しないかを見分けることである[12]。精神障害の患者を無作為に imipramine と chlorpromazine に割り振った研究では，様々な亜型が確認された[13]。思春期の恐怖症の患者は imipramine に反応し，思春期の精神病患者は imipramine で悪化した[14]。精神性うつ病の患者は chlorpromazine に反応した[15]。DSM-III と DSM-IV の委員会では却下されたが，試験薬への反応性は，分類での有効な方法である。カタトニア患者がバルビツレートとベンゾジアゼピンへ反応し，抗精神病薬により悪化することは，カタトニアが独立した分類であることの妥当性を示すものである。

　うっ血性心不全の例えが参考になる。うっ血性心不全は体液貯留と肺うっ血が特長である一症候群である。心臓弁膜症，高血圧，心膜疾患など多くの

原因から生じる。うっ血性心不全の診断がつくと，考えられる病因のリストと予後が分かる。特別な，通常は有効な，急性期の治療が必要である。うっ血性心不全症候群を診断することは，カタトニア症候群と同様に，臨床的に有用である。

カタトニア症候群が診断される頻度

　向精神薬が使用され始め，精神症状を急速に，幅広く軽快させるので，詳細な精神病理学的評価の技術は，絶滅の危機に瀕している。必要最小限であるDSM分類を超える精神病理的診察に重点的に取り組むトレーニングプログラムはほとんどない。カタトニアは，もし無言症，姿勢常同，筋強剛が前景に立たなければ，診断されることはない。体系的な研究によりカタトニア症候群がよく起こるものであると報告されているにも関わらず（第1章参照），ある時点より治療者は，カタトニア症候群は姿を消したものと結論づけてしまった。

　1980年以来，アメリカの研修医のプログラムは，DSM分類体系に基づいた精神病理学を学生に教えている。学生は主な精神障害の診断基準，その定義，各診断基準の例を学んでいる。例えば，幻聴は統合失調症の特徴的な症状である。患者の行動に注釈する声，患者の考えを真似る声，対話性幻聴は，通常の診断的特徴である。しかしながら，古典的な教科書では，例えば声の明確さと持続期間といった他の特徴も考慮している。精神神経学の文献でも，時間帯，前駆行動，幻覚後の行動，他の病因に関連している症状も考慮される。精神病理学のこのような面に注意を払うことで，診断が違ってくる。

症例5.1
　　　何年間も毎日声が聞こえるという10年間の"統合失調症"の病歴がある28歳の男性。仕事に就くことはできずにいた。抗精神病薬によりかろうじて退院はできたが，声にはほとんど効果がなかった。幻聴は朝の覚醒時にのみ出現し，1時間程で消えた。精神科相談医は，その症状は発作性障害であると言い，抗けいれん薬であるcarbamazepineの投与すると幻聴は消失した。

別の例。

症例 5.2

38歳の子供が2人いる既婚男性が自殺企図後に入院した。妻は患者が銃を胸に押し当てているのを見た。患者には，周期的に自分は悪魔からの攻撃されていて，悪魔がみえたりその声が聞こえたりといった被害妄想に特徴づけられる精神病の10年間の病歴があった。そのようなエピソード中には，患者は怒りっぽくなっていた。気分障害の所見はなく，統合失調症の診断が下された。精神科相談医は，"悪魔"が遠方に小さくみえ，まるで近づいてくるかのように大きくなり，患者の横にぼんやりした姿で立っているという体験（変形巨視：dysmegalopsia）を聞きだした。そのようなエピソード中は，不安，易怒性，幻聴が伴っていた。"自殺企図"の時には，銃を持ち，自分の体に入り込もうとしている悪魔を待ちかまえていた。悪魔を撃てると思っていたが，自分に当たるとは思っていなかった。統合失調症の患者の結婚は多くはなく，出産率は通常の男性の10分の1であるので，精神科相談医は別の理由を探した。てんかんが診断され治療された。発作後精神病のエピソードは消失した。

カタトニアと診断される頻度は20世紀中には減少し，特にアメリカではDSM-II時代（1952-80）にはほとんどすべての精神病患者が統合失調症と診断されたが，実際にはカタトニア患者の数は変わらないようにみえる[16]。1919年には，Kraepelinが長期入院早発性痴呆の自験例500人中20％がカタトニアであると診断している[17]。

May（1922）は，アメリカの様々な精神科施設において，統合失調症カタトニア型と診断された患者の割合を調査した。New York州で7.6％，Massachusetts州では23.2％，国の平均は12.1％であり，診断の幅は広かった。

フィンランドの同じ病院での患者の診断に比較では，Achte（1961）の報告では，1930年代に急性期入院患者100人中37％がカタトニアと診断されたが，1950年代では11％であった。他の研究のカタトニア発生率では，1950年代が38％であり，1960年代が25％であった（Hogarty and Gross, 1966）。Iowaの精神病院ではカタトニアの診断される頻度は，1920年代には14％で，1960年代には8％であった[18]。

最近では，Carpenter ら（1976）が，世界中の様々な地域では，統合失調症の患者が緊張型と診断を受ける割合にはばらつきあることを報告している。平均は 8.2%（658 人中 54 人）であり，最も高いのはインドで 21.8%，低いのは英国，台湾，デンマークで 3.0 % から 3.8% であった。
　New York 州での人口調査で，Guggenheim と Babigian(1974a,b) は，18 年間(1948-66)にわたりカタトニアの有病率は変化がなく,州の住人 1,000 人に 1 人というカタトニアの有病率は安定していると結論づけた。すべての統合失調症患者の約 10%，すべての慢性期入院中統合失調症患者の 16% が，緊張型であり，この率は Kraepelin の自験例と同じであった（表 5.3）。
　他の研究では，カタトニアの有病率は，1890 年，1900 年，1920 年，1940 年，1960 年，1970 年の各々 100 人の統合失調症患者で調査された[19]。1890 年に入院し，この研究の著者らにより統合失調症の診断が確認されている統合失調症患者の約 16% が緊張型であった。1970 年では約 10 % が入院時に緊張型であり，9 % が制止型で，1 % が興奮型であった。しかし，1900 年から 1960 年代までにカタトニアの診断は，1940 年から 1960 年まで対象患者の 20% というピークに達した。ほとんどの患者は制止型であった。1970 年に興奮型がいなくなったのは，カタトニアの興奮患者の分類がないために，興奮患者が躁病に分類されたからである（APA, 1952）。
　カタトニアは急性期入院中の患者への前向き研究でも確認されている。Abrams と Taylor は，独自の躁病の診断基準に合致する患者の 13.5%から 20%にカタトニア症状を認めた。彼らの急性期入院患者 250 人の全サンプル中，13.5%がカタトニアの診断基準に合致した。1 つ以上のカタトニア症状をもつ患者の前向き研究で，Abrams と Taylor（1977）は独自の診断基準で，62%が躁病，16%が神経障害，9 % がうつ病，7 % が統合失調症であったと報告している。
　1985 年から 1990 年までに統合失調症緊張型と診断された患者の記録の後ろ向き研究では，20 人中 7 人（35%）が躁うつ病の診断基準に合致し，6 人が現在の躁病に合致していた（Pataki et al., 1992）。前向き研究が続き，2 つ以上のカタトニアの症状を持つ患者は，215 人の入院した成人の連続症例中 15 人（7%）であった。ほとんどすべてのカタトニア患者は，統合失調症以外の DSM 診断基準に合致した（Bush et al., 1996a）。

表 5.3 精神科入院患者でのカタトニア有病率

著者	調査年	サンプル数	カタトニア率
Kraepelin	1920	500	20
May	1922	数千	7.9 (ニューヨーク州) 23.1 (マサッチューセッツ州) 12.1 (全米)
Achte	1930	100	37
Achte	1950	100	11
Hogarty and Gross	1950s 1960s	140 166	38 25
Guggenheim and Babigian	1948-66	1州	16
Morrison	1920s, 1960s	500	14, 8
Carpenter et al.	1976	全世界	8.2 (インド 21.8)
Velek and Murphy	1890-1970	6つの100人の患者集団	10-20
Abrams and Taylor	1976	250人の急性期入院患者 (13.5%がカタトニア) 250人中120人が躁病	20
Pataki et al.	1985-90	43	7
Rosebush et al.	1990	140	9
Ungvari et al.	1994	212	8
Bush et al.	1996	215	9
Bräunig et al.	1998	61	31
Bush et al.	1999	249人の救急患者	7.2
Healy	2000	112 (ウェールズ) 114 (インド)	14 15
Lee et al.	2000	160	15

Rosebushら（1990）はカナダ大学精神科に入院した患者の調査に, カタトニア症状のチエックリストを使い, 入院患者中9％（140人中12人）にカタトニアの診断を下した。統合失調症の基準に合致したカタトニア患者は17％に満たなかった。香港大学病院に入院した患者の8％（212人中18人）がカタトニアの基準に合致した（Ungvari et al., 1994a,b）。

　躁うつ病（躁病または混合型）の診断を受け, DSM-III-Rの構造化面接により診断が確認された入院した連続症例の研究で, Bräunigらは61人中19人の患者にカタトニアの症状が見られたと報告した。カタトニアの患者は, 非カタトニア患者よりも混合型エピソードがより多く, より重症の躁症状で, より重篤な精神病理で, より長い入院期間で, より重症の経過をとっていた。

　HöflerとBräunig（1995）は, 統合失調症緊張型と診断される頻度を調査し, 1960年以前（神経遮断薬前の時代）は30％から38％であり, 次の期間（神経遮断薬の時代）では10％に減少したと報告した。この差異を, 診断基準の変化, 器質性脳病変の診断技術の向上, 精神疾患の患者の急性期治療やリハビリテーションの向上によるものであるとした。

　カタトニア有病率研究の診断基準の妥当性は, Bräunigら（1995b）によりさらに分析された。彼らは, Kahlbaum（1874）, Bleuler（1911）, Kraepelin（1913）, Kleist（1943）, Leonhard（1957）, ICD-10（Dillingら1991）の診断基準とMorrison（1973）, Gelenberg（1976）, AbramsとTaylor（1976）, TaylorとAbrams（1977）, Taylor（1990）の症候学的アプローチを比較した。その結果, カタトニア症状は非特異的で, 内因性精神病の患者にも脳障害の患者にも起こるとした。以前の発表者により統合失調症緊張型の高い診断率が出た理由の一部は, DSMやICD診断基準より多いカタトニア症状を診断に使っていたことによると考えられる。

　診断基準が変更されたことによる影響が他の報告でも確認されている[20]。オーストリアの異なる3つの施設から集められたサンプルをDSMとLeonhardの統合失調症緊張型の診断基準により評価した。174人の入院連続症例中カタトニアの診断率は, DSMでは10.3％でLeonhardの基準では25.3％であった。Leonhardの診断体系では, 北アメリカの精神科医がカタトニア症状と診断するより多くの行動をカタトニア症状に含めている（49症状を含む）。Leonhardの診断には伝統的なカタトニア症状（例えば, しかめ

顔，ブツブツ言う，命令自動）もあるが，通常カタトニア症状とは考えないもの（例えば，照れ笑い，思考散乱，注意散漫）も含まれている。この研究の著者らは，Leonhard の患者群（1938-68, 1969-86）と自験例のカタトニアの診断率を比べ，35％から 20％に減少していることも報告している[21]。

Healy はカタトニア評価尺度を使い，ウェールズとインドでの入院患者の 2 つの独立した対象でのカタトニアの頻度を報告した。ウェールズで入院中の 112 人中 16 人（14％），インドで入院中の 114 人中 17 人（15％）がカタトニアの診断基準を満たした[22]。

このように様々な大学病院での標準化された評価手段を使った最近の研究によれば，成人の入院患者でカタトニアの基準に合致するのは 6-15％である。ヨーロッパの研究発表者らのより広い基準を使えば，より高い頻度になる。

これらの様々な急性期精神科入院患者の調査を考慮すると，カタトニアの一年有病率はいくつになるのだろうか？　無作為に選別されたアメリカの非州立病院患者の 3 分の 1 中（n=6022）で，1996 年 10 月から 1997 年 9 月までの 1 年に 254,979 人の患者が ICD-9-CM による大精神障害の診断（major psychiatric diagnosis）を受けて退院した[23]。気分障害（269.xx）に分類された 160,135 人のうち，42,581 人が双極性（296.4x, 296.5x, 296.60）と考えられた。加えて，68,298 人が統合失調症（295.xx, 緊張型は除外），17,816 人が統合失調感情障害（295.70）に分類され，躁病や混合躁状態で慢性化している精神病患者も明示されていた。カタトニアに関連するほかの状態では，5982 人の患者は薬物離脱状態の診断（292.0）で，2,748 人の患者は錐体外路障害の診断（333.xx）で退院した。NMS は退院診断には挙げられなかった。最近の研究で示されているカタトニアの発生率が 10％であり，躁うつ病の患者の 20％がカタトニアを呈していると想定すると，11,700 人のうつ病患者，8,500 人の躁うつ病患者，2000 人の統合失調感情障害患者，6,800 人の統合失調症患者，600 人の薬物関連精神障害の患者，すくなくとも 275 人の錐体外路障害の患者が，DSM-IV 診断基準に合致するカタトニアの症状を呈していると見積もれる。3 分の 1 の病院からこの年間 29,875 人のカタトニアを呈する急性期精神障害の患者が抽出された[24]。20％（約 6,000 人の患者）は再入院することを考慮し，それから 3 倍すると，アメリカの病院から退院するカタトニア患者の数は，アメリカで年間自殺者の 30,000 人をはるかに超える[25]。

カタトニアはまれではないだけでなく，精神保健での重要な問題である。
　しかし，若年者でのカタトニアの有病率は明らかではない。1977年から1997年までに発表された報告をまとめると，思春期の急性期入院患者の約0.6％がカタトニアを呈したと計算される[26]。カタトニア評価尺度を使って調査した発表が予定されている報告によると，児童精神科外来に来る患者の18％は2つ以上のカタトニアの症状を呈していた[27]。

関連する精神病理

　興奮，衝動性，攻撃性は様々な評価尺度においてカタトニアの非特異的症状とされている。しかし，それらの評価尺度においてもカタトニアの興奮は，いくつかの非特異的な点で，躁病患者の興奮とは異なると昔からの印象を継承している。入院患者におけるカタトニアの有病率の調査では，7％の患者が2つ以上の症状を示し，ほとんどすべての患者が興奮より寡動を示していた[28]。その理由は，どんな興奮患者も入院前の救急室でしっかりと鎮静をかけられていて，興奮症状は隠されていたためだと推測されている。他の発表されている調査では，精神科救急室で2カ月間に受診した249人の患者のなかで，18人（7.2％）が2つ以上のカタトニアの症状を示していた。4人の患者は（1.6％）は興奮状態で，8人は（3.2％）は制止状態，3人（1.2％）は興奮と制止の変動，3人（1.2％）は興奮も制止もなかった[29]。興奮と制止の患者において，カタトニアの特徴的な症状が評価され，衝動性，衒奇症，攻撃性，語唱が，興奮の患者でより多く認められ，無言症，一点凝視，筋強剛が制止の患者でより多く認められた。興奮については，別の興奮評価尺度で評価されると，患者の23％に認められた。興奮と評価された患者はカタトニアの発生率の4倍も多かった。3つ以上のカタトニアの症状を診断基準として使うと，有病率は11/249（4.4％）であり，4つ以上の症状を診断基準にすると7/249（2.8％）であった[30]。
　カタトニアの発症と病前の行動との関連が研究された。1932年に行われたカタトニアシンポジウムでは，患者の3分の2（対象は20例から154例に及ぶ）は，カタトニアが発症する前に易怒的，自閉的，頑固であったと報告されたが，残りの3分の1の患者では正常であったとされた[31]。これらの

研究では，カタトニア症候群を無動と無言症で診断し，それ以外の症状が無視されていた。

　AbramsとTaylorが，55人のカタトニアの患者を調査し，3から5つの症状をもつ患者では，無言症，常同症，姿勢常同がもっともよく出現していたと報告した。その研究では，症状のパターンを分析しておらず，診断による症状の差異はないと報告した。しかし，同じ研究者による躁うつ病と統合失調症患者の症状調査では，統合失調症の患者は，姿勢常同，常同症，無言症を示し，75％が昏迷を呈していた。これらの症状は早発性痴呆に関連する古典的なカタトニア症候群に含まれている。一方躁うつ病の患者では，それらの症状はみられず，反響現象，命令自動を呈していた。

　研究間での所見の違いは，手順や対象が多様であることによると考えられる。Hearstら（1971）とBenegalら（1993）が，統合失調症緊張型に罹患していると診断を受けた患者を研究した。Bushら（1996a）は大学病院精神科に入院しているすべての患者を調査した。Bushらは正式な評価尺度を使い，2つ以上の症状を呈している患者をカタトニアと同定した。Peraltaら（1997）は，躁うつ病エピソードの基準を満たす循環性の経過を示し，カタトニアと昏迷を合併している連続入院症例を観察した。Peraltaらは，Kahlbaumによるカタトニアの定義を基準として使った。AbaramsとTaylor（1977）は，すべての連続入院障害を研究に含め，カタトニアの症状を評価した。興味深いことに，Peraltaら（1997）は，はじめ567連続症例中96人（16.9％）をカタトニアと診断したが，AbramsとTaylor（1977）は約350連続入院症例から55人（15.7％）をカタトニアと診断した。Paraltaらの研究はより制限された基準であるにも関わらず，両方の研究の数字はKraepelinのものと著しく似ており，AbramsとTaylorが主張している1つの症状をもつ患者は通常いくつかの症状を持ち，カタトニア症候群の基準に合致することが確認された。

　昏迷，無言症，無動は，2つの異なる研究で共通したカタトニアの症状であった。対象数は，20例と45例だった[32]。

　評価尺度を開発する際に，Bushら（1996a）は，無言症，自閉，姿勢常同，拒絶症，昏迷は急性期の精神障害入院患者で最もよくみられる症状であり，慢性精神障害で入院中の患者においても同じであった[33]。慢性的に入院して

いる患者でのカタトニアの二番目の研究では，命令自動，姿勢常同，カタレプシーが患者の70％以上に，無言症，筋強剛が60％にみられた[34]。インドの患者では（Benegal et al., 1993），昏迷，姿勢常同，拒絶症がもっともよくみられる症状だった。

因子分析研究

　因子分析研究は，カタトニアの症状でのパターンを探索する。以前に行われた55人のカタトニア患者の研究では，2つの因子が報告されている[35]。1番目の因子は，昏迷，無言症，拒絶症からなり，カタトニアの古典的な病像に対応する。2番目の因子は，命令自動，無言症，常同症，カタレプシーからなる。1番目の因子は診断，性別，疾患の発症年齢，家族歴，治療反応性に関連しなかった。2番目の因子は躁病によく関連していた。

　Berrios（1996a）は，Kahlbaumの26人患者での症状間の因子構造を評価した。神経学因子である疾患の持続時間，発作の存在，幻覚の存在において29％の分散，精神病性うつ病因子である幻覚の存在，妄想の存在，語唱の存在において22％の分散が見られた。年齢と蝋屈症に強い関係があり，より若い患者では蝋屈症を示す確立が高いことを見出した。これらの因子はAbramsら（1979）による結果とは異なっている。

　他の研究では，4つの因子が34名のカタトニア患者の運動，気分，行動の症状の調査から抽出された[36]。1番目の因子は，Abramsら（1979）により記載されたものと似ていて，2番目の因子は躁病をそれらの項目に加えた。3番目の因子はカタトニアよりむしろ強迫性を示唆しており，4番目の因子は非特異的な混合的な病像を表している。

　他の因子分析研究では，14個の診断症状のうちで3つ以上が存在すればはっきりとカタトニア症候群を区別できると結論づけた[37]。この研究群は精神科入院連続症例392人から選ばれた精神病患者187人からなる。カタトニアの症状は修正版Rogers Scaleを使い評価され，診断的価値を満たす14のカタトニア症状が見出された[38]。187人の患者中，32人（17％）がクラスター分析後にカタトニアに含められた。14の診断症状のなかで11の症状は診断群間を正しく識別し，どの3つの症状を使ってもカタトニアを見分けるには

表 5.4 カタトニア症状群

急性躁病	せん妄躁病	昏　迷
反響現象	興奮を伴う精神病	カタレプシー
両価性		姿勢常同
口調の変化	姿勢常同	
命令自動	カタレプシー	無言症
（語唱）	蝋屈症	拒絶症
（姿勢常同）	語唱	
（衒奇症）	命令自動	

（　）内はまれに認める症状

十分であった。

　カタトニアの発生率は，慢性統合失調症の 225 人の無作為抽出されたコホートで横断的評価をされ，27.6% が DSM-IV クライテリアに合致した[39]。カタトニア群では，陰性症状，アキネジア，疾患重症度が，非カタトニア群より高かった。因子分析では，無動－無言，衝動性，衒奇症－常同症，命令自動が，因子として確認された。結論として，カタトニアは統合失調症において独自の症状群を構成していたが，独立した統合失調症緊張型の妥当性は立証されなかった。

　因子分析はカタトニアの多様な症状が一群としてまとめられることを示している（表5.4）。これらの分析によりカタトニアにいくつかの亜型があることを発見できるだろうか？　我々は，以下の3群をこれらの因子分析研究から抽出した。

　抽出されたカタトニア症状のパターンは，臨床経験と合致している。昏迷のパターンは古典的なカールバウム症候群に一致している。妄想／せん妄躁病のパターンは簡単に見分けられるが，精神病性症状の強さが動揺し，興奮が強くなったり弱くなったりする。一度観察されたカタトニア症状が消退しても，例え数時間そうだったとしても，患者がもはやカタトニアではないことではない。対照的に，急性躁病患者に見られる症状においては，通常検者がその症状をあえて探さなくてはならない。これらの症状が存在すると，診断及び治療においてカタトニアの他の症状パターンと同じであることを示す。

評価尺度

　精神薬理学的な関心と体系的に転帰を評価する必要性より，重要な症候群を構成する個々の症状を同定し評価するために行動評価尺度が開発された。初めて評価尺度が用いられたのは気分と思考障害を評価するためだった。Hamilton Depression Rating Scale や Brief Psychiatric Rating Scale のように，開発されてから 40 年後でも研究に幅広く使われている評価尺度もある。後に運動障害的な関心により，パーキンソン病[40]，遅発性ジスキネジア[41]，アカシジア[42]，運動制止[43]の評価尺度が開発された。運動障害の評価尺度のメリットと限界の詳細な考察は，Sachdev (1995) により発表されている。カタトニアの評価尺度については，カタトニアの運動症状のリストは 1924 年には報告されてはいたが，より最近になり開発された[44]。最近の評価尺度の例は付録Ⅰにある。

　明確にできる様々な運動症状は，様々な妄想と同様に広大である[45]。ほとんどすべての評価尺度は Kahlbaum により報告された症状から始まっている。各々の研究グループはカタトニアを自分たちの理解に基づいて定義し，症状リストの項目を作成した[46]。17 個の運動症状は，Kahlbaum の症例報告に見出せる。他の研究者による評価尺度には 21 個から 40 個の症状が含まれている[47]。

　1996 年から 2000 年に発表された 3 つの評価尺度での，評価者間信頼度は各評価尺度内でも尺度同士でも良好であった。例えば，4 人の評価者が Bochun-German 評価尺度を使って 71 人のカタトニア症例を調査すると，対相関関係は 0.96 から 0.97 と報告されている[48]。Frankfurt 大学評価尺度の評定者間信頼度はすべての個々の項目で約 0.9 であった[49]。Stony Brook 評価尺度では評定者間信頼度は 0.9 である[50]。

　評価尺度により，我々は探すべきカタトニア症状を忘れないですむ。治療中の変化を観察し，有病率の比較研究ができ，亜型を区別するためにも使われる。制止型と興奮型の特徴や MC と NMS の重複を見極めることにも使える。評価尺度は，学生にカタトニア症候群の診察や診断を教えるために使われる教育的なツールにもなる。

〔脚注〕

1 *Mit Recht aber sagt Kahlbaum, dass in allen Stadien dieser Krankheitsform (sc. der Katatonie) die charakteristischen Symptome so auffallende sind, dass eine Verwechselung mit anderen Krankheitsformen nicht wohl möglich ist, wenn man die Krankheitsform der Katatonie als solche überhaupt einmal anerkennt und kennen gelernt hat. Und ich möchte diesem Satze noch einen zweiten, freilich zunächt völlig subjectiven hinzufügen, dass nämlich nicht nur die einzelnen Symptome, welche Kahlbaum mit Meisterschaft gekennzeichnet, so charakteristisch sind, sondern auch das Totalgepräge, welche die Kranken darbieten.* Neisser, 1887: 84–85.
2 Kraepelin, 1976.
3 Coded as 000.x23, and 300.2. American Psychiatric Association, 1952.
4 American Psychiatric Association, 1994.
5 Ahuja, 2000b.
6 McHugh and Slavney, 1998.
7 Cooper et al., 1972.
8 Glassman et al., 1975; Kantor and Glassman, 1977; Avery and Lubrano, 1979; Kroessler, 1985.
9 Coded in the fifth digit as "4".
10 Lipowski, 1990.
11 Delirium is coded as 293.0 in DSM.
12 Fink and Kahn, 1961.
13 Klein and Fink, 1962a,b; Fink et al., 1964.
14 Klein, 1964, 1968; Pollack et al, 1965.
15 Fink et al., 1965.
16 Rogers, 1991, 1992.
17 Kraepelin, 1919.
18 Morrison et al., 1973; Morrison 1973.
19 Velek M and Murphy HB. The changing profile of catatonia: 1890–1970. Personal communication, 1979.
20 Stompe et al., 2002.
21 Leonhard, 1995.
22 Healy D. Incidence of catatonia in India and Wales, using the Stony Brook catatonia rating scale. Personal communication, May 12, 2000.
23 HCIA, 1998. The records of in-patient discharges from one-third of the non-Federal U.S. hospitals for the period October 1996 to September 1997 are coded by ICD-9-CM criteria. For comparison, the same records report 73,557 patient dis-

charges for appendectomy, 72,539 for CAT-scan of the head, 16,439 for MRI of the head, and 84,728 for spinal tap. The numbers discharged with senile-presenile dementia [290.x] is 12,600 and for alcoholic psychoses [291.0] is 21,167.
24 HCIA, 1998.
25 American Association of Suicidology, 1999/1998.
26 Cohen et al., 1999.
27 Thakur A, Jagadheesan K, Dutta S and Sinha VK. Incidence and phenomenology of catatonia in children and adolescents: A descriptive study. Personal communication, August 2001.
28 Bush et al., 1996a
29 Bush G, Petrides G, Kaplan R, Fitou A, Balkunas M, Lerman M and Francis A. Excited and retarded catatonia. Personal communication, 1999.
30 Bush et al., personal communication, see endnote 26.
31 Hinsie, 1932a,b.
32 Hearst et al., 1971; Peralta et al., 1997.
33 Bush et al., 1996a, 1997.
34 Malur C. and Francis A. Prevalence and features of catatonia in a chronic psychiatric population. *Schiz Res.* (Submitted.)
35 Abrams et al., 1979.
36 Northoff et al., 1999b.
37 Peralta and Cuesta, 2001a,b.
38 Lund et al., 1991.
39 Ungvari et al., 2001b.
40 Webster rating scale for parkinsonism. (Webster, 1968).
41 Abnormal involuntary movement scale (AIMS). (Guy, 1976).
42 Akathisia rating scale. (Braude et al., 1983; Barnes, 1989).
43 Depressive retardation rating scale. (Widlocher, 1983).
44 Guiraud, 1924; Steck, 1926; Bonner and Kent, 1936.
45 Rogers, 1991. *Note 17, Chapter 1.*
46 Taylor and Abrams, 1977; Gelenberg, 1976; Lohr and Wisniewski, 1987; Rogers 1991, 1992, (modified by Lund et al., 1991 and McKenna et al., 1991); Rosebush et al., 1990; Bush et al., 1996a,b; Melo M. Catatonia: Symptoms, diagnostic criteria and concepts. Personal communication, May 27, 1998. Northoff et al., 1999b; Bräunig et al., 2000.
47 The number of items in different rating scales are: Bräunig et al., 2000 (21); Bush et al., 1996a (23); Lohr and Wisniewski, 1987 (27); Lund et al., 1991 (36); Northoff et al., 1999b (40).
48 Bräunig et al., 1998, 2000.
49 Northoff et al., 1999b.
50 Bush et al., 1996a.

6

カタトニアの治療：過去

知識とは，固定したものではなく，人類が過去や未来と共に発展してゆく，1つのステージであるにすぎない。

Neil Postmann,1992

Kahlbaum による 1874 年の治療法の記載を読むと，今日の治療の素晴らしさが分かる[1]。患者は数カ月から数年間罹患して，異常な感情的または外傷的体験，発熱エピソード後に，またはほとんどは特別な理由がなく回復する。Kahlbaum は自書の「治療」という章で，自らの経験の不十分さをわびている。

やっと私は，予後や治療といったより実践的なことに辿りつくことができた。新しい疾患を提唱することで，古い治療を中止させ，正しい治療を考案するために，多元的で正確な実験的研究を促すことを目論んだので，治療については本当に最後になってしまった。

Kahlbaum は入院治療を勧めている。

治療の詳細については，特別な薬はなく，他の精神疾患のように今までの経験からは，全体としてやや悲観的であることを強調せざるをえない。

強壮剤は有効である。

治癒した症例では，鉄とキニーネの使用し，食事と患者の日課の調整（必要

な場合には患者の意思に反しても実行する）と組み合わせると，効果的であったようにみえる。

Kahlbaum は，瀉血，下剤，食事の水分を抜くこと，温泉浴には反対した。

"反対"の観点に基づく薬物や治療法，つまり以前すべての精神病に幅広く取り入れられていた，患者を衰弱させる治療は，カタトニアには絶対的に禁忌であることは自明である。

Kahlbaum の確認では，

　　昔の学校での上質の薬である少量の酒石酸塩アンチモンや頭蓋骨や頭に使われる劇薬（酒石酸塩アンチモン軟膏，クロトン油）は，どの段階においても，まったく効果がない

そして，ベラドンナ，酸化亜鉛，臭化カリウム，アヘンは効果がないことを示し，革新的な考えにひきつけられた。

　　一方，誘導電気と流動電気には治療的に大変重要な方法があると思われる。しかし，適応になる時期はまだ確立されてはおらず，多くの例で治療効果は病態生理学的ではなく心理的に説明されている。

1912 年のカタトニアの広範なレビューでは，効果的な治療は存在しないと結論づけられた[2]。August Hoch が，1921 年に「良性昏迷：新しい躁うつ反応型の研究（Benign Stupors: A Story of a New Manic-Depressive Reaction Type)」のなかでカタトニア患者を記載するまで，カタトニア治療にはほとんど進歩はない。Hoch は，躁うつ病の患者を早発性痴呆と麻痺痴呆（進行麻痺）の悪性型から分離し，予後良好群とした。効果的な治療がないので，医師達は全身状態を良好に保ち，挿話性疾患の特徴である病的状態から回復への移行を期待して待ち続けた。Hoch は，患者を毎日着替えさせ，清潔を保たせ，動かして褥瘡を予防した。家族の面会が励行されたが，妄想をもっ

たり家族に怒りやすくなったりする危険があり，患者にも家族にも良くないことも気づかれていた．Hochは，患者の多くは退院が許可されると気分が改善することを観察していた．

そのような体験で私は，すべての精神障害患者の中でカタトニアの患者に限っては，適切な看護ケアが行われれば，病院より家の方が，回復が早いということはないだろうと考えた．

発熱療法

1918年のWagner-Jaureggによるマラリア発熱療法は麻痺痴呆（進行麻痺）に効くという報告により，精神障害の治療法の劇的な変化が起こった．Wagner-Jaureggは，発熱の精神障害へ有効性を20年間研究し続けた．媒介物（マラリア）により誘発される発熱とその治療（キニーネが使用できることになり，マラリア患者からの血液を注射することでマラリアを伝染することが可能になった．その治療を9人の患者に施行し，3人は治療の6週後に劇的な効果を得て，3人は改善を示し，3人はほとんど効果がなかった．Wagner-Jaureggは，誘発された熱に治療的効果があると判断した[3]．身体疾患へ反応した自己防衛を起こすことで，精神障害の患者救われたという解釈により，睡眠療法（Klaesi 1922），インスリン昏睡療法（Sakel 1933），化学物質によるけいれん療法（Meduna 1934），ロボトミー（Moniz 1935），電気けいれん療法（Cerletti 1938）という身体治療が開発された．

発熱療法はカタトニアに施行されたのだろうか？　発表された臨床報告を総合すると，314人が発熱療法を受け，精神障害での感染症や誘発された発熱の有効性については，301人の治療者の意見が調査されたが，カタトニアへの発熱療法についての特別なコメントはなかった[4]．気分障害の患者への発熱治療の記述から，その有効性を察すると，明らかな感情障害を示した242患者中，104人（43%）が感染症を合併時に著しい改善がみられた．感情障害の症状があったと考えられる72人の患者中，68人（94%）は著しい改善がみられた．発熱に反応する患者は，気分の障害はあるが感情的には正常であり（つまり，患者は感情鈍麻していなかった），40歳以下で，持続期間

が 2 年以下の,急性発症の挿話性疾患を患っていた。一般の身体疾患に伴う,強烈で持続的な発熱が最も効果的だった。

感染症合併に引き続いて起こったカタトニアの回復例を記す[5]。

症例 6.1

20 歳の男性。短期間の精神高揚と 18 カ月以上の重症うつ病の反復がみられた。高揚期には,食欲が亢進し,落ち着きがなく,下品な言葉を使った。うつ病期には,カタトニアの特徴を伴う昏迷,無動状態が続いた。言われたことの正反対をやる抵抗症が顕著だった。例えば,首を曲げるように言われると首を伸ばし,手を伸ばせと言われると手を曲げ,前かがみになれと言われると弓なりになり,口を開けと言われると歯を硬くし,口を閉じた。カタトニアの経過中に大葉性肺炎を合併した。肺炎は典型的な経過をとった。発熱が最高の時に,精神症状は明らかに落ち着いていた。制止現象,外部の刺激に拮抗する行動,無動は,次第に軽快した。昏迷もうつ病もなくなった。

この患者は,肺炎による高熱中に完全に回復した。この報告の時点では,7 カ月間カタトニアの再発はなかった。

New York 神経学会で神経学の専門医が,発熱による精神病の寛解について報告した[6]。

寛解は躁的昏迷やうつ状態やカタトニアでもみられた。すぐに明らかにされたのは,寛解はうつ病の症例で持続し,統合失調症の症例で一過性であったことだった。

New York の Poughkeepsie にある Hudson River 州立病院の院長の報告では,

20 歳の男性が 1934 年 3 月に急性カタトニア反応を呈し入院した。衝動的,攻撃的で,幻聴から,催眠術にかけられラジウムの毒を飲まされていると思い込み,カタレプシーもみられた。入院 6 カ月後,胸膜炎を伴う肺結核を起こし,同時に精神障害が改善した。後に良好な転帰をとり,1936 年 5 月にかなり改善した状態で退院した[7]。

他には Michigan の Traverse 市立病院の医師による報告がある。

　発熱と精神病の関連した症例がみられる…。我々は最近，早発性痴呆のカタトニア型の一例を体験した。症例は，病勢は活発で，強い希死念慮があり壁に頭を打ちつけていた。その後に，広範な頭皮の膿瘍が出現して 41.1 度の熱発をした。発熱は約6時間から8時間続いた。発熱がおさまると精神症状はかなり改善していて，それ以来 2, 3 カ月間，その改善を保った。妄想的な考えにより，多少なりとも精神的な葛藤はあったが，病勢も衰え，希死念慮もみられなかった。私はそのような現象のほとんどが躁うつ病でみられたと思う。この患者群では寛解はかなり持続した。統合失調症群では寛解は一部であったが改善がみられ，てんかん群では改善はみられなかった[8]。

　同様に誘発された発熱で治癒した症例が，報告されている。反復性のうつ病の女性が，無言症，引きこもり，筋強剛（症例 2.6）を示した。静脈血栓症と肺塞栓は1週間の高熱を引き起こした。高熱が治まると，カタトニアも治った。1年後，無言症，引きこもり，拒絶症，姿勢常同，筋強剛，爆発性言語を伴う，うつ病とカタトニアが再発した。これらは，薬物治療に反応せず，再発して2カ月後に ECT に同意し，その症候群は軽快した。

バルビツレート

　morphine, hyoscyamus（ヒヨス属），scopolamine, chloral hydrate（抱水クロラール），sodium bromide（臭化ナトリウム）が多くの鎮静剤から，カタトニア患者を治療するために使われた。1903 年にバルビツレートが発見されて，その睡眠を誘発させる効果が，治療に使われた。スイスの精神科医 Jakob Klaesi が，持続睡眠療法（Dauernarkose）を開発した[9]。患者は，1日のほとんどを睡眠し，周期的に食事，清拭，トイレのために起こされた。治療は何週間も続けられ，多くの患者が回復したが，高い死亡率がその使用の障害となった。

　カタトニアをバルビツレートで治療することは，1930 年に Wisconsin 州の Madison で W. J. Bleckwenn により報告された[10]。amobarbital の 5% 溶

解液を 0.5 から 1.0 g 静注すると，2 から 8 時間の深い睡眠が起こる。W.J. Bleckwenn は，一過性だが劇的な効果を 3 例のカタトニア患者で報告した。

症例 6.2

A.G. 年齢 35 歳。体重 30 キロ。緊張型の早発性痴呆で，2 年間経管栄養を施行されていた。病院へ来る前の約 1 年間，少なくとも 10 回の二酸化炭素と酸素での麻酔を受けていた。その麻酔後に 5 分から 15 分間普通に話して，カタトニアに戻った。「彼女は 0.48 g の amobarbital を投与され，4 時間眠り，その後 2 時間質問に答え，6 カ月間ヨーロッパに行っている（事実）間に主治医がいなくなったと言った。時，場，人の見当識は完璧であり，1 年前の二酸化炭素と酸素の麻酔を覚えており，完全な記憶と洞察があった。しかし，食べることを拒否し経管栄養をされていた。夜中眠り，午前 6 時に起き，死のうとしているといった。経管栄養をされ次の日にも同じ反応をした。この患者は筋拘縮のために完全に力を緩めることはできなかった。」

Bleckwenn 医師による 2 人目の患者も，一過性ではあるが，劇的な amobarbital による効果をみせた。

症例 6.3

T.W. 33 歳。緊張型早発性痴呆。妊娠後の 1 年前に幻覚妄想を伴って発症し，気が動転し家から逃げ出そうとした。その後，強情になり，抵抗し，食べるのを拒否した。体重が 6 カ月で 59kg から 36kg に減少した。4 カ月間，カタレプシーを伴う昏迷状態で経管栄養をされていた。

0.48 g の amobarbital が静注された。患者は 4 時間眠り，3.5 時間うとうとした，それからコップ一杯の水を求め，一杯のミルクを飲んだ。その日の午後から行われているフットボールの点数を尋ねた。自分の赤ちゃんにも会いたがり，話したがった。その後リラックスして，4 時間睡眠した。起きると，拒絶症を示したがカタレプシーはみられなかった。毎日 amobarbital が投与された。静脈注射を拒否し，睡眠時に経管で栄養されたが，覚醒時にもかなりの栄養を摂った。

この患者では abmobaribital の毎日の静注でその効果が延長してきたが，一過性だった。Bleckwenn は 3 人目の患者を報告している。

症例 6.4

J.L. 20 歳の大学生。カタトニア興奮が，錯乱，無言症，拒食を伴って急性発症した。3 週間後には活発な幻覚，奇妙な姿勢，しかめ顔を伴う著しい興奮に移行した。自分のベッドに火をつけて，火事だと叫んだ。

0.6 g の amobaribital が投与された。睡眠に入る直前，自分は今ひどい状態であることが分かっており，2 月には学校に入るために回復したいと語った。覚醒時，普通に行動し，最近の話，自分の病気，学校，将来の話をした。覚醒期間は約 2 時間続いた。短い眠りの後に，興奮状態にもどった。これを書いている今は，追加の治療で同様の反応をとり，興奮状態は少なくなっている。

これらの症例は，とても説得力があり，amobarbital をカタトニアの治療（興奮型も制止型も）に使うことが勧められる。amobarbital の使用は，精神分析医に特に興味をもたれた，なぜなら，分析において重要視される無意識に到達するための手段として，バルビツレートは考えられたからであった。無言症，拒絶症，常同症は，患者の無意識の考えが現在の行動に侵入した症状であると解釈された。

McCall らは 1992 年にカタトニアによる無言症を呈する長期罹患患者で，amobarbital の効果を評価した[11]。患者の半分は，静注を繰り返すことで軽快し，その後，基盤となる精神障害や一般身体障害へ向けた治療を施行することができた。

ベンゾジアゼピン

バルビツレートの使用は，神経中毒性合併症，薬物依存，過量投与による死亡を合併する。1958 年に chlordiazepoxide が開発され，それ以後 diazepam, lorazepam, midazolam, zolpidem などより高い安全性の薬に変わってきた。これらの薬物はやがてカタトニアに有用な治療になった[12]。

lorazepam を投与するとカタトニアは軽快し，ベンゾジアゼピン拮抗薬

(flumazenil) の静注により，カタトニアが再発する実験的研究は示唆に富んでいる[13]。

症例 6.5

42歳の主婦が，虚無感，運動抑制，不眠，体重減少，無価値感を伴う，うつ病で入院した。過去10年間に7回のうつ病エピソードがあった。入院時，maprotiline の投与が中止された。

1日後，無言で昏迷になった。一般身体的，神経学的，ラボデータ上に異常はなかった。経口で 2.5 mg の lorazepam が，投与された。50分後，すべての症状は回復し，退院を願い出た。

インフォームド・コンセントの上で，0.7mg の flumazenil 静注が施行された。ほとんど直後にふらつき，吐き気，不安，家族の事故に関する恐怖を訴えた。これらの恐怖は，鮮明であって，2分以内に，再び無言と昏迷になって，ほとんど2時間その状態が続いた。

その夜は良く眠れたが，覚醒時に無言と昏迷であった。経口の lorazepam 1.5mg が，再び投与され，約60分後に 0.3mg の flumazenil が投与された。各薬物の効果は，前日に観察されたものと同じだった。

lorazepam（1回1.25 mg を1日4回投与）が処方され，症状は寛解した。lorazepam の用量は次第に減らされ，carbamazepine が長期再発予防のために加えられた。フォローアップ中，lorazepam（2mg）と carbamazepine（400mg）で，寛解を維持していた。

急性疾患の患者でのカタトニアへのベンゾジアゼピンはほとんど常に有効である。しかし，慢性疾患の研究では，lorazepam はカタトニア症候群を改善しなかった。これらの患者は平均年齢44歳で発症年齢は18から23歳であった[14]。最もよくみられたカタトニアの症状は，常同症，姿勢常同，衒奇症，保続，引きこもり，しかめ顔，一点凝視，拒絶症であった。これらの症状は治療では変化しなかったが，用量が1日6 mg 以下に制限されており，今日推奨されている 12-20 mg よりかなり低かった。他の研究では，慢性型のカタトニア患者は高用量の lorazepam に反応している[15]。長期のカタトニア状態を示す患者にも，けいれん療法が奏功する可能性がある[16]。

MC/NMS の治療における lorazepam の効果が，Fricchione ら（1983）による 4 人の患者の報告で明らかにされた。どの患者も一般の身体疾患のために入院し，興奮性せん妄を呈し，haloperidol か trifluoperazine で治療中に，MC/NMS が起こった。抗精神病薬を中止し，対症療法，lorazepam 静注で MC/NMS は軽快した。著者らは lorazepam の効果と半世紀前に報告されていたバルビツレートの効果を比較した。これらの患者の 1 人を報告する。

症例 6.6

　43 歳のリウマチ熱の既往がある男性。選択的大動脈及び僧帽弁置換術のために入院した。手術は，うまくいったが術後 9 日で不安，拒絶的，無言，恐怖，押し付けがましく，誇大念慮，性的逸脱を示し，幻聴を訴えた。うつ病による多くの入院歴があり，ECT が奏功していた。

　haloperidol が，10 mg 筋注で 20-40 mg 静注で施行された。翌日には蒼白，発汗多量，無言，歯車様筋強剛，舌を突き出し，姿勢常同，蝋屈症，後弓反張を示した。体温は 38 度まで上昇し，白血球増多症で，血圧は 175/90 mmHg であった。頻呼吸，頻拍で，diphenhydramine の静注は，効果がなかった。

　数時間後，lorazepame の静注を施行すると，すぐに開眼し，簡単に会話でき，歩くことができた。異常な運動及び自律神経症状が 2 時間以内に消失した。翌日，行動上の異常はなかった。12 時間毎の経口 lorazepam 2mg で寛解は維持され，回復 6 日後に退院した。

インスリン昏睡療法

　インスリン昏睡療法は，1933 年に早発性痴呆の患者の治療に取り入れられた[17]。発熱療法と睡眠療法に続く身体治療であったので，毎日昏睡を起こさせると，50-80％の患者が軽快するという効果に多くの期待が集まった。はじめは，1 日 1 回で計 10 回の昏睡が適切であるとみられていたが，昏睡の回数は，1 コース 50 回まで増え，それが 1940 年代後半までには標準的な治療になった。回数を増やしたにも関わらず，回復率は低く，5-30％であった。遷延性の昏睡と持続性の発作のリスクもあり，死亡率もばらつきが多く，患者の死亡率は 2-30％と報告されていた[18]。インスリン昏睡療法の開始時よ

り，その有効性と安全性に対する疑問が浮上していた[19]。しかし，重症精神病に対するそれより有効な治療がないので，主要な精神病院でインスリン昏睡療法は行われていた[20]。インスリン昏睡療法の適応は，パラノイア，妄想，誇大念慮，興奮の存在であり，特にカタトニアについての報告は発表されなかった。

バルビツレートによる昏睡の治療効果とインスリンによるものとを比べた研究では，その転帰に差がなかったと報告された[21]。

chlorpromazineが開発されて，有効性が比較研究された[22]。インスリン昏睡療法に照会された統合失調症の患者を，無作為にインスリン昏睡（12週で50回の昏睡）か，chlorpromazine（1日2gまで；12週間で平均800 mg）に割り振られた[23]。60人の患者がこの研究に参入し，30人の患者がインスリン昏睡療法を受け，5人（17%）が回復し，15人（50%）が改善した。chlorpromazineの患者では，6人（20%）が回復し，17人（57%）が改善した。インスリン昏睡療法の結果は，以前の研究と同じであった。317人の患者が，1950年に同じ病院から退院したが，そのうち48人（39%）がインスリン昏睡療法を受けていた。退院時，7人（14%）が回復し，9人（19%）が改善していた。この結果は，ECTに照会された107人のうち，42人（39%）が回復し，29人（27%）が改善した結果と比較された[24]。

chlorpromazineが精神病を急速に軽快させるので（ECT以上ではないとしても），インスリン昏睡に比べて安全性が高く，費用が安いこともあり，インスリン昏睡療法は急速に廃れ，次第にインスリン昏睡専用の施設は他の治療するためのものへと変えられた。

けいれん療法

Laszlo Medunaによってカタトニア治療での重要な進歩がなされた。Medunaは，発作を誘発することは早発性痴呆の患者に効果があることを，初めて示した。偶然にも，初めて治療された患者は，早発性痴呆の緊張型であった。camphor（樟脳）油の筋注で，発作が誘発されたが，まもなくpentylenetetrazolの静注がより安全な発作誘発薬として用いられた[25]。

Medunaは，Budapestのハンガリー神経学会で，剖検脳の調査からけいれ

ん療法の考えを思いついたことを発表した[26]。Medunaは，てんかんの既往があり死亡した患者ではグリア細胞が多く，一方，早発性痴呆の既往があり死亡した患者ではグリア細胞が少ないことを観察した。ある疾患が他の疾患による障害の治療に使用されるというを和らげるために使われるという論理（マラリア熱による進行麻痺の治療からの考え）に従って，Medunaは安全にてんかん発作を誘発できる方法を探した。

　1934年の1月24日。30歳のBudapestの労働者は樟脳油を注射された。患者は，早発性痴呆緊張型と考えられ4年間入院していた。無言でほとんど昏迷状態であり，全介助が必要だった。45分後に患者は発作を起こし，生き延びた。

　どの頻度で発作を誘発するかについてのガイドラインがなく，Medunaは，進行麻痺でのマラリア熱療法のスケジュールを採用した。樟脳を3から4日間隔で注射した。5回目の発作の2日後に，患者は覚醒し，周囲を見回し，自分はどこにいるのかと尋ね，ベッドから出て，朝食を求めた。4年間入院中だったことが，患者には信じられなかった。その間に起こったことを何も知らなかった。その日のうちに再び昏迷に戻った。

　次の3回の発作毎に，次第に長い間覚醒できるようになった。8回目の注射後に，カタトニアが十分に良くなり，家へ帰り仕事に復帰した。5年後，Medunaがヨーロッパからアメリカに行く時にも，患者は元気に働いていた。

　その後も，Medunaは早発性痴呆の5人の患者を治療し，すべて回復させた。進行性に悪化し，回復の望みのないと思われていた疾患で，他の治療はすべてうまくいかなかったので，けいれん療法は斬新であった。

　しかし，樟脳の注射は痛みを伴い，苦しく恐怖に満ちた30分以上の時間を待った後に発作を起こした。pentylenetetrazol（Metrazol）の注射はすばやく発作を誘発するが，不発発作や不十分な発作，パニック発作，遅発性発作，骨折を起こした。その危険を減らす方法が探られた。

　イタリアの研究者が化学物質を電流に変え，発作を誘発する方法を開発した[27]。39歳の男性がRomeの大学病院に，2回目の興奮を伴う精神病性躁病のエピソードで，入院した。発作は，1938年4月11日に電流を頭部に加えて誘発された。発作は，Metrazolにより誘発されたものと同じく効果的であり，治療の簡便さにより，急速にECTは現代のけいれん治療の中心として確

立された。

ECTは，悪性カタトニア，うつ病，躁病，精神病，神経中毒状態にも非常に有効であり[28]，それを報告する文献は広範に及び，症例経験はこの本の至るところに記載されている。

他のカタトニア治療

抗精神病薬は，1954年に導入されて以来，直ちに統合失調症の治療として確立された。統合失調症の緊張型は，統合失調症のほかの亜型と違わないという考えのもとに，抗精神病薬はすべての亜型で，広くその治療に使われた。抗精神病薬で治療された患者の多くは，特にhaloperidolのような高力価の抗精神病薬が使われた場合，急性中毒反応を起こした。そういった症例は，この本に多く書かれており，文献からの引用も多い。確かに，我々の経験でも，抗精神病薬（新しい非定型抗精神病薬を含む）の投与はMC/NMSを促進する危険があり，使用することを止めた。

しかし，MC/NMSへ効果がないにもかかわらず，抗精神病薬を使用した報告がある。抗精神病薬は，ベンゾジアゼピンを含む多くの処方の一部として，投与されることが多い。無言症，無動，拒絶症といった症状が長年持続していた患者に，risperidone 6 mg/日が反応したという報告がある。この用量が減量されるとカタトニアが再発し，risperidoneの用量を戻すと，カタトニアは再び軽快した[29]。思春期のカタトニア患者が，何カ月にもわたってのolanzapine, lorazepam, valproic acidの治療に，ゆっくりと反応した[30]。この報告は，risperidoneや他の抗精神病薬でMC/NMSを起こしたとする多くの報告と反対の結果である[31]。

carbamazepine, amantadine, valproic acid, biperidine, alcoholが，カタトニアを改善させることが報告されている。carbamazepineは，sulpirideによりMC/NMSを起こした患者に奏功した[32]。carbamazepineが経鼻胃管により投与されると，2人の患者で，MC/NMSが2日後に軽快した。その後，その二人の患者とも，精神病はhaloperidolで治療され，数週間以内に安定した状態で退院した[33]。MC/NMSの2人の患者では，carbamazepineにより迅速な回復を示したが，中止すると再発した[34]。2001

年の報告では，DSM-IV で診断されたカタトニアの9人の患者では，carbamazepine は，ベンゾジアゼピンと効果は同等であった[35]。患者らは2mg の lorazepam の筋注を受け，反応が1，2，24，48時間毎に評価され，反応者，部分反応者，非反応者に分類された。9人中6人は，lorazepam に2時間以内に良好な反応を示した。すべての患者が，その後 carbamazepine（600-1200 mg/日で10日間）で治療された。4人が治療開始6日以内に完全寛解した。1人は部分反応，4人は改善しなかった。著者らによると，2人の患者では他の精神症状にも奏功し，1人の患者では精神障害の既往歴や現症の所見は全く見つけられなかったと記している[36]。

一方，carbamazepine の投与[37]や中止で[38]カタトニアが起こった報告もある。

同様の経験は amantazine でも報告されている。amantazine はカタトニアを軽快させるが[39]，中止するとカタトニアを促進する[40]。

最近の報告では，valproic acid が，入院歴が多い興奮性の緊張型統合失調症の男性に，効果を示している[41]。その患者は，高用量の単剤治療（4000 mg/日）がなされ，カタトニア症状が30％減少し，lorazepam を加えるとカタトニア症状が90％減少した。

biperidine 静注は，11人中10人のカタトニアに効果があった[42]。用量は30分毎に5から15 mg まで増やされた。

1930年代にロシア人の著者らは，ethyl alcohol でカタトニア昏迷を治療したことを，報告している[43]。40％のブランデーを口から15 ml ずつ3-6分毎に投与した（1-2時間で150-400 ml）。経口投与ができない時には，20％の alcohol 溶解液を，100 ml から500 ml の様々な量で20分から60分で静注した。昏迷の7人すべてに奏功したと報告された。

1877年には，硝酸アミルの吸入で，26歳の事務員が呈した妄想を伴う持続性のカタレプシー状態が改善したと報告された。初めての吸入を行ってから数時間だけ，効果が見られたが，繰り返し吸入すると精神疾患は改善した[44]。

カタトニア昏迷の患者は，経頭蓋磁気刺激（transcranial magnetic stimulation）で一過性に回復する。haloperidol に反応しなかった患者に，高頻度経頭蓋磁気刺激を右前頭前野に施行したところゆっくりと改善した[45]。著者らはこの患者に ECT と同様の効果が示されたと言っているが，症例で

は以下のように記している。"患者は日常活動を行い，時に笑うこともあったが，完全寛解した前に haloperidol（3 mg/日）を内服していたにもかかわらず，翌月も無言は残遺していた"。しかし，持続性の無言症は，lorazepam や ECT で適切に治療されれば，通常は数時間または数回の治療で改善する。

〔脚注〕

1 Kahlbaum, 1874, 1973.
2 Urstein, 1912: 641.
3 Wagner-Jauregg received the Nobel Prize for Medicine in 1928.
4 Terry, 1939.
5 Terry, 1939: 49. The patient is reported by Friedlander, 1901.
6 Dr. Lewis J. Doshay, cited in Terry, 1939: 66.
7 Dr. Ralph P. Folsom, cited in Terry, 1939: 67.
8 Dr. Melvin K. Knight, cited in Terry, 1939: 71.
9 Klaesi, 1945.
10 Bleckwenn, 1930; A videotape of his patients is available at the National Library of Medicine, Washington, D.C.
11 McCall, 1992; McCall et al., 1992.
12 Gelenberg, 1976; Fricchione et al., 1983; McEvoy and Lohr, 1983; Wetzel, et al., 1988; Menza and Harris, 1989; Rosebush et al., 1990; Delisle, 1991; McDonald and Liskow, 1992; Marneros and Jäger, 1993; Ungvari et al., 1994a,b, 2001a; Gaind et al., 1994; Mastain et al., 1995; Thomas et al., 1997; Koek and Mervis, 1999; Hirose and Asaby, 2002.
13 Wetzel et al., 1987.
14 Ungvari et al., 1999.
15 Gaind et al., 1994.
16 Meduna, 1937, 1985.
17 Sakel, 1935, 1938; Braunmühl, 1938.
18 Rinkel and Himwich, 1959; Rinkel, 1966.
19 Bourne, 1953.
20 Dr. John Nash (Nobel laureate in Economics in 1994) and Paul Robeson (actor and singer) were treated with insulin coma therapy. See Duberman, 1988; Nasar, 1998.
21 Ackner, et al., 1957.
22 Boardman et al., 1956;
23 Fink et al., 1958.
24 Rachlin et al., 1956.
25 Meduna, 1937. Pentylenetetrazol is commercially known as Metrazol and Cardiozol.
26 Meduna, 1985; Fink, 1984, 1999a, 2000a,b.
27 Cerletti, 1950, 1956; Bini, 1995.
28 Arnold and Stepan, 1952; Tolsma, 1967; Häfner and Kasper, 1982; Geretsegger and Rochowanski, 1987; Weller and Kornhuber, 1992b; Bush et al., 1996b; Davis et al.,

1991; Fink, 1997b, 1999a; Mann et al., 1986, 1990; Philbrick and Rummans, 1994; Rohland et al., 1993; Troller and Sachdev, 1999.
29. Cook et al., 1996.
30. DelBello et al., 2000.
31. Meterissian, 1996; Sharma et al., 1996; Hasan and Buckley, 1998; Robb et al., 2000; Sing et al., 2002; Bottlender et al., 2002.
32. Peet and Collier, 1990.
33. Rankel and Rankel, 1988.
34. Thomas et al., 1998.
35. Kritzinger and Jordaan, 2001.
36. A suggestive example of a primary catatonia?
37. O'Griofa and Voris, 1991; Nisijima et al., 1998.
38. Keepers, 1990.
39. Gelenberg and Mandel, 1977; McCarron et al., 1982; Sakkas et al., 1991; Weller and Kornhuber, 1992a; Kornhuber and Weller, 1993; Northoff et al., 1997, 1999c.
40. Simpson and Davis, 1984; Brown et al., 1986; Hermesh et al., 1989b; Coulter and Corrigan, 1990; Dalkin and Lee, 1990; Keepers, 1990; Thomas et al., 1998; Terao, 1999.
41. Krüger and Bräunig, 2001.
42. Franz et al., 1994.
43. Kantrovich and Constantinovich, 1937.
44. Kiernan, 1877.
45. Grisaru et al., 1998.

7

今日のカタトニア治療

カタトニアについてのあなたの考えは受け入れられないだろう。あなたの推奨する治療である ECT も lorazepam も特許を取れない。どちらも商売上の利益にはならず，産業界から支持は得られない。

Robert Michels, M.D.[1]

　タイミング良くカタトニアを診断しないと，適切な診断と治療が必要なうつ病，躁病，精神病の患者を病的な状態のままにしてしまう。初めの薬の選択が失敗すると，次の薬も効かない可能性が高いにも関わらず，次の薬こそ効果があるはずだと思い，治療者は患者に多くの薬剤を併用して投与する。そのような治療では，疾患を長引かせ，ひどい結果をもたらす危険性がある。

　公式に認められている治療ガイドラインが，臨床経験と食い違う場合に，治療の失敗は起こりやすい。例えば，APA の統合失調症の治療ガイドラインでは，緊張型について言及していない。緊張型の患者に，抗精神病薬を中止する必要性，初期治療としてのベンゾジアゼピンの効果，ECT の有効性が書かれていない[2]。一方，APA のうつ病と双極性気分障害のガイドラインでは，カタトニアはうつ病で起こる可能性があり，もしバルビツレートやベンゾジアゼピンの投与で急速に改善しない場合には，緊急で ECT を施行すべきであると記載されている[3]。

　幸運なことに，我々は現在の技術でカタトニアを治療できるし，多くのカタトニアの亜型を診断することができる。一度カタトニアと診断されれば，早く効果的に治療することができる。我々の治療アルゴリズムは，生命切迫性を呈する重症な患者や，疾患が遷延しており，慢性化や早期死亡の可能性が高い患者に適用される。様々な治療が，多くのカタトニア患者に試された

が，現代の治療のほとんどすべては，抗けいれん薬とけいれん療法である。amobarbital は初めての効果的な治療であり，その後，他のバルビツレートも効果的であることが判明した。これらの薬物はベンゾジアゼピンに置き換えられ，それが現在のカタトニア治療での，中心になる薬物治療となった[4]。これらの薬物治療が失敗したら，ECT の出番である[5]。これらの治療の利点はよく確立されており，この章では様々なタイプのカタトニアを治療する際の，我々のプロトコールとその論拠を記載する。

急性期治療

　カタトニア患者は，特に急性発症では，入院治療での十分なケアが必要である。7年間にわたる人口調査では，カタトニア患者は同じ年齢の一般人口に比べて，3倍の死亡率であった[6]。下層階級の死亡率は，上層階級に比べて3倍であった。公立病院に比べて大学病院では ECT を受けられる機会が多いので，この結果は真実かもしれない[7]。例えば，Illinoi 州の州立病院では ECT が認められていないし，Texas 州で ECT ができる施設は1つの州立病院のみである。

　カタトニアは，その原疾患に関わらず，治療に良く反応する。カタトニア症状の数でも，パターンでも，治療反応性は予測できない。多くのカタトニア症状を呈する患者は，2，3しか症状を呈さない患者と同等に改善する。

　カタトニア持続期間も治療の結果に影響しない。急性の患者も遷延性の患者も適切な治療で効果を得る。無言，無動の患者は，話し動きまわる患者と同等に回復する。しかし，病歴や検査所見からは，現在のエピソードへの反応が予測できる（カタトニアと併存疾患）（表 7.1）[8]。

　我々は，カタトニアの4つの主要な亜型（制止カタトニア，興奮カタトニア，せん妄躁病，悪性カタトニア／神経遮断薬性悪性症候群／中毒性セロトニン症候群）のための治療アルゴリズムを作っている。

制止カタトニア（カールバウム症候群）

　制止または昏迷カタトニアはたいてい簡単に見分けられる。患者は，遷延性の昏迷または筋強剛による硬い姿勢でいる。身の回りの世話ができなくな

表7.1 MC/NMS カタトニアで良好な転帰を示す所見

以前のエピソードでの回復
現在（または過去）の診断が躁病かうつ病
過活動，切迫した話し方，気分の不安定性
急性発症のエピソード（数日から数週間で健康な状態から完全な病的状態へ）
エピソード以前の良好な社会機能

り，脱水や体重減少が起きる。肌の手入れも不良で，臥床していれば褥瘡もできる。長期間同じ姿勢を取り続ければ，拘縮も起こる。血液の停滞は血栓症，肺塞栓から死を招く[9]。このような状態は19世紀や20世紀前半にはよく報告された。遷延性の昏迷状態を呈する患者を抱え，恐怖と不名誉でどうしてよいかわからなくなり，ひたすら耐えていた家族もある。次の症例は，家族が精神疾患にかかった時の苦労を記載している。

症例7.1

　　19歳の息子が，両親のリビングルームに長時間立ち尽くしていた。話しかけられた時だけ話し，少しだけ言葉をささやいた。「自分は考えている」と言い，促された時だけ飲食したが，その週末には体重が減少していた。夜に部屋へ連れてこられていたが，眠ったかどうかははっきりしなかった。3週間後に病院へ連れてこられた。

　　カタレプシーを伴う昏迷状態であり，命令自動を呈していた。ECT が勧められたが，拒否された。lorazepam がいくつかの症状を軽減したが，1日8 mg を超えては投与されなかった（当時はこれが適切な用量と考えられていた）。

　　最終的にECTの同意がなされた。1回目の治療後に，カタトニアの症状は軽減し，両親は息子を家へ連れて帰った。それ以上の治療を拒否し，患者は再発し，1週間後に再入院した。結局，ECT コースを受け，カタトニアは軽快した。しかし，病前からの感情鈍麻や対人関係のよそよそしさは残った。カタトニアになった時に幻聴で入院したが，今では幻聴はなくなったと語った。両親はさらなる治療を拒否し，その後は不明である。

コメント：ECTは患者のカタトニアと精神病を軽快させたが，患者の欠陥状態は残遺した。現在の標準的な治療では，この患者にはカタトニアと精神病の寛解を狙って，lorazepamの高用量投与か，ECTのより長いコースが施行されるだろう。我々は面接室で混乱した家族と面談をする時に，我々の提案が受け入れられたり，拒否されたりすることがある。しかし，この患者の両親には薬についての理解力があるにも関わらず，適切な継続治療を説得し，教育することはできなかった。

　ECTの使用に関する州の法規制，反精神医学グループによる反対活動，医療従事者とメディアがECTの実際とその有用性を知らないことから，家族にECTの有効性と安全性を分かってもらうことは，ますます困難になってきている[10]。患者や家族の教育を助け，同意のプロセスを円滑に進めるために，ビデオテープ，パンフレット，本を利用することができる[11]。

　現在の治療が利用できる以前は，患者は数週間，数カ月間，数年間，昏迷や興奮のままだった[12]。今日，カタトニアをよく知っている医師の診察を受ければ，患者を1日以上カタトニア状態のままにさせることはない。

　制止が強く，しばしば昏迷になるカタトニア患者には，脱水，栄養，体位交換，スキンケアといった，注意深い看護が必要である。患者は，毎日着替えさせ，グループ活動へ参加させるべきである。家族の見舞いも勧められ，患者の反応は乏しいが，家族や友人や医療従事者は，会話などのコミュニケーションを試みるべきである。カタトニアの患者が回復した時に，しばしば昏迷中の出来事を口にする。患者らは，会話の詳細を語り，答えることができなくても，話しかけてくれたスタッフに感謝する。「何が起こっていたか分かっていた。ただ何も言えなかった…。動けなかった」と患者は言う。

　神経中毒反応により患者が悪化するのを防ぐために，抗精神病薬の治療は中止する。非定型抗精神病薬はNMSを誘発しないと思われているので，定型抗精神病薬より非定型抗精神病薬の方が安全であると思っている著者は多い。彼らは非定型抗精神病薬は安全に続けられると思っている。しかし，十分な使用経験がある非定型抗精神病薬では，どれもNMSが報告されている[13]。

　心血管系を良好に保つために十分な輸液は有効である。500-1000 mlの水分と電解質を，1日に1-2回中心静脈や末梢静脈から輸液する。患者が食べられない場合，食前にlorazepam（1-2 mg）を30-60分かけて点滴すると，

水分や食物の摂取が促進されて，胃管や輸液や時には胃瘻からの強制的な方法を取らずとも，身体状態が維持される[14]。lorazepam 点滴のすぐ後に，患者は介助の下に飲食する。それから1，2時間以内に昏迷状態にもどる。この方法は，カタトニアが軽快するまで，1日に数回繰り返すことができる。

　もしカタトニアの特異的原因がみつかったら，その治療が優先される（例，非けいれん性てんかん重積状態）。もし特異的原因がなさそうな場合，昏迷の患者はバルビツレートとベンゾジアゼピンで治療され，これらの薬物は必ずしも有効ではないので，同時に ECT が必要かどうかが判断される。同じ薬理学的特徴をもつ他のベンゾジアゼピンも有効ではあるだろうが，多くは lorazepam と diazepam についての経験が，報告されている。21人のカタトニアの患者を oxazepam か lorazepam で治療した二重盲交差研究では，両方の薬物とも初回投与で，有効な治療反応を示した。しかし，lorazepam による治療反応は，より持続した。薬物動態作用時間が長いことによるためだろう[15]。

　lorazepam は初めに1日 3-4 mg 投与される。もし患者がその用量に耐えられて，カタトニアは2日後に軽快していなければ，倍の用量が投与され，徐々に1日 8-16 mg に増やされる。もし数日後に，カタトニアがよくなる徴候がないか，薬物によっても一過性にしか効果がなければ，ECT が第一選択になる[16]。慢性疾患や持続性のカタトニア症状を持つ患者でも，ベンゾジアゼピンに反応する可能性は低く，ECT が第一治療になる[17]。

　制止カタトニアに，発熱や重症の自律神経失調が伴う場合には，しばしば悪性の転帰をとる。次にその治療について記す。

カタトニア興奮の患者

　カタトニア興奮の患者は，せん妄躁病（ほとんどすべてがカタトニア症状を示す）の患者や，発熱カタトニア状態の患者であるが，様々な重症度がみられる。臨床的には，過活動，多弁，多幸的，誇大的，易怒性であることが共通している。カタトニア興奮の患者は，入院患者の日常生活を台無しにし，ミーティングを中断したり，会話に割り込み，命令をし，病棟から逃げ出そうとする。自傷他害の恐れがあり保護する必要がある。注意をそらそうとしたり，自室や静かな部屋に活動を制限したりしても，しばしば言うことを聞

かず，身体拘束や隔離室が必要になる。

　そのような興奮状態の病因は多くある。抗コリン薬誘発性せん妄やアルコール中毒症候群のような特定の原因が考慮される時は，これらの状態の治療が優先される。もしそのような原因が考えられない時は，鎮静剤の治療が第一選択であるが，高用量が必要になる。患者に高用量の頻回の投与が必要になることは珍しくない。通常のプロトコールは1-2 mgのlorazepam(5 mgのdiazepam)を20から30分毎に，lorazepamが数時間以内に10 mgまでに（diazepamでは40 mg）まで投与される（amobarbitalでは0.5-1 gを数時間毎に静注）。著しい症例では，全身麻酔が必要になる（症例7.2）。

　高力価の抗精神病薬，特にhaloperidol，は興奮や攻撃的な行動を弱めるためによく使われるが，これらの患者では使用するとMC/NMSが起こる危険がある。MC/NMSの症例報告の半分以上が，haloperidolで起こったものであり，残りも他の高力価の抗精神病薬と関連していた[18]。中毒反応は，特に脱水の患者や，高用量のlithiumを投与されていた患者でも，起こりやすい。haloperidolとlithiumの併用による神経中毒性の報告は，初めは特殊な神経中毒症候群と解釈された[19]。しかし，原著論文によると，両方の薬物とも高用量で，患者は急性の疾患であった。併用使用の注意が喚起されたが，併用でのさらなる臨床経験では懸念される事は起こらず，多くの患者で薬物併用を安全に受けることができた。その結果，MC/NMS症候群の原著論文が再調査され，その症例では，併用治療に対しての特殊反応というよりむしろhaloperidolがMC/NMSを誘発したと思われた[20]。発熱しているか，カタトニアの既往がある躁病患者は，haloperidolや他の高力価の抗精神病薬で，MC/NMSになりやすい。

　我々は，興奮患者を鎮静する際には，ベンゾジアゼピンやバルビツレートを使うことを好む。これらは効果的であり，よく監視されていればリスクは少ない。それらの薬物は，MC/NMSとは関連しておらず，たとえ高用量を静注しても呼吸抑制の可能性は低い。不整脈は非常にまれであり，興奮を弱め，呼吸抑制が起こるずっと前に，患者を眠らせることができる（例，鎮静の閾値は呼吸抑制の閾値より低い）。静注でも慎重な投薬が可能である。

　せん妄躁病では，錯乱，夢幻様状態，興奮と過活動，観念奔逸，交互に出現する無言症とうつ病の期間といった症状が出現する，急性発症の患者に診

断される[21]。急性期入院躁病患者の 15 から 25％は，ひどく興奮し錯乱しており，躁病せん妄の診断基準に合致する[22]。この状態の DSM または ICD の分類はないが，APA の実践ガイドラインでは触れられている。発熱，自律神経失調，無言症，拒絶症，姿勢常同，筋強剛，反響現象といった症状は，せん妄躁病の患者と MC の患者を区別することを難しくしている。せん妄躁病は，生命切迫性の状態であり，ベンゾジアゼピンの急速な静注が必要である。もしベンゾジアゼピンがすぐに効かないか，発熱するか，脱水がうまく補正できない場合には，急速な改善を得るために，毎日または 1 日 2 回の ECT を 3 日から 4 日間続けることが必要になるかもしれない[23]。

抗精神病薬は広く使用されているが，カタトニア患者には避けるべきものである[24]。急性躁状態の患者では，バルプロ酸や lithium の急速投与を推奨するものもいる[25]。患者が発熱し，脱水状態で，カタトニアの場合には，そのような薬物投与は問題である。推奨されている薬物投与例は，治療初日にバルプロ酸（20-30 mg/体重 1kg）を単回投与し，その用量で効果的な血清レベルに達し，興奮を収めることが期待できるとしている[26]。しかし，もし患者にカタトニア症状がみられたら，バルプロ酸の投与は，より悪性のカタトニアを誘発する可能性があるので，賢明ではない。同様に 600-900 mg の lithium の投与（患者の体重による）は，興奮を伴う単純な躁病にも効果的である可能性がある。ベンゾジアゼピンの補助的な投与が，必要であるかもしれない。興奮がこれらの負荷用量の投与で制御できないか，患者の全身状態が不良で投与できないか，カタトニア症状が存在する場合は，ベンゾジアゼピンやバルビツレートが有用である。

悪性カタトニア／神経遮断薬性悪性症候群

MC はカタトニア症状を伴う生命切迫性状態であり，発熱と自律神経失調症状も出現し，集中的な治療が必要である。我々は，NMS は抗精神病薬により悪化させられた MC の一亜型であると，考えている（第 3 章参照）。必要な処置はすぐに抗精神病薬を中止し，興奮やせん妄状態の患者を保護し，体温と水分をコントロールし，集中的な看護ケアを施すことである（表 7.2）。

ECT は悪性カタトニアに効果的であり，発熱患者では集中的に治療するために早期に ECT が施行される必要がある。治療が延期されれば，死亡率も

表7.2 MS/NMS の治療法

目 的	手 段
発熱を改善する	aspirin や acetaminophen 座薬；冷却用毛布を使うか酒精綿で体を拭く：氷水で胃洗浄
脱水の改善	生食か半分に薄めた生食を点滴；酢酸リンゲル液はアシドーシスを増強するので避ける；ブドウ糖は慢性のアルコール依存患者や慢性的に thiamine 摂取が少ない患者ではウェルニッケ脳症を促進する
安定した血圧と心拍の維持	血圧と脈拍を監視；筋肉の崩壊による高K血症を予防し改善する；labetolol や esmolol で高血圧をコントロールする；循環血流量を増やし，昇圧薬により低血圧をコントロールする
適切な酸素化	酸素飽和度を継続的に監視；もし筋強剛が換気を障害するならば，人工的に気道を確保する；酸素飽和度が95％に満たなければ，100％酸素を使用
無動の合併症（血栓症，塞栓症，誤嚥性肺炎，褥瘡）を避ける	全介助；足を他動的に動かす；体位交換；スキンケア
腎不全を避ける	CK（筋肉の崩壊を示す），クレアチニン，尿素窒素をたびたび測定；腎機能を診るためにミオグロビン尿を測定，カタトニアがすぐに完全によくならないならば透析も考慮する

急激に上昇する．効果的な ECT は，入院して初めの5日以内に開始されるべきである[27]。

NMS は 1980 年に抗精神病薬に対する中毒反応として認められ，2 つの異なる治療法が生まれた。1 つ目の治療戦略は，NMS とは，悪性過高熱の要因を持ち，ドパミン作用系の障害から生じるという考えに基づいている[28]。2 つ目の治療戦略では，NMS は，MC の亜型であると考えられている[29]。2 つの治療アルゴリズムが発展していった（表 7.3）。

●ベンゾジアゼピンー ECT 療法

ベンゾジアゼピンは，カタトニアの共通した初期治療である。カタトニア治療の文献をまとめると"総反応率は 70％で，lorazepam が最もよく使用され，lorazepame の完全反応率は 79％だった"[30]。ベンゾジアゼピンは NMS の患者にも効果的である。病歴調査によると，ベンゾジアゼピンで筋強剛と発熱が 2 日以内に，他の症状も 3 日以内に副作用なく軽快した（Koch et al. 2000）。他の病歴調査では，16 人の NMS 患者が，発症から 24 時間以内に lorazepam を投与されていた（Francis et al. 2000）。発熱と筋強剛は 48 時間以内に弱まり，64 時間以内に他の症状も軽快した。思春期の NMS 患者に lorazepam が奏功した[31]。

ECT は NMS に有効である[32]。1991 年の調査では，NMS の 29 人の患者が，ECT で治療された（Davis et al. 1991）。3 人が死亡し，死亡率は 10.3％であった。しかし，その 3 人の患者は治療中抗精神病薬が続けられ，ECT が遅れた。その論文の著者らはもしドパミン－筋弛緩薬治療が 2，3 日以内に効果がない場合は，その後に治療反応が出てくることは疑わしく，ECT を考慮することが重要であると結論づけている。

他のレビューによると，27 人の NMS 患者中 23 人が，2 日以内に ECT に反応し（85％），ほとんどの症状が 3 日以内に軽快した（Mann et al. 1990）。1999 年に行われた 54 の臨床報告の調査では，ECT により 63％の患者が完全に回復し，さらに 28％の患者が部分的に回復した（全体では 91％）（Troller and Sachdev, 1999）。4 回の ECT で 6 日以内に NMS から回復した症例も，報告されている[33]。

Hawkins ら（1995）は，カタトニアの身体治療をレビューし，以下のように結論づけている。"ECT はカタトニアの 85％に効果的であり，悪性カタトニアの場合には，より効果的である可能性が高い"

表 7.3 MS/NMS に対するドパミン作動薬－筋弛緩薬療法とベンゾジアゼピン－ECT 療法の比較

ドパミン作動薬－筋弛緩薬療法	ベンゾジアゼピン－ECT 療法
利点 ・よく研究されている ・dantrolene は，作用する場合はほとんど即時に作用し，その場合高熱も改善する	利点 ・ベンゾジアゼピンは他の薬物に比べて簡単に安全である ・ECT が施行されれば，ほとんどの患者で基底にある疾患（例，気分障害）の治療を，中止する必要がない ・再発を予防する維持期まで治療を継続できる ・ECT が初期治療として，特に発症から 5 日以内に施行されるならば，死亡率が減少する可能性がある
欠点 ・基底にある疾患の治療が妨げられる ・患者が著しい精神病症状を呈するか，重度の肝障害がある場合には危険 ・各薬物の最適な用量を決定することや併用治療は難しい ・薬物を中止した場合には 5-15％の患者が再燃するが，dantrolene は肝毒性のため長期使用はできない	欠点 ・ECT には特別な装備と訓練を受けた治療者が必要である ・署名による同意が必要である[a] ・この患者群での，認知への影響が不明である

a：Michigan 州などでは，向精神薬処方にも署名による同意が必要である．不合理なことに，Michigan の法律では家庭医は向精神薬の処方を同意なしにできるが，精神科医には同意なしの処方が許されていない．片頭痛のために valproic acid を処方する場合は，同意は必要ないが，双極性障害に処方する場合は同意が必要である．

● **ドパミン作動薬－筋弛緩薬療法**

この治療法は，NMS を，抗精神病薬（定型も非定型も，ドパミンを枯渇

させる tetrabenazine と alpha-methyltyrosine も含めて）のドパミン遮断作用への特異的な反応として，捉えている。levodopa, carbidopa, amantadine，ドパミン作動薬の急激な離断でもこの症候群は起こる。NMS はドパミン遮断から特異的に起こるという考えから導き出される治療戦略は，以下の通りである。

(1) 前シナプスドパミン作動薬の amantadine（100 mg 1 日 2-4 回）。
(2) 後シナプスドパミン受容体拮抗薬 bromocriptine（通常用量として 5-45 mg/日，開始用量は 2.5 mg を経口で 1 日 2-3 回）。
(3) 筋弛緩薬の dantrolene（100-300 mg を分割して投与，開始用量は 1-2.5 mg/体重 1kg を静注）。アシドーシス，筋強剛，発熱が改善したときには，dantrolene 1.0 mg/kg を 6 時間毎に 48 時間投与する。もし改善が続けば，用量は 12 時間毎に 1.0 mg/kg に，それから毎日 1.0 mg/kg を 8 日間投与する。この方法は通常 48 時間以内に効果がみられる。48 時間以内に明らかな効果がない場合は，他の治療が必要である（しかし，dantrolene は，高用量では肝毒性があり肝障害の患者には避けるべきである）。

　amantadine も体温を下げ，他のドパミン作動薬のように精神病症状を増悪させる可能性は少ない[34]。これらの薬は併用して使用されるが，臨床報告での順序をみると，dantrolene が初めに投与される。2, 3 日後，効果が出なかったら，bromocriptine か amantadine が加えられる。もし結果がまだ十分に満足いくものでなければ，残りの薬物が加えられる。

　治療は簡単ではない。高用量の bromocriptine は精神病を悪化させ，血圧を下げ，嘔吐を誘発し，誤嚥性肺炎のリスクを高める。高用量の dantrolene は肝障害を起こす可能性がある。十分な治療反応は遅く，数日から数週間を必要とする。

　この治療アルゴリズムの優位性は，コントロールされていない臨床試験に基づいている。報告されている患者のほとんどすべてで，抗精神病薬が中止されており，これだけで患者の状態が改善している可能性がある。

　amantadine に関しては，amantadine のみを投与された 19 人の患者のうち，63％が改善した。amantadine が中止されると，1 人が死亡し 6 人が悪化した[35]。

　bromocriptine は単独で 50 人の患者に投与され，94％に効果がみられた

（併用時は88%）。NMSの死亡率は半減し，bromocriptineが中止されると，10人の患者が悪化した[36]。日本の調査では，33人の患者にbromocriptine単独で投与され，82%が改善した（Yamawaki et al. 1990）。

dantroleneは，NMSの患者50人中41人に効果があった。患者の半数では数時間以内に筋弛緩作用がみられ，推定死亡率は半減した。前に引用した日本の調査では，dantoroleneでは56%に中程度以上の改善がみられた。1人の患者は死亡した。

文献上では，dantroleneやdantroleneとbromocriptineの併用で，急速に劇的に反応した患者もいるが，大部分は中程度以上の回復が2から8日以内にみられている。薬物が中止されると，約15%が再燃し，5-10%が死亡している。

MC/NMSの患者がlevodopa，塩酸dopamine，カルシウムチャンネル遮断薬，副腎皮質ステロイド，非定型抗精神病薬に反応したという少数の臨床報告がある。その反応は通常は遅延性か部分的であったと報告されている。ベンゾジアゼピンとECTが有効であるので，前述した薬物の使用は，実際の臨床より，むしろ研究センターに限定した方がよい。まるで患者がパーキンソン症候群の悪性型であるかのように考え，抗コリン薬を使用することも推奨されない。抗コリン薬は発汗を抑制し，解熱を妨げ，熱性せん妄を惹起する可能性があるからである。

悪性カタトニア／神経遮断薬性悪性症候群に対する有効な治療テクニック

MC/NMSに対するベンゾジアゼピンとECTの治療アルゴリズムには，2つの特に注意すべき点がある。1つは，ベンゾジアゼピンの静注チャレンジテストによって，引き続きベンゾジアゼピン治療を続けるかどうかを決める。2つは，ECTコースの効果を最大限にするために，EEGによる発作の監視が重要である。

●ベンゾジアゼピンチャレンジテストと治療

新しく発症した筋強剛，無言症，姿勢常同，昏迷の患者では，併存する精神病理学的症状に関わらず，鎮静剤の静注が，その症候群に急速に奏功する。かつてはamobarbitalの静注が，よく使われる治療であり，通常は50 mg/ml

の溶解液を 1 ml を 40-60 秒の速度で，症状が軽快するか患者が眠るまで，静注された。3-7 ml 静注後に，約半数の患者が質問に答え，命令に反応した。現在は，lorazepam がよく使われ，1 mg/ml の濃度で，2 mg まで 5 分の速度で静注される（diazepam はより高濃度の 2.5 mg/ml で 10 mg まで静注される）。

　チャレンジテストでは，2 mg の lorazepam のシリンジが用意され，翼状針か同様の静注セットが準備される。患者はカタトニア症状を調べられ，1 mg の lorazepam が静注される。初めに，患者はカタトニア症状を観察され，質問される。5 分後に変化がなかったら，もう 1 mg が加えられる。患者は再び観察され，質問される。良好な反応は通常 10 分以内に起こるが，患者はより長い時間観察され，変化の程度が記録される。標準化されたカタトニア評価尺度が，完全な診察へのガイドとして有用である（Bush et al. 1996a 参照）。しかし，予後については，多くの症状をもつ患者でも，薬物または ECT に対する反応は，ほとんど症状がない患者と，同等の反応を示す。

　1 回の静注で，反応が良好であった患者では，lorazepam 治療を続けることで，90％の患者でカタトニアが軽快する[37]。通常投与量より高用量を投与しなければならない。投与量のスケジュールはカタトニアの重症度，発熱，自律神経症状の有無によって変わる。昏迷患者では，投与量は 1 日 3 mg で開始し，6 mg，9 mg，12 mg と患者が耐えられるまで増やしてゆく。興奮患者では，投与量はより急速に増やしてゆく。発熱，高血圧，頻脈，頻呼吸の患者では，lorazepam 1mg の静注は，最大 6 mg まで 2 時間毎に施行される。さらに投与するかは反応次第であり，2 日以内に反応がない時は，毎日の ECT が必要になる[37]。diazepam での 1 回投与の同等量は 5 mg で，1 日最大 60 mg であるが，より高用量が使用されている[38]。効果を最大にするために，長時間作用型のベンゾジアゼピンが好まれる。この急性治療コースで，良好な効果を得るには 4-10 日かかる。

　ベンゾジアゼピンチャレンジが症状を改善しない時でも，高用量のベンゾジアゼピンで最終的に良好な結果が得られるまで，治療を続ける著者らもいる[39]。ベンゾジアゼピンチャレンジの失敗やベンゾジアゼピンの臨床的投与が失敗した場合には，ECT が必要になる。もしベンゾジアゼピンチャレンジで，実質的な改善がみられない場合は，ECT の準備がすぐに始められるべき

である。なぜならベンゾジアゼピンチャレンジが失敗したことは，その投与を持続させても往々にしてうまくいかないことを示しているからである。治療が失敗したとはっきりするまで，必要な同意，ラボデータの評価，ECTのための検査をすることを待つことは，必要以上に疾患を長引かせる。家族と話し合い，その上での同意が必要であり，そのためにも治療計画をはっきりさせる必要がある。ベンゾジアゼピンチャレンジテスト，ベンゾジアゼピンの数日投与，もし20 mgのlorazepamか同等量のベンゾジアゼピンで反応がないか不十分であれば，ECTを施行する。

● 電気けいれん療法

カタトニア昏迷，躁病性興奮，せん妄躁病の患者では，その症候群が勢いを弱めるまで，毎日発作が誘発される必要がある。その後に，ECTは通常の頻度で施行される。短パルス電流での両側側頭電極配置を我々は勧めている。両側前頭電極配置は，その効果を確信するにはまだ新しすぎるが，臨床的に良好な転帰をもたらすのではないかと期待している。片側電極配置は，測定された発作閾値の何倍もの刺激でも，うつ病患者には効果がないことから考えると，カタトニア治療で片側性ECTは勧められない[40]。

我々は，今までの経験から，カタトニアや躁病の患者は，患者の年齢の半分から概算された初回電気量で治療される[41]（60歳の患者では，ECT装置の最大電気量の30%から開始される。40歳の患者では，ECT装置の最大電気量の20%から開始される。これらのガイドラインは，最大設定で500 mC毎に通電するようになっている米国の装置用であり，1000 mC毎の設定の装置では適切な調整が必要である）。

発作閾値は，ベンゾジアゼピン治療後には高くなる可能性があり，誘発された発作が適切ではない可能性もある。各治療での効果を確認するために，発作毎の脳波の特徴を観察する。もし発作閾値が高く，治療効果を妨げる場合は，ベンゾジアゼピンの拮抗薬であるflumazenil（0.5 mg静注）が，ECT前に投与される場合もある。この方法で，カタトニアの治療を13年以上実践してきたが，カタトニアが軽快しなかったことはまれであった（自験例では，例えば，症例7.3, 7.4）。この2人の患者では，発作閾値が異常に高くて，最新の短パルス装置の最大電気量を用い，両側側頭電極で，二重の刺激

(double stimulation) をしても，過換気やカフェイン静注をしても，効果的な発作を起こすことができなかった．我々がそのような症例に再び遭遇したら，etomidate の麻酔，サイン波の ECT 装置（この装置はより高い電気量で刺激することができる），pentylenetetrazol（Metrazol）で発作を増強することを考えるだろう．通常の治療でうまく行かなくても，より高い電気量やpentylenetetrazol を使ってもカタトニアを治療しようという考えは，ベンゾジアゼピンの通常の用量が失敗し，ECT が中断した時に，バルビツレート麻酔でカタトニアが治療されたという勇気づけられる経験に由来している（症例 7.2）．

ECT はカタトニアを改善するだけでなく，基底にある精神病理にも影響を与える可能性がある．ほとんどのカタトニアエピソードは，躁うつ病の患者に起こる．カタトニアがはじめの数回の発作で改善すると，ECT を継続していくと，通常，気分障害や精神病も改善してくる[42]．カタトニアがベンゾジアゼピンで軽快した場合は，関連する精神病理に対する治療は，標準的な治療アルゴリズムに従って行われる．

カタトニアに ECT が劇的に，たいていは 2 から 3 回の治療以内に，奏功した場合には，家族と主治医は ECT コースを終了したいと頼んでくる．しかし，ECT コースを中止すると，再燃の危険があり，大雑把に言って，初回のコースには，少なくとも 6 回の ECT を施行すべきである．

よく聞かれる質問は，カタトニアに合併，またはカタトニアの原因となる一般身体疾患をもつ患者に，ECT を施行する際の安全性についてである．熟練者により施行される現代の ECT では，身体合併症者にも，高齢者にも，すべての時期の妊婦にもかなり安全に施行される[43]．妊婦の薬による催奇形性の一番の危険な時期は，妊娠第一期である[44]．数十年前は，そのような患者は，薬物治療なしで入院させて保護していた．現在の超短期間の入院政策では，ECT は重症のうつ病，興奮，またはカタトニアを軽減する効果的で安全な治療選択肢である．妊娠第二期や第三期の患者では，ECT は安全であり，急速な改善が必要な時や薬物に不耐性や抵抗性の時に，ECT は好まれる[45]．身体疾患のためにベンゾジアゼピンや dantrolene やドパミン作動薬の使用は，制限される可能性があるが，ECT の施行に禁忌はなく，それゆえカタトニアでは，どんな重症度でも，実質的にはどんな合併症をもつ患者でも，

ECTは広い範囲でよく使われる治療になっている[46]。

中毒性セロトニン症候群

TSSはMC/NMSの症状に，下痢，吐き気，嘔吐，振戦，震え，ミオクローヌス，発汗を伴う。特異的な治療は確立されていない。使用している薬物を中止し，全身管理することが穏当である。NMSにドパミン作動薬やdantroleneを使うように，セロトニン拮抗薬cyproheptadine（4-24 mg/日）を使う著者らもいる[47]。ベンゾジアゼピン，dantrolene，propranolやketanserinを使うものもいる[48]。

症例3.6では，NMSの症状である筋強剛，昏迷，姿勢常同，発熱に，吐き気と下痢を伴って入院した患者を記載した。使っていた薬物は中止され，lorazepamが処方された。詳細な治療記録を調べても抗精神病薬は処方されていなかった。このエピソードの2週間前に，既に投与されていた最初のSSRI（選択的セロトニン再取り込み阻害薬）に加えて，2番目のSSRIが，抑うつ状態に対して投与されていた。すべての薬物を中止したにも関わらず，カタトニアは持続した。抗精神病薬の使用がなかったので，診断はTSSとした。患者にはECTが奏功した[49]。TSSの症状がNMSのものと類似していることから，TSSはカタトニアのもう1つのタイプであることを示唆し，TSSの治療にカタトニアの治療が勧められる[50]。

治療の失敗

我々の現在の治療はほとんど成功するが，失敗についてレビューすることは意味のあることである。カタトニアの診断が遅れ，何週間もの治療の失敗後に，我々へ紹介された症例がある。カタトニア患者の治療が複雑であるために，そのような遅延が生じる。第一に，数カ月間も多くの薬物を延々と続け，そのような状況では，カタトニアを軽減するために有効なECTコースは，発症から数日や数週間のカタトニアを軽快するために，必要な回数の何倍も必要になる。第二に，ECTは特別な同意を必要とし，さらに治療が遅れる。例えば，NewYorkのLong Islandにある精神保健施設の事務所で，ECT専門医が講義中に奇妙な行動の女性をみてくれと頼まれた。聞くとすべての薬に反応せずECTもうまくいかなかったと言う[51]。診察すると，患者はカタ

トニアを伴う躁病であると診断された。抗精神病薬が投与されると，発熱と筋強剛が出現した。ECTはその施設では週に1回しか施行できなかったので，7-12日毎に1回のスケジュールでECTが施行されていた。このスケジュールは，効果を得るには不適切であった。lorazepamが毎日6 mgまで投与され，この6 mgの最大量は施設のルールで決まっていた。不幸にも，精神科医も州の中央事務局の事務官もこの治療プログラムの欠陥に気づかなかった。

　我々の経験では，不良な転帰をとったそれぞれのカタトニア患者では，初めに原因不明の神経疾患に罹患していると診断され，広範な神経学的検査が施行され，抗けいれん薬で集中的に治療されていた。この治療によりECTで効果的な発作を得ることは，ほとんど不可能になった。おそらくこれがECTが失敗した説明になると思われる。最終的にはうまくいったが，困難な治療経過を示した例は，症例3.5で，ループスエリテマトーデスの悪化中に躁病せん妄で入院した症例である。その他の治療困難例を記載した。

症例7.2

　23歳の女性が，昏迷状態を呈した。広範な神経学的検査，脳波検査，一般身体状態の診察では，病因は特定できなかった。褥瘡と肺炎を合併した。4週間が経過し，専門医がlorazepamのテスト用量を静注し，数分以内に患者は目を開け，目や四肢を指示どおりに動かした。より高用量のlorazepamが繰り返し投与されると，覚醒し反応できる期間は長くなったが，筋強剛，無言症，無動は持続した。ECTが勧められ，入院6週間後に患者の母と婚約者から同意が得られた。

　発作は連日誘発され，覚醒度と反応において急速な改善が認められた。4回目のECT後に，患者は家族を認識することができ，おずおずと質問に答え，指示に従い体を曲げ，味覚を感じることもできた。4回目の治療後に脳波検査が施行され，棘波を伴った高振幅の徐波バーストがみられた。神経内科医はこの記録を誤って解釈し，発作重積と考え，ECTを中断した。高用量の抗けいれん薬の投与にも関わらず，昏迷は再発した。さらに2週間の治療後に，バルビツレート昏睡治療を1週間施行した。その麻酔治療後，ゆっくりと回復し，6週間で歩けたり話したりできるようになった。1年後結婚し，就職した。

コメント：ECT前には脳波検査ではてんかん性の活動はみられていなかった。抗けいれん薬の治療はうまくいかなかった。改善はECTを始めた1週間以内にみられたが，治療後の午前中に施行された発作間欠期の脳波を神経内科医が誤解し，ECTは誤って中止された。神経内科医は，ECTコース中の治療間欠期の脳波では，周波数が進行性に徐波化し，振幅と律動性の増加すると発作性障害の患者でみられる脳波記録に似たものになることを知らなかった[52)]。これらの生理学的変化は短時間で急速に消失する。最後のECTから数週以内で，徐波は消え，高振幅のきれいなアルファ波（8-12 Hz）に置き換わる。ECTコース中の脳波は，慣れていない神経内科医にとって，特に同時に起こる行動上の観察がなく単に記録を読むだけの場合には，簡単に発作重積として誤診される。

バルビツレート麻酔は患者に効果的であった。多くのカタトニアエピソードは自然に消退し，一部のエピソードでは鎮静剤のみで改善するが，いくつかの重症例で，集中的な治療であるECTが必要になる。

他の2人のカタトニア患者はECTで回復せず，療養施設に移され継続的なケアを受けている。両者とも，適切な発作を誘発することができなかった。後になって考えると，二重刺激や旧式の高電気量の装置では，適切な発作を誘発することができたかもしれない。

症例 7.3

二児の母である38歳女性が，抑うつ状態で入院した。前の週より不眠で，体重減少がみられていた。話すのが遅く，診察者の言ったことを繰り返した。時々，無言になり，診察者の向こう側を凝視していた。四肢は硬く，何分間も同じ姿勢で立っていた。カタトニアを伴う制止型うつ病と診断された。lorazepamが高用量で5日間使用され効果がなく，ECTが勧められた。

ECT前の一般身体検査中に，37.9度の発熱がみられ，脳炎の疑いがあると神経内科医に診断され，さらに検査を受けるために神経内科へ転科させられた。脳波，MRI，髄液検査，神経学的診察では，すべて所見は陰性であった。体温は正常に戻った。しかし，昏迷は持続した。肺炎が起こり，再び発熱し，抗生剤が投与された。発熱は改善したが，昏迷は悪化した。とうとう挿管が必要になった。不運な出来事が重なり，精神科専門医へ再び紹介された。昏迷はうつ

病性昏迷と解釈され，ECT が再び推奨された。

　夫と母親から ECT の同意は得られた。両側側頭 ECT が施行され，適切な発作が 2 日連続で誘発されなかった。高けいれん薬と鎮静薬は昏迷に効果がなく，中止された。10 日後，ECT が再び施行された。発作活動を増強する様々な手段によっても，発作は不十分であった。10 回 ECT が施行され，ECT は中止された。当時，患者は発熱がなく，昏迷状態で，継続的な看護を必要としていた。患者は療養施設に移された。

コメント：カタトニア罹患中の発熱を，脳炎と説明され，ECT は中断された。1 週間以上かかった神経学的検査中は，患者は抗生剤と抗けいれん薬で治療された。脳炎の診断は確認されなかった。発熱とカタトニアを伴う躁病せん妄を，脳炎と誤診する同様な症例は，医学的文献に多くみられている[53]。

● ECT が起こす脳波変化

　かつては，ECT によるどのような運動けいれんでも効果的であると考えられていた。しかし，片側電極配置により誘発された発作の効果が，電気量によって違いがあると分かると，発作と臨床的効果との関連に注目が集まった。初めは，運動けいれんの持続時間が判定基準と考えられた[54]。しかし，片側性 ECT による治療効果のない発作でも持続時間は十分であるという経験より，この基準はなくなった[55]。

　現在は，発作脳波の所見が注目されている。我々の考える発作時の適切な脳波は以下の通りである。刺激後に急激な振幅の増強があり，棘波を含む高振幅の徐波バースト（デルタ波）がみられ，対称的で律動的な徐波が続き，振幅の増減を繰り返す時期を過ぎ，突然終結し，相対的な脳波静止が起こる（図 7.1）。脳波発作の持続時間は，30 秒から 120 秒が治療的であると考えられている。長い発作が，臨床的有効性と関連してはいないようなので，現在では遷延発作はベンゾジアゼピン静注により止められている。

症例 7.4

　　46 歳の女性がうつ病となり，抗うつ薬で 4 カ月間治療された。希死念慮と妄想を示した。紹介時，話し方は緩徐で反響言語を伴った。筋強剛，姿勢常同，

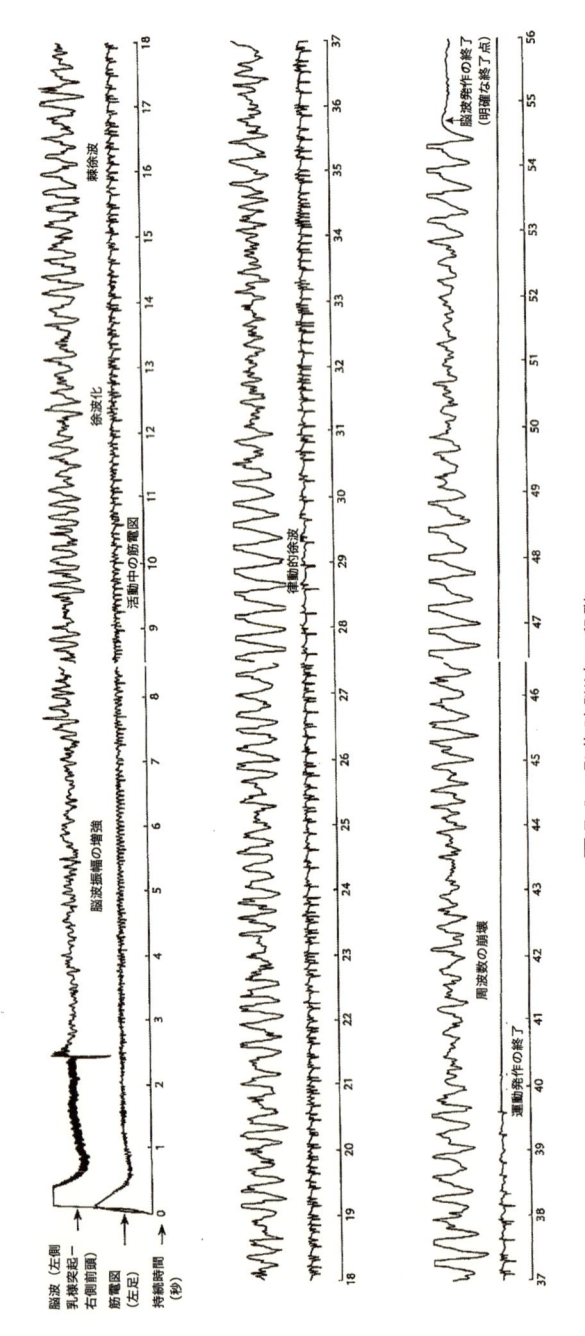

図 7.1 発作時脳波の段階

一点凝視，拒絶症を示した。入院し，高用量の lorazepam が投与されたが効果がなかった。夫から ECT の同意が得られた。

測定された発作閾値はとても高かった。初回治療時の 3 回の発作誘発は，lorazepam の拮抗薬である flumazenil を使用し，二重の刺激で，倍の電気量を通電したが，適切な発作は得られなかった。患者は抑うつ的でカタトニアのままであった。次に 3 回の発作は効果的と考えられた。話すようになり，夫の不貞についての妄想を語った。カタトニアは軽快したが，最大限の電気量で様々な発作を誘発する方法を使ったが，抑うつ的なままで，動きは緩徐で，周期的に無言になった。患者は，困惑し，失禁したので，ECT の頻度は下げられた。olanzapine が投与された。14 回の ECT 後に，状態はほとんど変化なく，夫は治療を中止して欲しいと言った。1 カ月後に長期的療養のために退院した。

コメント：発作閾値が非常に高く，治療的な発作の誘発が難しい時には，以下のステップが推奨される。麻酔の用量を減らす。もし propofol が使われているならば，バルビツレート，etomidate または ketamine に変更される。抗けいれん薬は中止され，もし患者にベンゾジアゼピンが投与されているならば，flumazenil（ベンゾジアゼピン拮抗薬）が麻酔導入時に投与される（用量 0.3-0.8 mg）。caffeine の静注（0.5-1.0 g: 刺激の 5-10 分前に投与），theophylline（200-400mg を治療前夜座薬で），過換気が，発作持続時間を増やすために有用である。しかし，それらの効果は小さい。二重の刺激（double stimulation）は，刺激電気量を効果的に増加する。治療装置の最大電気量で発作が誘発できなければ（米国製装置で発作が誘発できない一要因），旧式の高電気量の装置で治療を行うことは正当化されるだろう。

維持治療プロトコール

再燃を防ぐために，継続治療はほとんどの精神障害で必要とされている。継続治療期間と治療内容は，基底にある疾患により様々である。一般に，急性期に効果的であった処方は，その後も継続される。カタトニアを伴ううつ病患者の ECT コース後の長期的転帰を，評価した研究は 1 つある。患者らは

抗メランコリア薬（lithium, 三環系抗うつ薬, venlafaxine, buprorion）による継続薬物治療により，良好な転帰を示した[56]。継続治療の持続期間は定まっておらず，通例ECTコース反応後では少なくとも6カ月間，薬物治療反応後では6-12カ月間と言われている[57]。

従来のECT治療では，ベンゾジアゼピンはECTコース前に中止される。これは，ベンゾジアゼピンが発作閾値を上げることで，効果的なECT治療が難しくなるからであり，一般に認められた慣習である。片側性電極配置のECTがよく用いられた頃に，発作閾値のすぐ上の電気量が通電されていた。そのような発作は，発作閾値に対して十分に大きな電気量による発作に比べて，臨床的に効果が弱い。ECT中にベンゾジアゼピンを投与されたり，継続されたりしている患者では，治療効果はより弱くなる[58]。治療者はECT中のベンゾジアゼピンを控え，ECT中にそのような薬物は中止するように患者に忠告していた。現在では発作閾値と電気量との相互関係が理解されたので，ベンゾジアゼピンを処方され，たとえその用量が発作閾値に影響を与えていたとしても，多くの患者で効果的な治療を受けることができるようになった。ベンゾジアゼピンの拮抗薬（flumazenil）が，発作前に投与されている。また，発作閾値も測定され，両側性側頭電極配置では閾値の1.5倍の刺激が施行されている。各治療が適切かどうかは，脳波により評価することができる（図7.1）。

今日では，lorazepamやdiazepamがカタトニアの治療に使われ，効果がみられない場合には，ECTが考慮される。ベンゾジアゼピンが体内に多く残留しているにも関わらず，効果的な発作を誘発することが可能である。患者が改善するにつれて，lorazepamやdiazepamが，再び治療の中心に戻るかもしれない[59]。治療困難な患者では，lorazepamを毎日2-6mg継続し，定期的にECTを施行する。そのような症例では，発作のための電気量は高めに調節され，適切な発作かどうかを評価するために脳波が検査される。適切な発作がみられない場合は，治療はより高い電気量で（もし可能であれば，通常は電気量を50％増加して），再刺激されるか，治療前にflumazenilが投与される。

我々の症例では，2週間毎，1カ月毎，2カ月毎の継続ECTに，時にはベンゾジアゼピンを毎日内服させて，地域での寛解を維持している。継続ECT

表7.4 カタトニア患者での再燃予測

再燃の可能性が低い	再燃の可能性が高い
・ベンゾジアゼピンチャレンジで急速に劇的に反応	・カタトニアを改善するのに高用量のベンゾジアゼピンが必要である
・挿話的な経過を持ち，エピソード間では高機能を保っている	・夢幻症状に関連するカタトニア
・気分障害を基礎に発症したカタトニア	・辺縁系感作を伴う慢性躁病患者
・ECTが簡単に誘発され，発作時脳波が適切な発作の基準に合致している	・アルコール依存症を合併，カタトニアを伴う物質誘発性気分障害，明らかな脳器質性疾患

の最適のスケジュールを科学的に予想することは，不可能である。再発の初めの症状から48時間以内に治療するか，規則的な治療スケジュールを立て，最適な生活を患者が維持できるように配慮しながら，徐々に頻度を減らしていくかのどちらかである。

再燃を予防し，寛解を維持するための治療は表7.4に示したいくつかの指標に基づく。これらの指標は，科学的に立証されたものではないが，継続ECTの頻度や持続期間についての決定する際の指針になる。

躁うつ病の患者での継続治療は，lithium，抗うつ薬，気分安定作用を持つ抗けいれん薬，ベンゾジアゼピンである。1つの薬物が寛解維持に効果がなかったら，他の薬物が加えられる。そのような患者の寛解維持に2-5種類の薬を併用することは珍しくはない。実際に多剤併用療法は，エビデンス上では明らかな有効性は認められないが，重症患者にとっては現代では標準的な治療になっている。ECTコースは，1番目の薬物と，2番目の薬物との併用に失敗した患者や，短期間に躁とうつを繰り返す患者では，適切な治療選択肢である。急速交代型と感情混合状態の患者では，複雑な多剤併用療法よりもECTはより良い治療選択である。一度ECTに反応すれば，多剤併用で寛解が得られなかった多くの患者でも，今度は，1種類か2種類のシンプルな薬物治療で寛解を維持できる。

うつ病が基底にあるカタトニア

うつ病が基底にあるカタトニアの患者では、主要な継続薬物治療が抗うつ薬であることを除けば、同じ継続治療がなされる。通常我々は、もし患者が耐えられれば、desipramine や nortryptyline のような、広いスペクトラムで非特異的か、部分に特異的な再取り込み阻害性をもつの抗うつ薬を使用する。これらの薬物は、抗コリンとキニジン様副作用が少なく、たいていの身体疾患合併症のない患者ではよく耐えられる。広い薬理学作用を持つ新しい抗うつ薬が代替薬になる。我々は広いスペクトラムをもつ抗うつ薬を好むが、その理由は、重症のうつ病での効果がはっきりしており、純粋な SSRI で起こるような覚醒効果より鎮静傾向が得られ、性機能への影響が少なく、費用も安いからである。

最近の報告でも、新しい抗うつ薬の効果についてはまだ不明なところが多い。sertraline と imipramine の単極性うつ病の 235 人の男性と 400 人の女性での治療効果の比較研究では、男性と更年期以降の女性は imipramine の効果が良好で、更年期前の女性では sertraline の効果が優れていた[60]。

統合失調症が基底にあるカタトニア

統合失調症が基底にあるカタトニアの患者では、我々はカタトニア症状がすべて消失するまで抗精神病薬を使わない。ECT 施行中では、ECT の抗精神病効果により、統合失調症緊張型の改善を維持してゆく。ECT と lorazepam で効果がないか部分的な反応しかない場合、抗精神病薬が継続治療に加えられる。New York の Stony Brook 大学病院と Long Island Jewish Hillside 医療センターでの 10 年以上のオープン臨床試験では、ECT に clozapine を併用すると、clozapine 抵抗性の患者に有効性がみられ、安全性も問題がなかった[61]。継続 ECT を、継続薬物治療なしで、統合失調症カタトニア型の患者に施行し、寛解を維持した症例報告がある（Üçok and Üçok 1996）。

その他の疾患が基底にあるカタトニア

患者に神経中毒反応がみられた場合、我々はその反応を誘発させた薬物を、再び使うことはない。一般の身体疾患の症状としてカタトニアを示した患者

では，通常我々は継続治療として lorazepam を 3-8 mg/日 を急性期後 6 カ月以上投与し寛解を維持している。

症例 7.5

　被害念慮の既往歴を持つ 23 歳の男性が，友人もなく孤立していた。拒食，体重減少，無言，拒絶症がみられ，病院へ連れてこられた。診察により，語句の繰り返し，兵士のような姿勢常同，一点凝視がみられた。カタトニア症状を伴う妄想型統合失調症の診断が下され，fluphenazine による治療が始められた。カタトニア症状は lorazepam で治療されたが効果がなかった。精神病とカタトニアが持続するので ECT が推奨された。16 回の両極性 ECT が精神病とカタトニアに奏功した。患者は疎通がとれ，協力的になった。fluphenazine の継続治療で退院した。

　3 週間後にカタトニア症状が再燃し，再入院になった。lorazepam は今回も効果がなかったが，ECT には反応した。継続 ECT が 2 から 3 週毎に施行され，在宅でも寛解を維持できるようになった。治療間隔を広げるために，lorazepam が増やされた。lorazepam が 6 - 8 mg/日 投与されると，治療間隔は長くなり，併用治療を始めて 9 カ月後には ECT を終了することができた。抗精神病薬はその後 risperidone に変更され，地域の精神科医へ転院するまで少なくとも 2 年間は，ECT を必要とすることはなかった[62]。

補足的治療法

　カタトニアの病因が気分障害や精神病性障害に関連するならば，維持治療，通常は期限を決めない予防的治療が必要である。周囲の環境で，表出感情を減らすことに注意すると，長期的維持治療を受けた患者では，再燃頻度が減少する。ストレスは実験動物で筋強剛を伴う無動を惹起する可能性があり，特に抗コリン薬によりコリンに対する感受性が亢進している場合では，それが顕著に現れる。抗コリン作用をもつ向精神薬はやめられない場合もあるが，特に重要なのは，周囲の人間関係での強い批判的感情を減らすことにより，再発を減らし，再びカタトニアになるリスクを減少することである。寛解状態の精神病患者の前で表出感情を減らすことは，再燃率を減少するための戦略として確立されている。50％まで減らせるという研究もある。強い表出

感情の特徴としては，敵意，批判，患者の日常活動への過度の感情的巻き込まれ，プラスやマイナスの感情を強く表出することがある。上記に典型的な家族や，"物事をすべてオープンにするのがよい"と信じている医療者が指導した危機への対処法は，患者にとっては逆効果である。患者に接する家族と治療スタッフに今までとは別の方法を教えることが大切である[63]。

予防法

　有効な治療がなされないカタトニアは，数年間持続する可能性がある。MorrionによるIowa研究では250人の患者が調査され，約25%が1年以上症状を持続し，5年後に10%は症状が続いていた（Morrison, 1973, 1974a）。Kreapelineの記載によれば，カタトニア患者の回復率は10-15%であった。6カ月以上症状が続く患者はよくみられ，22%の患者は長期入院になり，数十年間継続的に入院している患者もいた。しかし，適切な治療がなされれば，カタトニアはほとんどすべて軽快する[64]。

　カタトニアはすぐに再発する可能性があるので，再発を予防する長期間の治療が必要である。治癒されているまたはよくコントロールされている一般の身体疾患や中毒や神経疾患から，カタトニアが起こる場合には，通常はカタトニアの予防の必要はない。精神病性障害や躁うつ病からカタトニアが生じる場合には，その状態が悪化するとカタトニアが再発する可能性がある。継続期に有効であった方法は，その後の維持療法としても有効な可能性が高い。初発時には一度は軽快したとしてもすぐカタトニアが再燃する患者や，慢性的に症状が残遺しているようにみえる患者がいる。これらの患者には，継続ECTが施行されるか，lorazepamで維持可能であるか，ECTを拒否するようであればlorazepamが投与される。

　気分障害の患者の予防法としては，電解質や水分バランスを崩さないこと，興奮を避けること，抗精神病薬を中止するタイミングを逸しないことに注意すべきである。低Na血症は抗精神病薬で治療された患者がMC/NMSを起こした時に現れる。Naを非常に急速に補正した時にカタトニアが誘発される[65]。神経性食思不振症にみられるような飢餓や過度の体重減少は，SPECTで両側頭頂葉の血流低下に関連しており，カタトニアの前触れである[66]。

表7.5 カタトニアのラボデータによる危険予測

検査	危険を増加させる所見
血清電解質	低Na血症
体重	3週間以内に5%の体重減少，6カ月以内で20%の体重減少
血清鉄とCK	鉄濃度の低下，CKの上昇は興奮のリスクが高いことを示す
脳波	てんかんと一致する所見
MRI（functional MRI）	前頭－基底核視床回路，橋，頭頂葉の所見
SPECT	前頭－頭頂の血流低下 左＞右

　気分障害の患者でカタトニアが出現した場合，それは重症度が高いことを意味する。躁病での重症の興奮状態やメランコリアでの昏迷状態は，前頭葉の回路を混乱させ，カタトニアを誘発する。最良の予防法は抗精神病薬よりむしろベンゾジアゼピンで，興奮をコントロールし，ECTでうつ病性昏迷を治療することである。

　既存の前頭葉－基底核視床病変，てんかんやてんかんに関連する精神病がある患者では，発作閾値を下げる薬物やドパミン・GABA拮抗薬を使うべきではない。コリン欠乏は発熱をこもらせるので，強力な抗コリン薬は避けるべきである。しかし，急性カタトニアはコリンとドパミンの不均衡状態にあると主張する治療者もいるし，抗コリン薬であるbenztropineを投与してカタトニアが改善したとの報告もある[67]。thiothixene（抗コリン薬）の服用を中止し，その結果コリンに対する感受性が高まり，カタトニアが起こった報告もなされている[68]。

表7.6 カタトニアの危険因子

・母体の周産期での感染症の既往
・以前のカタトニアの既往
・錐体外路症状を呈する薬物の投与
・著しい精神運動制止または興奮または精神病を伴う気分障害
・てんかんとてんかんに関連する状態（例，片頭痛）
・前頭葉回路，脳幹，橋-小脳疾患
・脱水，低Na血症，著しい体重減少による急性の行動症候群
・発作閾値を下げ，ドパミンを遮断し，セロトニンを増加する薬物の最近の投与
・多量のコカイン乱用による急性精神病エピソード
・表6.2で挙げた異常
・抗コリン薬の長期投与と最近の中止や減量

　カタトニアの患者はカタトニアでない患者に比べて，周産期の障害や感染症の既往が多い可能性があるので，そのような病歴はすべての気分障害や精神病性障害の問診で聞いておくべきである[69]。周産期のトラブルがあった患者では，抗精神病薬の使用することでカタトニアのリスクを増加させた。抗精神病薬は上述の危険因子がある気分障害の患者では，避けられるべきである。てんかんや基底核障害の家族歴がある気分障害の患者でもまた潜在的にカタトニアの危険があるが，その程度は不明である。

　表7.5に，潜在的にカタトニアの危険性がある患者を，同定できるかもしれない検査を列挙した。

　感情障害ではない精神病の患者の再発予防法は，同様の治療指針に従っている。脱水と体重減少は補正され，カタトニアの危険が高い患者では抗精神病薬は避ける必要がある。てんかん患者では抗けいれん薬で治療されるべきであるが，lorazepamは抗けいれん薬が作用するまでは不安や興奮を減らすために急速に効果がでる薬物である。てんかん性精神病の治療でもECTは有用である[70]。

　代謝性障害の患者では，カタトニアを促進するメカニズムとして電解質の不均衡がありえる。その不均衡を補正し，興奮をコントロールし，抗精神病薬を避けることを治療指針にすべきである。

表7.6にカタトニアの危険因子を挙げている。表7.5と7.6の危険因子を多変量解析により評価した体系的研究はないが，危険因子が差し迫り，重症になればなるほどカタトニアのリスクは高まる。1つよりそれ以上の危険因子を持っているほうがよりカタトニアになりやすいが，どの程度かは不明である。我々のアドバイスは安全性を最重要視している。きちんと治療すれば治るにも関わらず，カタトニアは致命的になりうる。もしリスクが高ければ，そのリスクを軽減する薬物で治療しなければ，カタトニアは起こると考えるべきである。全体的の治療戦略は抗精神病薬の投与を避け，lorazepamを鎮静に使い，決定的な治療としてECTと抗けいれん作用の気分安定薬を施行することである。

〔脚注〕

1 History of Psychiatry Section, Cornell Medical College, June 23, 2001.
2 American Psychiatric Association, 1997.
3 American Psychiatric Association, 1996.
4 Fricchione et al., 1983, 1990; Rosebush and Stewart, 1989; Rosebush and Mazurek, 1991b; Rosebush et al., 1990; White and Robins, 1991; White, 1992; Hawkins et al., 1995.
5 Arnold and Stepan, 1952; Hermle and Oepen, 1986; Geretsegger and Rochawanski, 1987; Lauter and Sauer, 1987; Mann et al., 1990; Ferro et al., 1991; Rummans and Bathingthwaite, 1991; Cape, 1994; Cizaldo and Wheaton, 1995; Hawkins et al., 1995.
6 Guggenheim and Babigian, 1974a.
7 Thompson et al., 1994; Hermann et al., 1995.
8 Morrison, 1974b; Abrams and Taylor, 1976, 1977; Abrams, Taylor, and Stolurow, 1979.
9 McCall et al., 1995; Carroll, 1996; Mashimo et al., 1995.
10 Fink 1979, 1991, 1997c, 1999a; Lebensohn 1984, 1999.
11 Fink, 1999a; American Psychiatric Association, 2001.
12 Bell, 1849; Kahlbaum, 1874; Kraepelin, 1903, 1919; Hoch, 1921; Stauder, 1934; Meduna, 1937, 1985; Laskowska, 1967.
13 Sachdev et al., 1995; Meterissian, 1996; Hasan and Buckley, 1998; Johnson and Bruxner, 1998; Karagianis et al., 1999, 2001; Caroff et al., 2000; Meltzer, 2000; Robb et al., 2000; Martényi et al., 2001; Biancosino et al., 2001.
14 *Patient 2.1.*
15 Northoff et al., 1995; Bush et al., 1996b; Zaw and Bates, 1997; Schmider et al., 1999.
16 The benzodiazepine challenge and treatment, and ECT are discussed subsequently.
17 Ungvari et al., 1999.
18 Shalev and Munitz, 1986; Hermesh et al., 1992; Wilkinson et al., 1999.
19 Cohen and Cohen, 1974.
20 Normann et al., 1998.
21 Klerman, 1981; Fink 1999b.
22 Bell, 1849; Bond, 1980; Fink, 1999a,b.
23 この ECT の方法は，multiple monitored ECT (MMECT) とは区別される。MMECT では，1回の麻酔で4回から8回の発作を急速に誘発する。MMECT は危険が多く，現在は施行されていない。また，1回の ECT コースでの総回数が決められる以前，毎日や1日に2回の ECT を1週間施行して重症のせん妄を起こした精神科医もいた。この方法は regressive ECT として知られており，現在は施行されていない（Fink, 1979, 1999a,

Abrams, 1997)。
24 Keck et al., 1989, 1991; Osman and Khurasani, 1994; Blumer, 1997; Berardi et al., 1998.
25 Fava et al., 1984; Keck et al., 1993; Hirschfeld et al., 1999.
26 Jefferson et al., 1983; Goodwin and Jamison, 1990.
27 Arnold and Stepan, 1952; Geretsegger and Rochawanski, 1987; Mann et al., 1990; Weller et al., 1992; Weller and Kornhuber, 1992b; Philbrick and Rummans, 1994; Frey et al., 2001.
28 Rosenberg and Green, 1989; Caroff et al., 1998a,b; Davis et al., 2000.
29 Rosebush and Stewart, 1989; White, 1992; Fink 1996a.
30 Ungvari et al., 1994b; Hawkins et al., 1995; Koek and Mervis, 1999; Schmider et al., 1999.
31 Woodbury and Woodbury, 1992.
32 Addonizio and Susman, 1987; Mann et al., 1990; Davis et al., 1991; Sheftner and Shulman, 1992; Nisijima and Ishiguro, 1999; Troller and Sachdev, 1999.
33 Nisijima and Ishiguro, 1999.
34 Birkhimer and DeVane, 1984; Lazarus, 1986.
35 Davis et al., 2000.
36 Davis et al., 2000
37 Bush et al., 1996b; Fink, 1997a; Petrides and Fink, 2000.
38 Takeuchi, 1996.
39 Rosebush and Stewart, 1989; Rosebush and Mazurek, 1991b; Rosebush et al.,1990.
40 Fink 2001; Fink et al., 2001.
41 Petrides and Fink, 1996.
42 Abrams, 1997; Fink, 1999a.
43 Abrams, 1997; American Psychiatric Association, 1990, 2001.
44 Walker and Swartz, 1994; Miller 1994.
45 American Psychiatric Association, 1990; Abrams 1997.
46 American Psychiatric Association, 1990, 2000; Abrams, 1997; Fink, 1999a.
47 Lappin and Auchincloss, 1994; Graudins et al., 1998.
48 Keck and Arnold, 2000.
49 Fink, 1996b.
50 Caley, 1997; Richard, 1998; Birbeck and Kaplan, 1999; Carbone, 2000; Keck and Arnold, 2000.
51 Dr. Georgios Petrides, personal communication, March 2001.
52 Fink and Kahn, 1957; Abrams et al., 1972; Sackeim et al., 1996
53 Carroll et al., 1994; Caroff et al., 1998b.
54 Fink and Johnson, 1982.
55 Sackeim et al., 1987, 1993, 2000, 2001.

56 Swartz et al., 2001.
57 Fink et al., 1996.
58 Pettinati et al., 1990.
59 Petrides et al., 1997; Petrides and Fink, 2000.
60 Kornstein et al., 2000.
61 A prospective study supported by NIMH began in 2001; the principal investigator is Georgios Petrides, M.D.
62 For another example of continuation see *Patient 4.4*.
63 Falloon et al., 1982; Overshett et al., 1986; Bebbington and Kuipers, 1994a,b; DeJesus and Steiner, 1994.
64 Abrams and Taylor, 1976.
65 Tormey et al., 1987; Dierckx et al., 1991; Morinaga et al., 1991; Sechi et al., 1996; Chalela and Kattalh, 1999.
66 Nazoe et al., 1995; Delvenne et al., 1997.
67 Tandon and Greden, 1989.
68 Menza and Harris, 1989; Panzer et al., 1990; Spivak et al., 1996.
69 Wilcox, 1986.
70 Kalinowsky and Hoch, 1952; Kalinowsky et al., 1982.

8

カタトニアの神経学

　神経学疾患による運動障害と気分障害による運動障害で，その類似性よりも差異が治療上のメリットとして強調された結果，精神疾患である気分障害に，必要な神経学的アプローチによる診察はなされなくなってしまった。最良の方法はカタトニア性の運動障害を，それが神経学的障害に含まれようが精神医学的障害に含まれようが，錐体外路性気分障害と認めることである。

Rogers, 1992:25

　ほとんどすべての神経病態学研究は，これまでのところ主観性の誤りをしてしまいがちであった。脳は，自分で自分自身の研究をする時に，簡単にだまされる。

Lohr and Wisniewski, 1987:218

　カタトニアの病態生理学はまだ分かっていない。Kahlbaum, Kraepelin, Bleulerはカタトニアを意志の不足が表現されたものと考えたが，その理由は，その解釈が行動症候群に対する彼らの考えに適していたからであった。精神とは意志，感情，思考の3つにより成り立っているという概念が一般的に認められていた。Kreapelineの精神障害に対する考えは，この3つの部分からなる精神という概念に根ざしており，早発性痴呆の横断的診断基準はこの3つの部分すべての障害を含んでいた。Kreapelineは，躁うつ病を感情の障害としており，他の2つの部分を含ませなかった。Kreapelineは，早発性痴呆と躁うつ病を経過によって区別した。早発性痴呆は思春期以後の10年間に初発し，悪化しながら痴呆に至る。躁うつ病は25歳以後に初発し，挿話

表 8.1 精神概念の 3 要素と統合失調症の診断基準

	感情	意志 / 発動性	思考
Kraepelin	鈍麻，無関心，無気力，無恥	カタトニア，頑迷，昏迷	疾病否認，治療への非同意
Bleuler	感情平板	両価性，受動性	自閉的思考，連合弛緩，思考形式の障害
DSM	平板でひどく不適切な感情，残遺期の症状（著しい社会的孤立と自閉，鈍麻した不適切な感情）	カタトニア，残遺期の症状（自発性，興味関心，エネルギーの著しい低下，身だしなみのだらしなさ）	滅裂または著しい連合弛緩，残遺した妄想様観念や魔術的思考，あいまいで脱線した話し方，発語の貧困

性で寛解に至る。Kreapeline は，Kahlbaum のカタトニア概念を早発性痴呆に組み入れるが，その理由はカタトニアが明らかに意志の障害であったからである。19 世紀中ごろの単一精神病の概念（例えば，すべての精神病は同じ過程をとり痴呆に終わる）に強く影響されていた Kahlbaum は，カタトニアを痴呆へと至る疾患の一過程とした。Kahlbaum の概念は，Kraepelin の早発性痴呆概念にフィットした[1]。現代の統合失調症の診断基準でも，表 8.1 に示したように精神が 3 部分からなるという考えの痕跡を残している。

　この考えによると，カタトニア患者は自分の意志で姿勢を変えることができずに，その姿勢を保ち，検者の指示に抵抗する意志がないので，抵抗できない。

　精神を 3 部分からなるとする考えは，時の試練や科学的吟味がなされてはいないが，現代の精神神経学では，カタレプシーや姿勢常同は，前頭葉障害の患者にみられる病的無力症（pathological inertia）の現れとして解釈されている。しかし，この違いは神経生理学的意義を明確にした以外は，同じ現

象を記述しただけだった．

　カタトニア患者では，正常に動く能力になにか障害があることが，きわめて明確にみえるので，逆に我々のカタトニアへの理解を複雑にしてしまっている．それにしても，カタトニアは非常に多くの病因から生じるので，カタトニアが最終的な共通経路（final common pathway）である可能性もある．なぜそんなに多くの状態が，脳機能に影響を与え，カタトニアを誘発するのか？　なぜカタトニアを起こす疾患に罹っている一部の患者がカタトニアを起こし，他の患者が起こさないのか？　カタトニア患者の半数が気分障害であり，躁病エピソードの15-20％がカタトニアを発症するならば，なぜすべての躁病エピソードでカタトニアを発症しないのか？　カタトニアを伴う躁病患者はカタトニアを伴わない躁病患者とどう違うのか？　なぜ高用量の抗精神病薬を投与された一部の患者だけに MC/NMS が発症するのか？

　本章では，カタトニアに関連する脳の作用について述べたい．我々は，情報を注意深く取り出し，これらの所見からカタトニアの予防や治療への臨床的な指針を探したい．

運動系障害

　カタトニアの病態生理は，運動系の障害と関係している．Kleist（1960）は，カタトニア症状を基底核障害の症状と同一のものであると考えた．数十年の観察をまとめて，カタトニアは顕著な「自発性の欠如…活動性や創造性の障害」に特徴づけられ，「脳の前部の傷害や障害で観察された」と述べ，さらに「他のすべてのカタトニア亜型でも，脳幹障害による精神運動症状が顕著である」と記した．周期性カタトニア（periodic catatonia）という，Kleist が寛解に至る軽症の障害と考えていた疾患は，「線状体，特に尾状核に，限局している」とした．Taylor（1990）は，同様の症例で，前頭葉の制御機能と脳幹の覚醒システムの障害により，カタトニアが生じるとしていると報告した．

　臨床病理学的な所見では，Kleist の考えを支持し，カタトニアは運動系の病変に関係があるとされている．前頭葉と基底核での病変が共通して観察されている[2]．しかし，小脳－橋病変と前頭回路と小脳－橋の間にある脳幹病変も関連している[3]．前頭葉変性症，前大脳動脈破裂，外傷性脳傷害，血管奇

形，新生物，前頭葉の進行麻痺，優位半球の補足運動野内側面の病変は，カタトニアと関連している。

Luria は，戦争で前頭葉に傷害を負った患者がカタトニアを発症したことを報告し，ロシアの神経心理学者は動物実験で前頭葉を切除された犬が両価性，カタレプシー，蝋屈症を示したと報告した[4]。Pavlov と Anokhin の動物実験では，前頭葉を切除された犬の前にえさを入れた2つの椀が置かれた。空腹にも関わらず，その犬はどちらの椀からえさを食べるか選べなかった。1つの椀をみてにおいを嗅ぎ，もう1つでも同じようにし，2つの同じ刺激の間で動きが取れなくなってしまった。この行動は，両価性を呈するカタトニア患者が，動きに抵抗しなさいという命令を検者から受けつつ，検者により患者の手を動かされると抵抗できないのと似ている。

基底核に病変がある脳炎後のパーキンソン症候群，両側性の淡蒼球病変，エコノモ脳症はカタトニアに関連している。エコノモ脳炎が発生した時には，カタトニア症状が出現したと報告されている[5]。

フランスの精神科医は，カタトニア症状はパーキンソン症候群の運動症状と似ていると報告している[6]。彼らは，統合失調症患者の基底核と視覚野下部に剖検での病理学的異常所見を記述した。同様に，基底核に病変を起こすリウマチ熱の影響を証明するために，Wilcox (1986) は60人のカタトニア患者群のカルテを，134人の外科手術を受けた対照群，189人のカタトニア症状を呈していない統合失調症患者群，325人の気分障害患者群のカルテと比較した。カタトニア患者群の方が他の患者群に比べて，リウマチ熱の既往が多かった。

最近では，連鎖球菌感染に伴う小児自己免疫精神神経障害（Pediatric Autoimmune Neuropsychiatric Disorder Associated with Streptococcal infection; PANDAS）という症候群が認知されつつある[7]。6から7歳の男児は，急性注意欠陥多動性障害，チック，強迫性障害の発症する危険が特に高い。PANDAS の病歴を持つ患者は，カタトニアになりやすいかどうかを判断するのは，時期尚早である。

しかし，統合失調症緊張型の神経病理学的研究は一貫せず，標本抽出，診断的，技術的な問題をはらんでいる。それにも関わらず，それらの研究では，淡蒼球，無名質，側坐核での細胞減少，線状体での微小なニューロンの減少

がみつけられ，カタトニアに基底核が果たす役割を支持している。これらの患者は診断的に不均質であるので，その所見は，特定の病態生理学（例えば，脳前部の回路の器質的病変が，運動調整機能を乱しカタトニアが発症する）であるよりも，カタトニアの危険因子を示している可能性がある。カタトニアは，基底核の直接の病変よりも，基底核と前頭葉の回路が分離されたことより，起こるという考えは，既に学んだ運動動作を自動的に実行する機能が，前頭葉にあるという我々の理解に矛盾しない[8]。

統合失調症緊張型の患者では，他の亜型の患者に比べて，小脳虫部と脳幹の萎縮が強いと，Josephら（1991）が報告している。Wilcox（1986）は，小脳萎縮が緊張型統合失調症の患者の20％に見られたのに対して，他の亜型の統合失調症では8％，躁うつ病では5％，正常群では0であったことを報告した。無動性無言が両側性視床梗塞の患者で発症したことが報告されている[9]。

神経代謝研究（neuro-metabolic studies）においても，カタトニアと運動系機能不全との関連が支持されている。Luchinsら（1989）とEbert and Feistel（1992）は，基底核の代謝低下（右が左より著明に）がカタトニア患者ではみられ，カタトニアが改善すると代謝も正常に戻ることを発表した。右の側頭頭頂葉も代謝が低下していた。Northoffら（1999a）は機能的MRIを使って研究し，カタトニア患者では，姿勢常同している手の反対側の運動野で活性化が増加し，運動課題の反対側の運動野で活性化が減少しているが同側では活性化が増加しており，正常群のパターンとは逆であると報告している。彼らやその他の研究者は，基底核の代謝障害を報告している。Atre-Vaidya（2000）は，薬物誘発性精神病が回復後もカタトニアが持続した患者で，SPECTで基底核の血流低下（右側がより著明に）がみられたと報告している。こういった報告の患者数は少なく，非対称性は様々であるので，右側か左側かの問題というより，基底核の機能障害がカタトニアに関連しているという結論が，最も妥当であると思われる。

対照的に，Satohら（1993a, b）とGalynkerら（1997）は，カタトニア患者のSPECT研究で前頭葉，後部側頭葉，頭頂葉で血流低下を報告している。Galynkerら（2000）は，5人のカタトニア患者の運動野と側頭葉の一部で血流低下がみられ，有効な治療が行われると血流低下は正常化されたと報告

した。Northoffら（1999e）は，カタトニア患者において前頭眼窩野での代謝障害も報告している。これらの所見は，Miozzoら（2001）により確認されたが，Escobarら（2000）には確認されなかった。

　カタトニアは通常は完全寛解するが，このことは運動機能障害の原因は，錐体運動神経が構造的に失われることより，むしろ運動制御機能の障害であることを示唆する。前部前頭葉－基底核は運動制御の根本的な回路をなしており，これはカタトニアの神経認知的障害を説明している。実際，前頭葉－基底核機能不全とカタトニアの関連は，この回路が注意，覚醒，感情表出，運動制御の役割を持つことを考えれば，驚くべきことではない[10]。この領域の各々の機能不全が，カタトニアの特徴になる。すべての古典的カタトニア症状は，神経学の文献では前頭葉障害の症状として，報告されている。

　カタトニア症状は，前頭葉機能不全による神経心理学障害の現れとして，解釈されている。ワーキングメモリーと視空間認知に障害がある患者は，一貫して前頭回路でも機能不全がみられる[11]。例えば，反響言語，反響動作，抵抗症は，被影響性の亢進と考えられている。常同症と衒奇症は運動保続（motor perseveration）と，カタレプシーは重度の病的無力症（pathological inertia）と考えられている。

　前頭葉障害がある患者では，言語による指示で行動を制御できないといった"頭で分かっていること"と"実際すること"の解離がみられることがある。前頭葉障害の患者では，手を操作されながら「すべてを自分の意志でしなさい」と命令されると，自分でしたいことを言うことはできるかもしれないが，一度でも検者に手を動かされると，再度「自分の意志でしなさい」と促されても，どうしても検者の動きを補助するように動いてしまう。その患者は，検者に触られることに反応し，言われた命令に従えず動いてしまうが，カタトニアの他の症状はみられない。前頭葉に異常がある患者では，自分の誤りには気づいても，行動を修正することができない人もいる。この現象は命令自動の良い例になる。検者が触れると反応するが，検者の言葉での命令には従えない。Milner（1982）は，前頭葉障害の患者では，外部からの刺激に直接反応することが困難で，適切な自己監視が欠如していると述べている。長時間姿勢を保持する患者は，そのような欠陥があるように見え，適切な感覚情報から切断され，自分の運動行為を適切に評価し，変化させることがで

きないことを示している。カタトニア患者は，前頭葉病変をもつ患者と同様に，自分のしたいことと行動を一致させることができず，行動を不適切に持続する。前頭葉に病変がある患者は，身体の自己監視に異常があり，無関心や否認を示す。カタレプシーや姿勢常同のカタトニア患者は，自分自身の奇妙な姿勢には気づかず，これは意図と行動を認知するシステムが切断されていることを反映している[12]。

　前頭葉病変を持つ患者も，"やるやらない課題"（go/ not go task），つまり，ある合図には反応し，別の合図には反応してはならないという課題に対して，適切に反応できない。この行動を制御する言語化機能の障害が，前頭葉病変の患者が示す両価性の基底にあると考えられる。常同症は，行動を開始し停止する能力の欠如によると，説明されるかもしれない。どの場合でも，運動監視システムが，感覚入力（または感覚入力自体が障害）から切断されている。刺激は，無視や誤認をされ，間違っているか不十分な感覚入力は，不適切な反応を引き起こす。確かな感覚入力から切断され，カタトニア患者は，反応が適切かどうか言うことができずに，異常な行動を繰り返したり，維持したりしてしまう。

　カタトニアも，小脳－橋を前頭回路と結びつける視床の病変と，その病変によって前頭回路への信号が欠乏することから誘発される可能性がある（視床病変は網様体覚醒系からの覚醒入力を切断する）[13]。特異的な神経病変がないカタトニア患者でも，この神経系統に代謝上の機能不全がしばしばみられる。

　初期のレビューでは，Roberts（1965）は，カタトニア症状と大脳辺縁系前部が関連した機能障害を比較し，視床核と帯状回の前部病変に着目した。実験動物では，これらの病変の典型的な症状は，表情の消失，言語の減少，自発運動の抑制，姿勢常同，カタレプシー，錯乱であった。Robertsは，前部視床から，前部帯状回，前頭前野，頭頂葉への放射から，大脳辺縁系前部の障害から生じたカタトニアを説明し，カタトニア患者での前頭葉－頭頂葉の代謝亢進状態を予測した。前部帯状回と前頭葉背外側面が自己を監視し（特に刺激の調和に対して），制御された反応を実行する働きをそれぞれ担っている[14]。カタトニアの患者は両方の領域で問題がある。

　一見して，カタトニア患者で起こっている頭頂葉の代謝障害は，カタトニ

アが特に運動系に問題があるとする説に矛盾しているようにみえる。Satohら（1993a,b）と Galynker ら（1997, 2000）は，カタトニア患者の両側の前頭葉（特に背側に）と頭頂葉で血流と代謝が，他の精神障害の患者に比べて減少していることを報告した。他の研究では，9人のカタトニア患者においてSPECT検査で頭頂葉の血流低下が示され，9人中8人でさらに側頭葉と前頭葉の血流も低下していたことが示された（Malur et al., 2000）。血流分布は臨床的回復の伴って改善した。正常群に比べて注意－運動，視空間障害がある事と，前頭頭頂葉障害とは矛盾しないことが，13人のカタトニア患者で報告されている（Northoff et al., 1999e）。右側の頭頂葉病変に関連するカタトニアも報告されている[15]。次の患者は左側頭頂葉に病変がある。

症例8.1

78歳の男性が，援助を拒否し，非協力的な態度をとるために療養施設から転院してきた。頭蓋骨と左側頭頂葉に及ぶ脳腫瘍を，数年前に手術で摘出されており，頭蓋骨は大きく陥没していた。それ以後，療養施設で暮らしていた。数週間前から廊下で右膝をつき，右手を挙げて祈るような格好をするようになった。時々，左手も挙げた。何をしているか尋ねられたり，止めるように言われたりすると，怒って間違ったことはないと言いはり，自分の姿勢を説明することはできなかった。

入院日にエレベーターに乗る時に，膝をつきドアから入れなくなった。ヘルパーは困り，ドアから患者を動かそうとしたが，それも拒絶した。

姿勢常同に構わないでいる限るは，怒り出すことはなかった。何分もその姿勢を保持し，強い刺激に注意を逸らされている時だけその姿勢を止めていた。右手で検査に対する抵抗がみられたが，左手ではみられなかった。姿勢常同中に会話をすることもできた。ゲルストマン症候群（失書，失算，左右失認，手指失認）と語健忘が明らかだった。

鎮静剤は，片側性の姿勢常同には効果がなかった。患者は，それ以上の薬物治療を受け付けなかった。しかし，注意を向けなおすことで姿勢常同は短縮した。他の療養施設に退院する時に，ヘルパーは患者の行動に，安全に対処する方法を教育された。

頭頂葉に焦点があるてんかん患者では，カタトニア症状を呈することがある[16]。その症状は通常短く，ジストニーとカタレプシーが含まれる。前述した患者やNorthoffらにより報告された患者は，頭頂葉の機能障害がどのようにカタトニアを生じさせるかを示している。自らの姿勢の認知，体の各部の相互関連に関する認識，3次元での身体の意識は，頭頂葉の適切な働きにより生じている。体性感覚の効果的な処理が行われないと，"身体"の空間的位置感覚は失われる。頭頂葉病変の患者は，虚無妄想と疎外感（シュナイダーの一級症状）のような印象的な精神病理学的症状を体験する。患者は，空間や自らの身体も無視し，症例8.1が示したような姿態をとることになる。前頭葉の運動系が，適切な体性感覚入力を受け取らないと，活動を停止し，カタレプシーや他のカタトニア症状を呈する[17]。視床の障害によっても，体性感覚障害，痛覚欠如，無反応（無言症），カタトニアを生じる[18]。

神経化学的異常

ドパミンは，運動機能では中心的な役割を果たしていると仮定されている。前頭回路，特に基底核においては，主要な神経伝達物質である。このドパミンにより，カタトニア症状が運動系の神経伝達物質の異常により生じていることを示している，様々な神経代謝・現象的・神経薬理的データを，まとめることができる。神経伝達物質の異常が精神障害，特にカタトニアに関連するとする文献は多い。当然のことながら，脳は部分だけでは働かないので，1つの神経伝達物質でカタトニアを説明してしまうのは，単純化しすぎである。たとえドパミンが，たくさんの神経化学的基質を前頭回路に供給していようが，この回路はGABAや背側縫線核からのセロトニン放射によっても影響を受けている[19]。

研究者は，とかく特定の受容体―伝達物質系に集中しやすい。行動における脳の神経伝達物質の役割を統一する理論は，存在しないので，各研究者は特定の伝達物質の研究に集中しやすい。例えば，GABA-Aの増加やGABA-Bの減少をカタトニアの基盤とするのはそのような考えの1つである。そのような極端な考えにより，精神疾患に対する現代神経化学の考えは，精神分析の信念と同じものであると，冗談まじりに書かれてしまう程，懐疑主義が生

み出されている[20]。

カタトニアでの神経伝達物質の関与についての他の考えとしては、体内麻薬が、前脳の重要部位のドパミン作動性とコリン作動性ニューロンの働きを調整しているとする報告がある。NMS をモデルとして使う際の複雑な神経伝達物質相互作用により、ドパミンに加えて交感神経-副腎系の過活動は、MC/NMS の発症にきわめて重要であることが示されている[21]。

致死性高熱を示した3人の患者の剖検脳を調査により、脳でのコリンアセチルトランスフェラーゼの重度の欠乏が報告され、NMS を含む視床下部症候群でのドパミン不均衡は、コリン欠乏でより悪化したことが示唆されている[22]。NMS とカタトニアの共通の生物化学的な説明もなされている[23]。ドパミン作動薬とカタトニアのレビューの一部では、コカインの使用が、カタトニアのリスク因子であることが示されている[24]。

カタトニアの病態生理学における現在推定されているドパミンの主な役割は、以下の所見に基づいている。

・ドパミンを遮断する抗精神病薬（特に D_2 受容体に影響する薬）は、人間では MC/NMS 症候群を誘発する。実験動物では、抗精神病薬はカタレプシーを誘発する作用があると認められている。黒質線状体系での D_2 受容体遮断により、カタトニア症状に似たパーキンソン症状を呈する。

・ドパミンを枯渇させる薬物（例：methyltyrosine, tetrabenazine）とドパミン拮抗薬（例：oxiperomide, speroxatrine）は、カタレプシーと関連している。

・ドパミン作動薬（例：*l*-dopa）の急激な中止は、MC/NMS 症候群の発症に関与する。

・MC/NMS の患者は、ドパミン作動薬（例：bromocripine, dantrolene, amantadine）が奏功する。ECT も奏功する。発作は脳内のドパミンを増加させ、パーキンソン症候群を緩和する。

対照的に、カタトニア患者でのドパミン代謝物の homovanillic acid の血漿濃度の上昇を発見した研究者は、カタトニア状態は、ドパミン活動の減少ではなく増加に関連しているのではないかと言っている。しかし、これらの報告は周期性カタトニアに限定され、カタトニア症状よりも、むしろ患者の気分や覚醒状態を反映している可能性が高い。

周期性カタトニアは，特有な家族性疾患であると論じているものもいる[25]。Stöberら（2000c）は周期性カタトニア患者の12家系135人の親類で遺伝子連鎖の研究結果を報告した。356のマーカーを使い，第15染色体との連鎖とおそらく第22染色体での常染色体優性の連鎖があると報告した。以前にStöberらは，周期性カタトニアの第一親等ではその疾患の生涯罹病危険率27％であったと報告している。しかし，そのような連鎖分析は，良く知られていることであるが，変化しやすく，報告された連鎖の強度はささやかなものであり，複製するのは不可能であろう。しかし，より興味深いのはその診断である。著者らは，気分症状よりも精神病症状を重視するLeonhardの診断体系を使っている。彼らの患者の多くが，米国の精神科医による躁うつ病性精神病，統合失調−単極性または双極性感情障害の診断基準に合致し，その患者らは躁うつ病の治療に反応している。

　神経伝達物質であるGABAは，カタトニアに関与している。強力なGABA-A作動薬であるlorazepamはカタトニアの治療として使われている。カタトニア患者で，lorazepamの治療効果をGABA-A拮抗薬であるflumazenilにより覆されたとの報告もある[26]。非ベンゾジアゼピン系GABA-A拮抗薬であるzolpidemは，カタトニアを改善する[27]。carbamazepineとバルビツレートもカタトニアを改善し，両方ともGABA作動作用をもっている。そして，ECTはGABA系を増強する[28]。

　一方，GABA-B作動薬（例：baclofen, muscinol, valproic acid）は，カタトニアを誘発する。これらの薬理学的観察は，カタトニア患者の感覚−運動の大脳皮質では，GABA-A受容体が減っているという研究からも支持されている。これらの患者では，感覚運動領域の脳血流の減少も報告されている[29]。我々の結論は，カタトニアの発症に関して，GABA-Bの活動を過大視し，GABA-Aの活動を過小視していることである。GABA系に影響する薬物を，投与または中止された患者の臨床報告から，神経化学的変化を促進させればさせるほど，カタトニアは発症しやすいことがわかる。

　GABA系ニューロンは，視床，基底核，前頭前野回路，脳幹，橋，小脳といったカタトニアに関与する脳の構造システムで重要な働きをしている。運動障害でのGABAの関与が，パーキンソン病や小脳−橋障害で認められている。視床でGABA系の活動が増加すると，前頭前野のドパミン活動が抑制さ

れる[30]。加えて，morphine は基底核での GABA のターンオーバーを増やし，無動や他のカタトニア症状を起こす[31]。パーキンソン病での GABA の関与が，報告されている[32]。カタトニア以外の運動障害でも GABA の役割は，表面的妥当性を持っている。

てんかんモデル

　カタトニアの病態生理において，発作様の経過が考えられている。この考えは，発作後の無動はほとんどカタレプシーと区別がつかず，発作による常同症，ジストニア，より複雑な精神感覚及び精神運動症状は，カタトニアの症状と似ていることに基づいている。そして，非けいれん性，小発作，複雑部分発作重積状態の患者で，カタトニアが出現することは良く知られており，またカタトニア患者ではてんかんの有病率が高い。最後に，カタトニアは抗けいれん薬や ECT で改善し，両者とも発作閾値を上昇する[33]。

　てんかん患者の自発性の強直間代発作後や，実験動物の誘発発作後の，麻痺状態には，カタレプシー，痛覚欠如，多くは弛緩性であり，時に筋強剛性の全身の無動という症状が含まれる。この発作後麻痺状態は，カタトニアは深部脳の発作様（興奮性）放電から生じる事を示唆する。視床の GABA 系の機能不全は，様々な発作や小発作重積と結びつけられており，視床は前頭葉－基底核機能の中心でもあるので，深部脳放電の起点として最も有力な候補と見なされている。視床の機能不全は，全般性発作でみられる同期化した振動の発生に関与し，視床の $GABA_A$ 受容体を遮断することで誘発される。視床の $GABA_B$ 受容体の遮断によりこの活動は調節されている。同様な GABA 系の作用がカタトニアの発症に関与しており，視床病変により直接的にカタトニアを発症させることができる[34]。

　視床も統合失調症の病態生理に関連しており，卒中後の皮質下失語モデルに従った，統合失調症患者における発語と言語の問題の中核とみなされている。統合失調症の精神発達モデルは，有用であると考えられている[35]。視床の形態学的異常が，統合失調症の患者で観察されており，視床の体積は初発精神病の発症年齢と関連している[36]。前頭回路と知覚の統合という視床の2つの役割は，統合失調症の陽性と陰性症状の両方を説明するモデルになって

いる[37]。

　視床は知覚を統合し，中枢の運動システムの前面と後面を結びつける。視床は，前頭回路での重要なフィードバック機能と，発信する機能を有する部位である。これらの特徴は，前頭回路の機能不全，運動制御系と知覚の解離，GABAとドパミンの調整不全といったカタトニアの仮説とぴったり合致する。

　特に複雑部分発作をもつてんかん患者では，一過性にカタトニアを示す。前頭葉発作では，常同症，腕または顔面の姿勢常同を伴うカタレプシー，語唱または無言症，カタレプシーや拒絶症に似た発語促迫を伴う。側頭葉発作では，常同症，カタレプシー，しばしば複雑である衒奇症を伴う。頭頂葉発作では常同症と姿勢常同が誘発される[38]。

　非けいれん重積や小発作や複雑部分発作重積での，カタトニアの発現については，第4章に記述した。非けいれんてんかん重積は，運動の制御不全(カタトニア)を伴う異常状態が，急速に生じ抗けいれん治療で消失するので，カタトニアの良いモデルになる。カタトニアを呈する児童思春期の患者において，気分障害と統合失調症に続いて最も多いカタトニアの原因は，てんかんである。印象的な症例は，月経時に反復してカタトニア症状を伴うてんかん様精神病を示した思春期の女性である。患者の発作とカタトニアは，phenytoinで消失した[39]。

　気分障害が原因でない成人のカタトニア患者の約10-15％は，てんかんに罹患している。Primaveraら（1994）は，カタトニアを呈した急性疾患29人中，4人が発作性障害と診断されたことを報告し，カタトニア患者では脳波検査が必要であることを強調している。カタトニアが，発作性障害が原因で起こることがあるからといって，すべてのカタトニアの原因がてんかんであるわけではない。しかし，てんかんモデルは，運動制御に関与する脳の重要な領域での興奮性の焦点により，多くのニューロンが同期性に発火し，カタトニアを呈する可能性があり，最後にはけいれんが起こることを示している。カタトニアでは，興奮性焦点は広がらないが，重要な部位に位置しているので様々なカタトニアの症状が起こる。

まとめと臨床的意義

　カタトニアの病態生理についての現在の考え方は，一致している。カタトニアに関係する脳システムを図8.1に示した。カタトニアは前部回路の障害に関連している。視床または頭頂葉の病変及び強い感情状態で起こる大脳辺縁系障害により，脳の知覚－統合システムの切断がおこることが，確認されている。このシステムを働かせるのは神経伝達物質のドパミンとGABAである。前頭回路や大脳辺縁系前部の焦点から生じる発作が，カタトニアを起こす[40]。

　図8.1で示した脳システムが障害されて，カタトニアが生じる機序を表8.2に示した。

　我々の考えるカタトニアモデルは，実際上の臨床的意義をもっている。カタトニアを予防する方法として臨床的に有用である。カタトニアを発症した患者は4群に分けられる。気分障害の患者，精神病症状があり抗精神病薬を投与されやすい患者，神経障害の患者，代謝障害の患者である。カタトニアモデルの治療的意義については第7章に記述している。

表8.2　カタトニアが生じる病態生理的経路

運動系の重要な領域を遮断する病変（前部帯状回，背外側前頭前野，補足運動野，基底核，視床）
視床やその周囲の興奮性病変
前部運動回路での神経化学的不均衡（ドパミン活動を低下させ，GABA-B活動を増加させ，GABA-A活動を低下させる薬物や疾患）
頭頂葉での遮断または興奮（通常はまれである）性病変（運動系から知覚統合が分離され，身体の各部への意識や，それらの空間的位置や相互の位置の感覚が，障害される）
前頭回路の神経化学的不均衡や低Na血症から頭頂葉の感覚処理の障害や，ベンゾジアゼピン受容体の減少，またはそのすべてを生じる代謝性障害

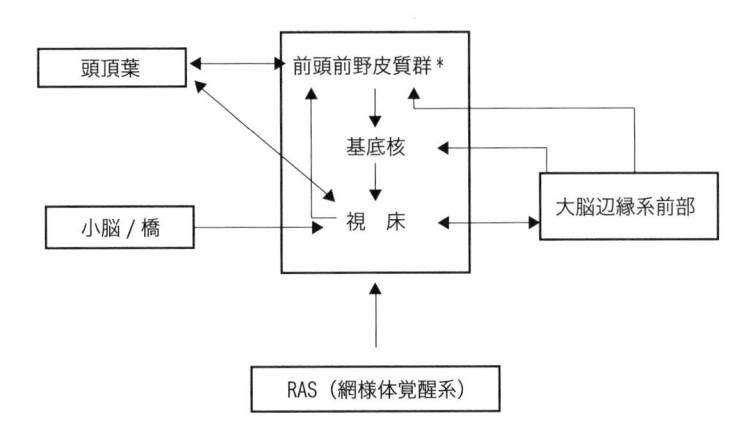

＊運動野，補足運動野，前部帯状回

図 8.1　カタトニアに関与する脳システム

〔脚注〕

1 Durant, 1961; Heinroth and Schmorak, 1975.
2 Joseph, 1999.
3 Joseph et al., 1991.
4 Luria, 1973: 89, 187–225.
5 Bond, 1920; Kirby and Davis, 1921; Cheyette and Cummings, 1995.
6 Dide, Guiraud and LaFage, 1921
7 Gjedd et al., 2000.
8 Alexander et al., 1986; Taylor, 1999: chapter 1.
9 Senser et al., 1993.
10 Wilcox, 1986; Roberts, 1965.
11 Northoff, 2000; Boker et al., 2000.
12 MacDonald et al., 2000.
13 Scheibel, 1997.
14 MacDonald et al., 2000.
15 Saver et al., 1993; Fukutake et al., 1993.
16 Ho et al., 1994.
17 Critchley, 1953; Kolb and Whishaw, 1996 (pp. 305–3330); Jasper, et al., 1995; Goldberg, 1992; Fuster; 1997; Miller and Cummings, 1999.
18 Roberts, 1965; Scheibel, 1997.
19 Kasture et al., 1996.
20 精神力動概念と神経化学の仮想関連の一例

精神力動と神経化学の対応物

精神内界の構造物	基底にある神経伝達物質	行　動
イド	ドパミン	駆動力として働き，前頭回路を活性化し，快楽報酬系に関与する
エゴ	セロトニン	ドパミンを修飾し，社会的に受け入れられる活動にコントロールし，暴力や自殺を防ぐ
スーパーエゴ	ノルアドレナリン	ドパミンとセロトニンシステムが調和しない時は，不安を惹起し，報酬を維持する行動をとらせる

21 Charney et al., 2000; Guerrera, 1999.
22 Kish et al., 1990,
23 Carroll, 2000.
24 Kosten and Kleber, 1988.
25 Gjessing, 1974; Stöber et al., 2000a,b,c.
26 Wetzel et al., 1987.
27 Thomas et al., 1997; Zaw and Bates, 1997.
28 Petrides et al., 1997; Carroll, 1999.
29 Northoff et al., 1999a.
30 Churchill et al., 1996a,b; Munoz et al., 1998; Kardos, 1999.
31 Wenzel and Kuschinsky, 1990.
32 Hauber, 1998; Jellinger, 1999.
33 Taylor, 1999.
34 Bowyer et al., 1996; Neuman et al., 1996; Charpier et al., 1999; Castro-Alamancos 1999; Velasco et al., 2000; Blumenfeld and McCormick, 2000.
35 Weinberger, 1987.
36 Pakkenberg, 1992; Staal et al., 1998.
37 Crosson and Hughes 1987; Andreasen et al., 1994; Pantelis et al., 1992; Weinberger et al., 1994.
38 Taylor, 1999.
39 Kramer, 1977.
40 Taylor 1990, 1999.

9

未来への帰還

　von Baer の痛ましい言葉を聴いて欲しい。すべての新しく正しい重要な考えは3つの段階を通り抜けなければならない。始めはナンセンスと片づけられる段階，それから信条を拒否される段階，最後に真実と受け入れられる段階，ただしはじめに反対した者からそんなことは最初からわかっていたと言われる条件つきではあるが。

Gould, 2001

　臨床家の観点から，我々はカタトニアを定義し，記述した。カタトニアの症状は，様々な重症度と種類があるが，その正確な診断の仕方，原因の探し方，適切な治療法を詳しく述べてきた。もし我々が，カタトニア患者の多くにおいて，基盤にある疾患過程もすっかり治癒してしまったと言っているように感じられたら，それは誤解でも症例選択の間違いでもない。我々が治療したカタトニアの患者の大部分は"すっかり治って (all better)"いた。"すっかり治る"というフレーズは，行動異常症候群の患者について使われることはまれである。しかし，速く診断し，適切に治療されれば，"すっかり治る"ことはカタトニアではよく起こることである。我々は51例の症例を呈示した。そのうち15例はバルビツレートやベンゾジアゼピンで治療され，9例が改善した；23例はECTで治療され，20例が改善した；7例がlithiumや抗てんかん薬で改善した。この良好な転帰を踏まえて，うまく治療できるカタトニアという驚くべき状態について，我々は一体何を知ることができるのだろうか？　カタトニア研究が一体何を教えてくれるのであろうか？　という問いが生じる。

カタトニアは確固とした症候群である

　カタトニアは，せん妄や妄想と同じく病態生理学的な症候群の1つである。意識変容から生じるせん妄は，多くの障害の症状である。思考障害から生じる妄想も，多くの障害の症状である。せん妄や妄想と同様に，カタトニアは運動系の障害から生じる。せん妄と妄想でみられる特徴的な症状のように，カタトニアでも特徴的な症状はみられる。カタトニアは治療されない場合と適切に治療された場合で，明確に異なる経過を辿る可逆性の症候群である。気分障害，一般の身体疾患，中毒及び精神病状態，神経疾患といった多くの疾患でカタトニアは出現する。

　カタトニアの特徴は，体系的に確実に評価される。我々はこの本で，その特徴的な症状を明確にし，それは明瞭に区別されうることを記した。臨床上のあいまいさが残るとしたら，各症状がどれぐらい続けば診断を下せるかと，無言と無動は単独でカタトニアの診断を下すのに十分であるかどうかである。我々は，もしその症状が一過性のもの（例，反響言語）でなければ，1時間持続することが適当な基準であり，2つ以上の症状の発現が診断に十分であると考えている。我々の考えでは，DSM分類は無言と無動を過大評価しており，他のカタトニアの特徴的な症状の存在も診断にはなくてはならない。さもないと，パーキンソン症候群や選択的無言などの他の状態が，カタトニアと間違われる可能性がある。

　カタトニアが存在しない場合にカタトニアと診断されること（偽陽性）は，カタトニアを見逃されるの（偽陰性）と同様に臨床上問題になる。カタトニアを見逃され（偽陰性），効果的な治療を受けることができないと，患者には直接的なダメージになる。カタトニアと誤診すると（偽陽性），治療者はカタトニア患者を，自信を持って診断・治療することができなくなる。もし無言の患者をカタトニアと誤診し，治療により何も改善しなかったら，治療者は落胆し，次の無言の患者を診てもカタトニアを考えなくなるだろう。

　カタトニアは確固とした症候群であり，誰からも診断可能である。New York 州で行われた大きな疫学的研究では，カタトニアの診断は数十年に渡って安定していた[1]。最近の因子分析研究では，類似している精神病理パターンが報告されている。昏迷，無言，拒絶症は古典的なカタトニア症候群

を形成し，命令自動，被影響性の亢進，常同症，カタレプシーは，躁病患者でよくみられる症候群を形成している[2]。すべてのカタトニア患者は，運動行為を注意深く観察し，診断されるべきである。

カタトニアはよくみられる

カタトニアは急性期病棟ではよくみられ，急性期入院患者の 5-10％が，現代の診断基準でカタトニアを呈していると診断される（表 5.3）。退院カルテからカタトニアを呈していたであろう患者数を見積もると，年間の自殺数より多い。驚くべきことに，医師は日常診察において，カタトニア症状を探しだそうとすることをせず，すべてのカタトニア患者は無言で無動であると間違って思い込んでいる。カタトニアの有病率の数はここ半世紀変化していない。

カタトニアには様々な病像がみられる

カタトニアには多くの病型がある。昏迷状態で，カタトニア，カタトニア昏迷，カールバウム症候群と名づけられる制止型があり，カタトニアを伴う躁病に代表される興奮型もある。悪性（致死性）カタトニアは，急性に，発熱，重篤な身体生理機能の異常で発症する。適切な治療がなされないと命にかかわる。せん妄状の夢のような状態像は，興奮カタトニアで現れ，せん妄躁病や夢幻状態として知られている。躁病とうつ病を急速に交代する混合感情状態はおそらくせん妄躁病の一型である。せん妄躁病で効果的な治療アルゴリズムが，急速交代性躁病の患者にも有効であるかどうかは，体系的な研究が必要である。てんかん，非けいれん性てんかん重積，基底核障害(例，無動性無言症) の患者が，カタトニア状態を呈することもある。

このような様々な状態像であるが，呈する運動症状や治療反応性では共通している。鎮静作用の抗けいれん薬と ECT は，どのカタトニアの病型においても有効である。

神経遮断薬性悪性症候群は悪性カタトニアである

　カタトニアの臨床像はすでに記述されつくされており新しいものはないが，神経遮断薬性悪性症候群（NMS）は，ドパミン遮断薬の投与を契機に発症した悪性カタトニア（MC）の一亜型であるという報告が最近なされている。NMSという用語で，"神経遮断薬性"にこだわりすぎるのは間違っている[3]。この症候群を誘発する薬物は多い。ドパミン作動性薬物の急激な中止，脳内神経伝達物質であるGABA-AとGABA-Bの薬物による突然の不均衡状態，脳内セロトニンの突然の増加を，きっかけにしてもNMSは発症する。NMSとMCでは，症状とラボデータでは区別ができない[4]。NMSをMCと解釈する事は，カタトニアと躁うつ病の関係が改めて確認された1970年代以来のカタトニアの診断と治療における最も重要な進歩となる。NMSの治療がこの視点からなされることを我々は推奨する。

カタトニアは通常は統合失調症とは関係ない

　現代の診断的な枠組みにおけるカタトニアと統合失調症のつながりは壊す必要がある。カタトニア症候群を誘発する病態生理は多い（第4章参照）。躁うつ病は最も多い病因であり，続いて，一般の身体および神経疾患がある。カタトニアを呈する患者が，統合失調症の診断基準に合致するのは約10%であることからも，カタトニア患者は統合失調症以外の障害に罹患している可能性が高い。この事実は多くの臨床家にとってはパラダイムシフトであり，DSMやICD分類体系の新版を作る際には重要な課題になる。しかし，もし我々が自分の理解する精神病理学を再編しようをするならば，カタトニアには多彩な病型があるこを知る，それを診断できなくてはならない。カタトニアと統合失調症の誤った関連が壊されると，治療に対する考え方や治療選択肢の広がる（表9.1）。

　カタトニアについての知識を正確に反映するために，精神疾病分類では，カタトニアを独立した運動障害として記載すると（せん妄が独立した認知障害として記載されたように），患者のために最も役に立つ。その亜型は，非悪性カタトニア（カールバウム症候群），せん妄躁病，悪性カタトニアとし，修

表 9.1　カタトニアの病因[a]に基づき考慮される可能性が高い治療法

気分障害[b]	神経障害	一般の身体障害	統合失調症
抗うつ薬	抗けいれん薬,	代謝性不均衡を補正	抗精神病薬
抗けいれん薬	脳外傷と脳卒中の治療プロトコール	心血管系治療プロトコール	抗パーキンソン病治療プロトコール
リチウム	脳外科的手術	薬物治療の改善	増強療法
ベンゾジアゼピンECT	ベンゾジアゼピン	内分泌不均衡を補正	最終手段；抗精神病薬増強療法

a　神経障害と一般の身体障害の治療は，これらのカテゴリーでもっとも多くみられる病因を反映して記載している。個別には第4章を参照。
b　気分障害の患者がカタトニアを示している時に，抗精神病薬を投与するとNMSの危険は大きい。これらの患者では最後の手段としてのみ使う以外は，抗精神病薬は避けるべきである。

表 9.2　カタトニア患者の急性期処置

入院
ベンゾジアゼピンのチャレンジテスト
ベンゾジアゼピン治療
輸液と電解質の補正
抗精神病薬を中止
長期間の無動を避ける
基盤にある神経障害や一般の身体障害を同定し治療する
4日間で実質的な改善が得られなければ，ECTを施行する

飾句として気分障害による，一般の身体疾患または中毒状態による，脳障害による，精神病性障害によると付け加える。このような分類がなされれば，

多くの症候群においてカタトニア症状は識別可能になり，より良い治療が促進される。

カタトニアは予後良好である

　カタトニアの治療は明確である。急性期治療の段階で，カタトニアは命にかかわる状態に進展する可能性があることを知っていなければならない。カタトニアの急性期治療ガイドラインについては第7章で論じ，表9.2に要約した。カタトニア患者の治療反応性についての二重盲式のコントロール研究は行われていないが，発表された臨床報告や自身の治療経験からは，適切に治療されれば，ほとんどすべてのカタトニアのエピソードが消退することが示されている。カタトニアを呈した基礎疾患から回復するかどうかは，その疾患の病態生理次第である。カタトニア症候群の治療に失敗する最も多い原因は，不適切な治療が長期間続けられた場合である。

　十分にカタトニア症状が出揃った患者に対しては，長期臥床や死亡を避けるために表9.2に挙げた処置を，注意深く順々にしてゆく必要がある。もし患者がカタトニア症状を呈してはいるが，カタトニアが原因疾患を覆い隠すことがなければ，カタトニア症状は無視され，患者には抗精神病薬により原因疾患への治療が延々となされるだろう。興奮した躁病患者には，気分安定薬の集中投与，一時的な鎮静のための気分安定薬とベンゾジアゼピン，またはECTが安全で効果的な治療である。重症のうつ病患者には，ECT治療を選択すべきであり，薬物を試している間にECTを遅らせてはいけない。

　カタトニアを呈した患者には，カタトニア症候群やその原因が軽快した後にも継続治療が必要である。通常は，継続（維持）治療とは急性期治療を延長して施行されるので，急性期治療は長期的に有効かどうかと，継続的な施行が可能かどうかを，考慮して選択する必要がある。カタトニアは，頻繁に再発する気分障害に関連して発症することがとても多いので，生涯を通して再発予防治療が必要になることもしばしばある。ベンゾジアゼピン，ECT，またはこれらの併用療法を急性期治療とした場合には，そのままそれが継続治療になる。

カタトニアは運動制御に障害がある症候群である

　カタトニアの病態生理については，はっきりとは分かっていないが，カタトニアを呈する危険因子やカタトニアに関係する脳の処理過程は分かっている。カタトニアは，運動の制御に障害がある症候群である。患者は，動作を開始することや，停止することが困難である。また，カタレプシー，無言症，姿勢常同，常同症にみられるように，とても不活発である。自身の行為を適切に保つことが難しい。命令自動，両価性，反響現象にみられるように，動かないという指示を理解してはいるが，検者が動かしてやると動いてしまう。

　そのようなカタトニア症状は，中枢運動のシステム上にある病変に関連しており，なかでも前頭回路の障害が最も多い。特定の運動システムの病変は見出されていないが，視床と頭頂葉の病変が，視空間処理と知覚―運動の調整の障害を起こし，不十分で混乱したインプットを受けた運動システムにそれを丸投げしていると，我々は考えている。低 Na 血症と飢餓状態ではカタトニアが起こりやすくなる。カタトニアの原因になる神経学的障害や一般の身体障害がない場合に，両側性頭頂葉と前頭回路の代謝低下が観察されている（第 8 章参照）。我々の考えでは，ドパミン，GABA，セロトニンの脳内レベルは運動制御に重要な役割を果たし，これらの神経伝達物質を変化させる薬物はしばしばカタトニアを起こす。

将来の研究

カタトニア研究が何を教えてくれるか？

　臨床神経科学者にとって，カタトニアは運動制御機能の自然の実験室である。カタトニアは，急性発症して共通の特徴を持ち，特定の治療によりすばやく軽快する行動状態である。家族や保護者の同意が得られれば，脳画像，代謝，神経内分泌，脳波，誘発電位についての，カタトニア中と軽快後の検査を，すぐにできる。カタトニアを誘発する物質は多いので，臨床研究の多くは正当化される。カタトニア中とカタトニア軽快後の，同じ対象内での比較，他の患者群との比較，正常群との比較がなされるべきである。

何が問題かに答えるために

運動の開始と停止を決め，その動きを実行するのは，脳のどのシステムが関与するのか？　運動をモニターし，自分がなにをしようとしているのか知るのは，脳のどのシステムが関与するのか？　感覚によるフィードバックにより，そのようにして自発的な運動が制御されるのか？　このフィードバックと自己修正するための動きを，脳のどのシステムが調和させるのか？　脳のどこの処理過程が，カタトニアでは機能不全をきたしているのか？　カタトニアの多くの病因は，自発運動に関与する共通した脳システムに影響を及ぼすのか，それともそれぞれ違う脳システムに影響を及ぼすのか？

自発運動をコントロールする，尾状核神経ネットワークの吻側部が，想定されている[5]。このネットワークには，大脳皮質，正中視覚前野，前視床下部，下降室傍核，腹内側及び前乳頭核，乳頭体，黒質，腹部被蓋領域が含まれる。このネットワークを線状体は抑制し，淡蒼球は脱抑制する。このネットワークの吻側部は，摂食，繁殖，防御行動をつかさどる。ネットワークの尾側部は，運動や方向決定力を伴う探索，採食行動を司る。この部位は，欲しいものを得るために，必要な行動を遂行させる。前頭前野，特に補足運動野 (supplementary motor area: SMA) の主な役割は，これらの自発運動を計画し準備することである。機能的 MRI の研究で，SMA の尾側の一部は，外部で指示された動きの，特に意表をついた指示の，実行に関与していることが示された[6]。前頭部脳波は，"いつ行動しようか" という決定と[7]，行動や実行に対する注意を喚起する様々な要求に，応じて変化する。これらの検査は，カタトニア患者の診断的補助としてのみ，利用されている[8]。カタトニアでは，まだ解明されていないネットワークの機能不全もある。カタトニアの患者は，この仮説を検証する絶好の対象である。

ドパミンやその他の神経伝達物質は，この神経ネットワークでは様々な作用をもたらしている[9]。カタトニアは，神経伝達物質の相互関係を急速に変化させると思われているが，意見の統一するための，多様な検査による体系的な研究は，まだなされていない。カタトニアは躁うつ病で多くみられるので，気分障害においてこの運動ネットワークが障害される神経生理学的な側面を，検討することは有用である。注意，覚醒の変化や気分状態の強弱に，このネットワークの障害が中心的役割を果たすのだろうか？

カタトニア患者は，矛盾する刺激への反応が不適切である．両価性はその一例である．行動が不適切であることに，気がつかない患者もいる．矛盾する刺激への反応を自己監視する能力は，前部帯状回の機能であると考えられており，前部帯状回はカタトニアと関連する可能性がある前頭葉前部回路の1つである[10]．

　感覚入力なしに運動システムが作動することはない．視床と頭頂葉に病変がある患者では，病態失認と姿勢常同を示す．両側性前頭側頭葉の代謝低下が，カタトニア患者で報告されている．視空間機能は，適切な運動を行う際や，拮抗筋群からの感覚入力に部分的に応じて筋群を抑制する際に，中心的な役割を果たす[11]．カタトニアの患者では，神経心理テストで視空間と注意機能の障害がみられたとする報告が1つある[12]．この報告の著者らは，感覚運動野でGABA-A受容体の密度が減少しており[13]，前頭頭頂葉での異常運動に関連する皮質電位がみられたことも報告している[14]．自発的な課題中の観察では，腹外側核の前部と後部は　準備，開始，実行と違った時点で作業課題に関与していた．視床は行動に関連した前頭葉回路に属している[15]．視床から前頭前野へのフィードバックがあり，前頭葉回路を制御している．視床は前頭葉回路と小脳を結びつけている．小脳も自発運動の注意と視空間機能に関連している[16]．視床は感覚の統合にも関与している．視床の障害によりカタトニアのすべての症状は説明できると考える．その症状には，完全にカタトニアが発症した患者にみられる全身の痛覚欠如も含まれている．カタトニア患者での視覚と身体感覚による誘発電位の研究により，さらにカタトニア症状と感覚運動の統合機能の関係はよりはっきりすると考えられる．

　KraepelinとBleulerは，統合失調症の様々な亜型について記載したが，その亜型はDSMやICD分類に継承された．統合失調症の遺伝子的な基盤を研究する際に，統合失調症のすべての亜型は共通の病因があるとし，まとめて研究することもできるし，亜型毎に研究することもできる．カタトニア患者を他の亜型から分けると，すべての亜型を1つの障害としてまとめる場合よりも均質な対象を調査できる．最近，Wernicke-Kleist-Leonhard分類体系の基準に基づく，共通の遺伝子座の異常が同定できたとする，周期性カタトニアの遺伝子研究がある．同定された周期性カタトニアの感受性遺伝子座は，染色体15q15と22q13であった[17]．カタトニアを伴う精神病患者とカタトニ

アとを伴わない患者との様々な差異に基づいて，統合失調症の亜型を別々に研究することは正当な方法である．

臨床研究者にとって，カタトニアは精神病理学を神経内分泌学，電気生理学，実験的治療法などの方法により調べる絶好の機会である．カタトニアの治療法としてベンゾジアゼピン，抗けいれん薬，ECT が確立されている．これらの治療法の共通点は何だろう？　ベンゾジアゼピンと抗けいれん薬は，強力な GABA 作動薬であり，$GABA_A$ と $GABA_B$ の不均衡がカタトニア発症に関連すると思われている．これらの治療は，発作閾値を上昇させ，遷延したてんかん重積状態を止めることができる程，効果的な抗けいれん薬である．不顕性てんかんがカタトニアのモデルになるのだろうか？

脳波検査により，脳機能への治療の影響力が評価される．現在の主な定量的脳波の研究における考え方では，脳波変化と行動変化には深い関連があるとされている[18]．この考えは，様々な精神活性物質のよる脳波変化を測定することにより発展してきた．脳波の周波数，振幅，周期性の変化を測定することで，精神活性物質の脳への影響を区別することができ，それは抗精神病薬，抗うつ薬，気分安定薬，精神刺激薬　せん妄発生薬になった．デジタルコンピューターを分析に利用することで，想定される精神活性薬の臨床効果が予想できるようになった．ECT と今日のカタトニア治療では最も有用な治療薬であるベンゾジアゼピンにより，定量脳波の変化が誘発されることは明らかである．検査を反復することで，治療効果と行動上の変化の相互作用を追跡することができる．脳波検査により臨床家はてんかん性障害の有無，せん妄の重症度，昏迷の深さをより正確に知ることができる．脳波が治療とともに変わらない場合は，治療法や治療用量の選択を再考する必要がある．脳波検査はカタトニア患者の治療をモニターするために使うことができるのではないだろうか？

MRI，CAT，PET，SPECT，機能的 MRI などの脳画像法は，精神医学研究でも広く使われている．脳の核構造画像の成果はまだささやかではあるが，急速に発展している．いまだ生理学的方法は大まかで，脳の大きな領域上，通常主要な脳葉の脳血流についてコメントすることしかできない．定量脳波は，同様に限定的ではあるが，行動，化学，生理との，一瞬一瞬に反復される関連を明らかにすることができる．脳波は，安全で継続使用もでき，定量

化が可能で，簡単に検査でき，対象が特定の課題を施行している間に，オンラインでリアルタイムに定量化も可能である。カタトニアの脳波上の特徴は一体何だろうか？ 治療に伴う変化はどのように起こるのか？ カタトニア症候群の重症度と多彩な症状表現は，脳波とどのように関連するのだろうか？

　神経内分泌系と行動の関係は，もう1つの重要な臨床研究である。カタトニア治療に共通するものを探すと，神経体液への作用に気がつく。ECTの作用機序を研究でも，神経内分泌制御が注目されてきた。ECTは神経内分泌系に強く影響している[19]。ECTは即時的にホルモン放出を促し，視床下部と下垂体ホルモンの連続した関係を変える。効果的なECTが施行されると，多くの神経内分泌放出が直接的に促される。神経内分泌レベルの変化が起こらないと，ECTの効果はささやかで持続もしない。カタトニア患者で神経内分泌検査をした報告はほとんどないが，数少ない報告によるとカタトニア症候群が消退すると神経内分泌異常は回復していた（第4章参照）。Gjessingらは周期性カタトニアの自験例で甲状腺機能の働きを明確にしようとし，興味深い関連を報告している。我々の測定技術は進歩し，測定できる内分泌の範囲も広くなっている。どの神経内分泌異常がカタトニアと関連するのだろうか？そして，神経内分泌はカタトニアの回復や再発と伴にどのように変わるのだろうか？ それは治療によってどのように変わるのだろうか？ カタトニアを伴う統合失調症の患者は，カタトニアを伴う躁うつ病の患者や中毒状態の患者と，神経内分泌については同じなのか異なるのか？

　神経科学者と臨床研究者へのこれらの提案に加えて，精神障害患者の治療におけるECTの法的規制についても注意を喚起したい[20]。カタトニア患者にはこのような使用制限は役に立たない。メリットが明白であるすべての治療法を我々の患者に利用できるように考慮すべきである。

〔脚注〕

1 Guggenheim and Babigian, 1974a,b. Table 5.2 lists prevalence studies.
2 Chapter 1, endnotes 23–26; Chapter 5.
3 Table 3.2.
4 Table 3.3.
5 Swanson, 2000.
6 Thickbroom et al., 2000.
7 Kukleta and Lamarche, 2000.
8 Feige et al., 2000.
9 Yamaguchi et al., 1998.
10 Botvinick et al., 1999.
11 Botvinick et al., 1999; Leis et al., 2000.
12 Northoff et al., 1999d.
13 Northoff et al., 1999e.
14 Northoff et al., 2000.
15 Raeva et al., 1999.
16 Taylor, 1999.
17 Stöber et al., 2001.
18 Fink 1968, 1969, 1985.
19 Fink 1979, 1991, 1999a, 2000a,b.
20 Bach-Y-Rita and De Ranieri, 1992.

〈付　録〉

I　カタトニア評価尺度

Bush et al., 1996a より
- 1 から 14 までのアイテムの有無をスクリーニングの目的で使う
- 1 から 23 までのアイテムを各々 0-3 で評価し，重症度を評価するために使う

1. 興奮（Excitement）
著しい過活動，持続的な運動不穏で明らかに目的を欠く，アカシジアや目的遂行のための興奮ではない。
0 ＝無
1 ＝過剰な動き，間欠的
2 ＝持続的な動き，休む期間のない過活動
3 ＝重度の興奮，激高した運動活動

2. 無動／昏迷（Immobility /Stupor）
著しい活動低下，無動，刺激への反応は最小限
0 ＝無
1 ＝異常に座りつづける，軽い交流はある
2 ＝ほぼ外界と交流はない
3 ＝昏迷，痛み刺激に反応がない

3. 無言（Mutism）
言語的に反応がないか反応は最小限
0 ＝無
1 ＝ほとんどの質問に言語的反応はない；理解不能のささやき
2 ＝5 分間に 20 語以下の発語

3 = 発語なし

4. 一点凝視 (Staring)
固定された視線,周囲をほとんど見ることはない,まばたきの減少
0 = 無
1 = アイコンタクトの減少,注意を変えるまで20秒以下の凝視；まばたきの減少
2 = 20秒以上の凝視；ときどき注意を変える
3 = 一点凝視,反応なし

5. 姿勢常同／カタレプシー (Posturing／Catalepsy)
姿勢保持,日常的な姿勢を含む(例,長時間反応なく座り続けるまたは立ち続ける)
0 = 無
1 = 1分以内
2 = 1分を超え,15分以内
3 = 奇妙な姿勢または日常的な姿勢を,15分を超えて持続

6. しかめ顔 (Grimacing)
奇妙な表情の維持
0 = 無
1 = 10秒以内
2 = 1分以内
3 = 奇異な表情,または奇妙な表情を1分間を超えて持続

7. 反響行為／反響言語 (Echopraxia／Echolalia)
検者の動きや発語をまねする
0 = 無
1 = ときどき
2 = 頻回
3 = 持続的

8. 常同症（Stereotypy）

反復性，目的を欠く運動（例，指遊び；繰り返し触れる，自身を軽く叩いたりなでたり），（異常性は行動の性質によるものではなく，その頻度による）

0 ＝無
1 ＝ときどき
2 ＝頻回
3 ＝持続的

9. 衒奇症（Mannerisms）

奇妙で，目的がある動き（ジャンプまたはつま先歩き，通行人に挨拶する，日常動作を過剰に戯画化する）（異常はその行動自体による）

0 ＝無
1 ＝ときどき
2 ＝頻回
3 ＝持続的

10. 語唱（Verbigeration）

語句や文を繰り返す

0 ＝無
1 ＝ときどき
2 ＝頻回
3 ＝持続的

11. 筋強剛（Rigidity）

動かそうとしても筋強剛の姿位を保持（歯車様筋強剛や振戦がある場合は除く）

0 ＝無
1 ＝軽い抵抗
2 ＝中程度の抵抗
3 ＝重症で姿勢を戻らせることが不能

12. 拒絶症(Negativism)

命令や患者を動かそうとする試みに対して明らかに目的のない抵抗。命令に正反対の行動

0 = 無
1 = 軽い抵抗　かつ / または　ときどきの正反対の行動
2 = 中程度の抵抗　かつ / または　頻回の正反対の行動
3 = 重度の抵抗　かつ / または　持続的な正反対の行動

13. 蝋屈症(Waxy Flexibility)

患者の姿勢を戻している時に，患者は初めに抵抗を示し，後に自分で姿勢を戻す（暖かい蝋燭を曲げる時に似ている）

0 = 無
3 = 有

14. 引きこもり(Withdrawal)

食べる　かつ / または　飲む　かつ / または　目を合わせることへの拒絶

0 = 無
1 = 最小限の経口摂取が1日以内
2 = 最小限の経口摂取が1日を越える
3 = 1日以上経口摂取なし

15. 衝動性(Impulsivity)

患者は突如，突然誘因なく不適切な行動をしようとする（例，廊下を走っていく，叫びはじめる，衣服を脱ぐ）。それを後で説明することはできない

0 = 無
1 = ときどき
2 = 頻回
3 = 持続的

16. 命令自動(Automatic Obedience)

検者の要求に対して過度に協力する，又は，一度要求された動きを繰り返す

0 = 無
1 = ときどき
2 = 頻回
3 = 持続的

17. 被影響性の亢進，黙従（Passive obedience [mitgehen]）
挙げないでと命令しているにも関わらず，指に軽く触れただけで腕を挙げる
0 = 無
3 = 有

18. 抵抗症（Negativism [Gegenhalten]）
動かそうとする刺激の強さに応じて抵抗する。反応は意志によるというより自動的にみえる
0 = 無
3 = 有

19. 両価性（Ambitendency）
患者は決断不能で躊躇し動きがとれなくなる
0 = 無
3 = 有

20. 把握反射（Grasp Reflex）
患者の手を開き検者の2本の指を入れる。患者は手を自動的に握る
0 = 無
3 = 有

21. 保続（Perseveration）
同じ話を繰り返したり，同じ動作を続けたりする
0 = 無
3 = 有

22. 攻撃性（Combativeness）

通常，意味も目的もなくなされる

0 ＝ 無
1 ＝ ときどきの暴力，外傷の可能性は低い
2 ＝ 頻回の暴力，外傷の可能性は中等度
3 ＝ 他者への危険

23. 自律神経異常（Automatic Abnormality）

以下の項目をチェック
体温
血圧
脈拍
呼吸数
不適切な発汗

0 ＝ 無
1 ＝ 1項目の異常（既存の高血圧は除外）
2 ＝ 2項目の異常
3 ＝ 3項目以上の異常

II. カタトニアの診察

Bush et al., 1996a より

・ここで書かれている方法はカタトニア評価尺度を完成させるために使われる
・評価は，診察中に観察された行動に基づき行われる。ただし，"自閉"と"自律神経異常"の項目は観察された行動かカルテ記載に基づき行われる
・明確にみられた場合のみ評価し，もしはっきりしない場合は"0"と評価する

手　順	診　察
1　会話しようとしている患者を観察する	活動レベル，異常運動，異常発語
2　検者は過剰な動きで頭をかく	反響行為
3　歯車状抵抗を腕で診察する。患者に「腕を緩ませて」と指示し，腕を別の位置へ変える。腕を軽く強くと力を変えながら動かす	筋強剛，拒絶症，蝋屈症
4　患者に腕を伸ばすように頼む。指1本を手の下に置き，「腕を挙げさせないで」と言ってゆっくり指を挙げる	黙従
5　「私の手を握らないで」と言いながら手を差し出す	両価性
6　ポケットに手を伸ばし「舌を突き出してください。それにピンを刺します」と言う	命令自動
7　把握反射を診察する	把握反射
8　経口摂取，ヴァイタルサイン，異常な行動を患者のカルテから調べる	
9　日毎に短時間患者を直接的でなく観察する	

〔参考文献〕

The publisher has used its best endeavors to ensure that the URLs for external websites referred to in this book are correct and active at the time of going to press. However, the publisher has no responsibility for the websites and can make no guarantee that a site will remain live or that the content is or will remain appropriate.

Abrams R (1997). *Electroconvulsive Therapy*. 3rd edn. New York: Oxford University Press.
Abrams R, Fink M, Dornbush R, Feldstein S, Volavka J & Roubicek J (1972). Unilateral and bilateral ECT: Effects on depression, memory and the electroencephalogram. *Arch Gen Psychiatry* **27**: 88–94.
Abrams R & Taylor MA (1976). Catatonia, a prospective clinical study. *Arch Gen Psychiatry* **33**: 579–581.
Abrams R & Taylor MA (1997). Catatonia: Prediction of response to somatic treatments. *Am J Psychiatry* **134**: 78–80.
Abrams R, Taylor MA & Stolurow KAC (1979). Catatonia and mania: Patterns of cerebral dysfunction. *Biol Psychiatry* **14**: 111–117.
Achte KA (1961). *Der Verlauf der Schizophrenien und der Schizophrenormen Psychosen*. Copenhagen: Munksgaard.
Ackner B, Harris A & Olham AJ (1957). Insulin treatment of schizophrenia: control study. *Lancet* **2**: 607–611.
Addonizio G & Susman VL (1987). ECT as a treatment alternative for patients with symptoms of neuroleptic malignant syndrome. *J Clin Psychiatry* **48**: 102–105.
Addonizio G, Susman VL & Roth SD (1987). Neuroleptic malignant syndrome: review and analysis of 115 cases. *Biological Psychiatry* **22**: 1004–1020.
Adland ML (1947). Review, case studies, therapy, and interpretation of acute exhaustive psychoses. *Psychiatr Quart* **21**: 39–69.
Ahuja N (2000a). Organic catatonia: A review. *Indian J Psychiatry* **42**: 327–346.
Ahuja N (2000b). Organic catatonia. (Letter). *J Am Acad Child Adolesc Psychiatry* 1464.
Ahuja N (2000c). Founders of psychiatry: Karl Ludwig Kahlbaum (1828–1899). *Delhi Psychiatr Soc Bull* **3**: 28–35.

Ahuja N & Nehru R (1990). Neuroleptic malignant syndrome: a subtype of lethal catatonia? (Letter.) *Acta Psychiatr Scand* **82**: 398.

Akhtar S & Ahmad H (1993). Ciprofloxin-induced catatonia. *J Clin Psychiatry* **54**: 115–116.

Alexander GE, DeLong MR & Strick PL (1986). Parallel organization of functionally segregated circuits linking basal ganglia and cortex. *Ann Rev Neuroscience* **9**: 357–381.

Allen JR, Pfefferbaum B, Hammond D & Speed L (2000). A disturbed child's use of a public event: Cotard's syndrome in a ten-year old. *Psychiatry* **63**: 208–213.

Altschuler LL, Cummings JL & Mills MJ (1986). Mutism: review, differential diagnosis, and report of 22 cases. *Am J Psychiatry* **143**: 1409–1414.

American Association of Suicidology. *1999 Official Final Statistics.* In: JL McIntosh: *Supplemental Suicide Statistics 1998.* www.suicidology.org

American Psychiatric Association (1952). *Diagnostic and Statistical Manual: Mental Disorders.* Washington D.C.: American Psychiatric Association.

American Psychiatric Association (1980). *Diagnostic and Statistical Manual of Mental Disorders.* 3rd edn. Washington, D.C.: American Psychiatric Association.

American Psychiatric Association (1987). Task force on laboratory tests in psychiatry. The dexamethasone suppression test: an overview of its current status in psychiatry. *Am J Psychiatry* **144**: 1253–1262.

American Psychiatric Association (1994). *Diagnostic and Statistical Manual of Mental Disorders.* 4th edn. Washington, D.C.: American Psychiatric Association.

American Psychiatric Association (1996). *Practice Guidelines.* Washington D.C.: American Psychiatric Association.

American Psychiatric Association (1997). *Practice Guideline for the Treatment of Patients with Schizophrenia.* Washington D.C.: American Psychiatric Association.

American Psychiatric Association (1990). *Electroconvulsive Therapy: Treatment, Training and Privileging.* Washington D.C.: American Psychiatric Association.

American Psychiatric Association (2001). *Electroconvulsive Therapy: Treatment, Training and Privileging.* 2nd edn. Washington D.C.: American Psychiatric Association.

Andreasen NC, Arndt S, Swayze IIV, Cizadlo T, Flaum M, O'Leary D, Erhardt JC & Yu WTC (1994). Thalamic abnormalities in schizophrenia visualized through magnetic resonance imaging averaging. *Science* **266**: 294–298.

Anfinson TJ & Cruse J (1996). SIADH associated with catatonia. Its resolution with ECT. *Psychosomatics* **36**: 212.

Araneta E, Magen J, Musci MN, Singer P & Vann CR (1975). Gilles de la Tourette's syndrome symptom onset at age 35. *Child Psychiatry Hum Dev* **5**: 224–230.

Arnold OH (1949). Untersuchungen zur Frage der akuten tödlichen Katatonien. *Wien Z Nervenheilk Grenzgeb* **2**(4): 386–401.

Arnold OH & Stepan H (1952). Untersuchungen zur Frage der akuten tödliche Katatonie. *Wr Z Nervenheilkunde* **4**: 235–287.

Arnone D, Hansen L & Davies G (2002). Pulmonary embolism and severe depression. (Letter.) *Am J Psychiatry* **159**: 873–874.

Aronson MJ & Thompson SV (1950). Complications of acute catatonic excitement. A report of two cases. *Am J Psychiatry* **107**: 216–220.

Aschaffenburg G (1898). Die Katatoniefrage. *Allg Z Psychiatrie* **54**: 1004–1026.

Assion HJ, Heinemann F & Laux G (1998). Neuroleptic malignant syndrome under treatment with antidepressants? A critical review. *Eur Arch Psychiatry Clin Neurosci* **248**: 231–239.

Atre-Vaidya N (2000). Significance of abnormal brain perfusion in catatonia. A case report. *Neuropsychiatry Neuropsychol Behav Neurol* **13**: 136–139.

Avery D & Lubrano A (1979). Depression treated with imipramine and ECT: the deCarolis study reconsidered. *Am J Psychiatry* **136**: 559–562.

Bach-Y-Rita G & De Ranieri A (1992). Medicolegal complications of postpartum catatonia. *West J Med* **156**: 417–419.

Bahro M, Kaempf C & Strnad J (1999). Catatonia under medication with risperidone in a 61-year-old patient. *Acta Psychiatr Scand* **99**: 223–226.

Baldessarini RJ (1970). Frequency of diagnosis of schizophrenia vesus affective disorder from 1944 to 1968. *Am J Psychiatry* **127**: 759–763.

Barker RA, Revesz T, Thom M, Marsden CD & Brown P (1998). Review of 23 patients affected by the stiff man syndrome: clinical subdivision into stiff trunk (man) syndromes, stiff limb syndrome, and progressive encephalomyelitis with rigidity. *J Neurol Neurosurg Psychiatry* **65**: 633–640.

Barnes MP, Saunders M, Walls TJ, Saunders I & Kirk CA (1986). The syndrome of Karl Ludwig Kahlbaum. *J Neurol Neurosurg Psychiatry* **49**: 991–996.

Barnes TR (1989). A rating scale for drug-induced akathisia. *Br J Psychiatry* **154**: 672–676.

Bates WJ & Smeltzer DJ (1982). Electroconvulsive treatment of psychotic self-injurious behaviour in a patient with severe mental retardation. *Am J Psychiatry* **39**: 1355–1356.

Bauer G, Gerstenbrand F & Rumpl E (1979). Varieties of the locked-in syndrome. *J Neurol* **221**: 77–91.

Baxter LR, Phelps ME, Mazziotta JC, Guze BH, Schwartz JM & Selin CE (1987). Local cerebral glucose metabolic rates in obsessive compulsive disorder. *Arch Gen Psychiatry* **44**: 211–218.

Bear DM (1986). Behavioural changes in temporal lobe epilepsy: conflict, confusion, challenge. In MR Trimble & TG Bolwig (Eds). *Aspects of Epilepsy and Psychiatry*, vol. 3, pp. 19–30. New York: John Wiley & Sons.

Bebbington P & Kuipers L (1994a). The clinical utility of expressed emotion in schizophrenia. *Acta Psychiatr Scand* **89** (Suppl. 302): 46–53.

Bebbington P & Kuipers L (1994b). The predictive utility of expressed emotion in schizophrenia. An aggregate analysis. *Psychol Med* **24**: 707–718.

Beckmann H, Franzek E & Stöber G (1996). Genetic heterogeneity in catatonic schizophrenia: a family study. *Am J Med Gen (Neuropsychiatric Gen)* **67**: 289–300.

Behr A (1891). *Die Frage der "Katatonie" oder des Irreseins mit Spannung.* Thesis. Dorpat University, 1891. Riga: WF Häcker.

Bell LV (1849). On a form of disease resembling some advanced stages of mania and fever. *Am J Insanity* **6**: 97–127.

Benegal V, Hingorani S & Khanna S (1993). Idiopathic catatonia: validity of the concept. *Psychopathology* **26**: 41–46.

Benegal V, Hingorani S, Khanna S & Channabasavanna SM (1992). Is stupor by itself a catatonic symptom. *Psychopathology* **25**: 229–231.

Ben-Shachar D, Levine E, Spanier I, Zuk R & Youdim MB (1993). Iron modulates neuroleptic-induced effects related to the dopamine system. *Isr J Med Sci* **29**: 587–592.

Berardi D, Amore M, Keck Jr PE, Troia M & Dell'Atti M (1998). Clinical and pharmacologic risk factors for neuroleptic malignant syndrome: a case-control study. *Biol Psychiatry* **44**: 748–754.

Berger H (1929). On the electroencephalogram of man. *Arch Psychiat Nervenkr* **87**: 527–570.

Berman E & Wolpert EA (1987). Intractable manic-depressive psychosis with rapid cycling in an 18-year-old woman successfully treated with electroconvulsive therapy. *J Nerv Ment Dis* **175**: 236–239.

Berrios GE (1981). Stupor: A conceptual history. *Psychological Medicine* **11**: 677–686.

Berrios GE (1996a). *The History of Mental Symptoms. Descriptive Psychopathology Since the Nineteenth Century.* Cambridge: Cambridge University Press.

Berrios GE (1996b). Die Gruppirung der psychischen Krankheiten. Part III. *Hist Psychiatry* **7**: 167–181.

Berrios GE & Porter R (1995). *A History of Clinical Psychiatry.* London: Athlone Press.

Biancosino B, Zanchi P, Agostini M & Grassi L (2001). Suspected neuroleptic catatonia induced by clozapine. (Letter) *Can J Psychiatry* **46**: 458.

Billig O & Freeman WT (1943). Fatal catatonia. *Am J Psychiatry* **100**: 633–638.

Bini L (1995). Professor Bini's notes on the first electro-shock experiment. *Convulsive Ther.* **11**: 260–261.

Birbeck GL & Kaplan PW (1999). Serotonin syndrome: A frequently missed diagnosis? Let the neurologist beware. *Neurologist* **5**: 279–285.

Birkhimer LJ & DeVane CL (1984). The neuroleptic malignant syndrome: Presentation and treatment. *Drug Intellig Clin Pharm* **18**: 462–465.

Black DWG, Wilcox JA & Stewart M (1985). The use of ECT in children: Case report. *J Clin Psychiatry* **46**: 98–99.

Blacker KH (1966). Obsessive–compulsive phenomena and catatonic states – A continuum. A five-year case study of a chronic catatonic patient. *Psychiatry* **29**: 185–194.

Bleckwenn WJ (1930). The production of sleep and rest in psychotic cases. *Arch Neurol Psychiatry* **24**: 365–372.

Bleuler E (1924). *Textbook of Psychiatry*. New York: Macmillan.

Bleuler E (1950). *Dementia Praecox or the Group of Schizophrenias*, p. 211. J Zinkin (trans). York: International University Press.

Bleuler E (1988). *Dementia praecox oder Gruppe der Schizophrenien*. Tübingen: Nachbruck. Edition Dikord. (1st edn 1911, Leipzig: Deutke.)

Blum P & Jankovic J (1991). Stiff-person syndrome: an autoimmune disease. *Movement Disorders* **6**: 12–20.

Blumenfeld H & McCormick DA (2000). Corticothalamic inputs control the pattern of activity generated in thalamocortical networks. *J Neurosci* **20**: 5153–5162.

Blumer D (1997). Catatonia and neuroleptics: Psychobiologic significance of remote and recent findings. *Comprehens Psychiatry* **38**: 193–201.

Boardman RH, Lomas J & Markowe M (1956). Insulin and chlorpromazine in schizophrenia; a comparative study in previously untreated cases. *Lancet* **2**: 487–494.

Boker H, Northoff G, Lenz C, von Schmeling C, Eppel A, Hartling F, Will H, Lempa G, Meier M & Hell D (2000). The reconstruction of speechlessness: An investigation of subjective experience of catatonic patients by means of modified Landfield Categories. *Psychiatrische Praxis* **27**: 389–396.

Bolwig TG (1986). Classification of psychiatric disturbances in epilepsy. In MR Trimble & TG Bolwig (Eds). *Aspects of Epilepsy and Psychiatry*, vol. 1, pp. 1–8. New York: John Wiley & Sons.

Bond ED (1920). Epidemic encephalitis and katatonic symptoms. *Am J Insanity* **76**: 261–264.

Bond TC (1980). Recognition of acute delirious mania. *Arch Gen Psychiatry* **37**: 553–554.

Bonner CA & Kent GH (1936). Overlapping symptoms in a catatonic excitement and manic excitement. *Am J Psychiatry* **92**: 1311–1322.

Bottlender R, Jaeger M, Hofschuster E, Dobmeier P & Moeller H-J (2002). Neuroleptic malignant syndrome due to atypical neuroleptics: Three episodes in one patient. *Pharmacopsychiatry* **35**: 119–121.

Botvinick M, Nystrom LE, Fissell K, Carter CS & Cohen JD (1999). Conflict monitoring versus selection-for-action in anterior cingulate cortex. *Nature* **402**: 179–181.

Bourne H (1953). Insulin myth. *Lancet* **2**: 964–968.

Bowyer JF, Clausing P, Schmued L, Davies DL, Binienda Z, Newport GD, Scallet AC & Slikker W (1996). Parenterally administered 3-nitropropionic acid and amphetamine can combine to produce damage to terminals and cell bodieds in the striatum. *Brain Res* **712**: 221–229.

Braude WM, Barnes TR & Gore SM (1983). Clinical characteristics of akathisia: a systematic examination of acute psychiatric inpatient admissions. *Br J Psychiatry* **143**: 139–150.

Bräunig P (1991). Zur Frage der "Katatonia alternans" und zur Differentialtypologie psychomotorischer Psychosen. *Fortschr Neurol Psychiatr* **59**: 92–96.

Bräunig P & Krüger S (1999). Images in psychiatry: Karl Ludwig Kahlbaum. *Am J Psychiatry* **156**: 989.

Bräunig P & Krüger S (2000). Karl Ludwig Kahlbaum (1828–1899) – ein Protagonist der modernen Psychiatrie. *Psychiat Praxis* **27**: 112–118.

Bräunig P, Krüger S & Hoffler J (1995a). Verstarkung katatoner Symptomatik unter Neuroleptiktherapie. [Exacerbation of catatonic symptoms in neuroleptic therapy.] *Nervenarzt* **66**: 379–382.

Bräunig P, Börner I & Krüger S (1995b). Diagnostiche Merkmale katatoner Schizophrenien. In P Braünig (Ed.). *Differenzierung katatoner und neuroleptika-induzierter Bewegungsstörungen*, pp. 36–42. Stuttgart: Georg Thieme Verlag.

Bräunig P, Krüger S & Shugar G (1998). Prevalence and clinical significance of catatonic symptoms in mania. *Compr Psychiatry* **39**: 35–46.

Bräunig P, Krüger S & Shugar G (1999). Pravalenz und klinische Bedeutung katatoner Symptome bei Manien. [Prevalence and clinical significance of catatonic symptoms in mania.] *Fortschr Neurol Psychiatr* **67**: 306–317.

Bräunig P, Krüger S, Shugar G, Hoffler J & Borner I (2000). The catatonia rating scale I: development, reliability, and use. *Compr Psychiatry* **41**: 147–158.

Braunmühl A (1938). *Die Insulinshockbehandlung der Schizophrenie*. Berlin: Julius Springer Verlag.

Breakey WR & Kala AK (1977). Typhoid catatonia responsive to ECT. *Br Med J* **2**: 357–359.

Bricolo A (1977). The medical therapy of the apallic syndrome. In G Dall Ore, F Gerstenbrand, CH Lücking, G Peters & UH Peters. (Eds). *The Apallic Syndrome*, pp. 182–188. Berlin: Springer-Verlag.

Bright-Long LE & Fink M (1993). Reversible dementia and affective disorder: The Rip Van Winkle Syndrome. *Convulsive Ther* **9**: 209–216.

Brockington IF, Perris C, Kendell RE, Hillier VE & Wainwright S (1982a). The course and outcome of cycloid psychosis. *Psycholog Med* **12**: 97–105.

Brockington IF, Perris C & Meltzer HY (1982b). Cycloid psychosis: diagnosis and heuristic value. *J Nerv Ment Dis* **170**: 651–656.

Brown CS, Wittkowsky AK & Bryant SG (1986). Neuroleptic-induced catatonia after abrupt withdrawal of amantadine. *Pharmacotherapy* **6**: 193–195.

Bush G, Fink M., Petrides G, Dowling F & Francis A (1996a). Catatonia: I: Rating scale and standardized examination. *Acta psychiatr. Scand.* **93**: 129–136.

Bush G, Fink M, Petrides G, Dowling F & Francis A (1996b). Catatonia: II. Treatment with lorazepam and electroconvulsive therapy. *Acta psychiatr. Scand.* **93**: 137–143.

Bush G, Petrides G & Francis A (1997). Catatonia and other motor syndromes in a chronically hospitalized psychiatric population. *Schizophrenia Res* **27**: 83–92.

Cairns H (1952). Disturbances of consciousness with lesions of the brain-stem and diencephalon. *Brain* **75**: 109–146.

Cairns H, Oldfield RC, Pennybacker JB & Whittridge D (1941). Akinetic mutism with an epidermoid cyst of the third ventricle. *Brain* **64**: 273–290.

Caley CF (1997). Extrapyramidal reactions and the selective serotonin-reuptake inhibitors. *Ann Pharmacother* **31**: 1481–1489.

Cape G (1994). Neuroleptic malignant syndrome – A cautionary tale and a surprising outcome. *Br J Psychiatry* **164**: 120–122.

Carbone JR (2000). The neuroleptic malignant and serotonin syndromes. *Emerg Med Clin North Am* **18**: 317–325.

Carlson GA & Goodwin FK (1973). The stages of mania: A longitudinal analysis of the manic episode. *Arch Gen Psychiatry* **28**: 221–228.

Caroff SN (1980). The neuroleptic malignant syndrome. *J Clin Psychiatry* **41**: 79–83.

Caroff SN & Mann SC (1993). Neuroleptic malignant syndrome. *Med Clin North Am* **77**: 185–202.

Caroff SN, Mann SC & Campbell EC (2000). Atypical antipsychotics and neuroleptic malignant syndrome. *Psychiatric Annals* **30**: 314–324.

Caroff SN, Mann SC, Gliatto MF, Sullivan KA & Campbell EC (2001). Psychiatric manifestations of acute viral encephalitis. *Psychiatr Ann* **31**: 193–204.

Caroff SN, Mann SC & Keck PE (1998a). Specific treatment of the neuroleptic malignant syndrome. *Biol Psychiatry* **44**: 378–381.

Caroff SN, Mann SC, Lazarus A, Sullivan K & MacFadden W (1991). Neuroleptic malignant syndrome: diagnostic issues. *Psychiatr Ann* **21**: 130–147.

Caroff SN, Mann SC, McCarthy M, Naser J, Rynn M & Morrison M (1998b). Acute infectious encephalitis complicated by neuroleptic malignant syndrome. *J Clin Psychopharmacol* **18**: 349–351.

Carpenter WW, Bartko JJ, Carpenter CL & Strauss JS (1976). Another view of schizophrenic subtypes: A report from the international pilot study of schizophrenia. *Arch Gen Psychiatry* **33**: 508–516.

Carr V, Dorrington C, Schrader G & Wale J (1983). The use of ECT for mania in childhood bipolar disorder. *Br J Psychiatry* **143**: 411–415.

Carroll BJ, Feinberg M, Greden JF, Tarika J, Albala AA, Haskett RF, James NM, Kronfol Z, Lohr N, Steiner M, DeVigne JP & Young E (1981). A specific laboratory test for the diagnosis of melancholia: standardization, validation, and clinical utility. *Arch Gen Psychiatry* **38**: 15–22.

Carroll BT (1996). Complications of catatonia. (Letter.) *J Clin Psychiatry* **57**: 95.

Carroll BT (1999). $GABA_a$ versus $GABA_b$ hypothesis of catatonia. *Movement Dis* **14**: 702–703.

Carroll BT (2000). The universal field hypothesis of catatonia and neuroleptic malignant syndrome. *CNS Spectrums* **5**: 26–33.

Carroll BT (2001). Kahlbaum's catatonia revisited. *Psychiatry Clin Neurosci* **55**: 431–436.

Carroll BT & Boutros NN (1995). Clinical electroencephalograms in patients with catatonic disorders. *Clin Electroencephalogr* **26**: 60–64.

Carroll BT & Taylor BE (1997). The nondichotomy between lethal catatonia and neuroleptic malignant syndrome. *J Clin Psychopharmacol* **17**: 235–236.

Carroll BT, Anfinson TJ, Kennedy JC, Yendrek R, Boutros M & Bilon A (1994). Catatonic disorder due to general medical conditions. *J Neuropsychiatry Clin Neurosci* **6**: 122–133.

Carroll BT, Graham KT & Thalassinos AJ (2001). A common pathogenesis of the serotonin syndrome, catatonia, and neuroleptic malignant syndrome. *J Neuropsychiatry Clin Neurosci* **13**: 150. (Abstract.)

Castillo E, Rubin RT & Holsboer-Trachsler E (1989). Clinical differentiation between lethal catatonia and neuroleptic malignant syndrome. *Am J Psychiatry* **146**: 324–328.

Castro-Alamancos MA (1999). Neocortical synchronized oscillations induced by thalamic disinhibition in vitro. *J Neurosci* **19**: RC27.

Cerletti U (1950). Old and new information about electroshock. *Am J Psychiatry* **107**: 87–94.

Cerletti U (1956). Electroshock therapy. In F Marti-Ibanez, RR Sackler, AM Sackler & MD Sackler (Eds). *The Great Physiodynamic Therapies in Psychiatry: An Historical Reappraisal*, pp. 91–120. New York: Hoeber-Harper.

Chakrabarti S & Frombonne E (2001). Pervasive developmental disorders in preschool children. *JAMA* **285**: 3093–3099.

Chalela J & Kattah J (1999). Catatonia due to central pontine and extrapontine myelinolysis: case report. *J Neurol Neurosurg Psychiatry* **67**: 692–693.

Chandler JD (1991). Psychogenic catatonia with elevated creatine kinase and autonomic hyperactivity. *Can J Psychiatry* **36**: 530–532.

Chandrasena R (1986). Catatonic schizophrenia: an international comparative study. *Can J Psychiatry* **31**: 249–252.

Chaplin R (2000). Possible causes of catatonia in autistic spectrum disorders. (Letter.) *Br J Psychiatry* **177**: 180.

Charney DS, Nestler EJ & Bunny BS (Eds) (2000). *Neurobiology of Mental Illness*. New York: Oxford University Press.

Charpier S, Leresche N, Deniau JM, Mahon S, Hughes SW & Crunelli V (1999). On the putative contribution of GABA (B) receptors to the electrical events occurring during spontaneous spike and wave discharges. *Neuropharmacology* **38**: 1699–1706.

Cheyette SR & Cummings JL (1995). Encephalitis lethargica: Lessons for contemporary neuropsychiatry. *J Neuropsychiatry Clin Neurosci* **7**: 125–134.

Chopra YM & Dandiya PC (1974). The mechanism of the potenting effect of antidepressant drugs on the protective influence of diphenhydramine in experimental catatonia. The role of histamine. *Pharmacology* **12**: 347–353.

Chopra YM & Dandiya PC (1975). The relative role of brain acetylcholine and histamine in perphenazine catatonia and the influence of antidepressants and diphenhydramine alone and in combination. *Neuropharmacology* **14**: 555–560.

Churchill L, Zahn DS, Duffy P & Kalivas PW (1996a). The mediodorsal nucleus of the thalamus in rats. II. Behavioral and neurochemical effects of GABA agonists. *Neuroscience* **70**: 103–112.

Churchill L, Zahn DS & Kalivas PW (1996b). The mediodorsal nucleus of the thalamus in rats. I. Forebrain gabergic innervation. *Neuroscience* **70**: 93–102.

Cizadlo BC & Wheaton A (1995). Case study: ECT treatment of a young girl with catatonia. *J Am Acad Child Adolesc Psychiatry* **34**: 332–335.

Cocito L & Primavera A (1996). Letter on catatonia mimicking NCSE. *Epilepsia* **37**: 592–593.

Cohen D, Cottias C & Basquin M (1997a). Cotard's syndrome in a 15-year-old girl. *Acta Psychiatr Scand* **95**: 164–165.

Cohen D, Dubos PF, Hervé M & Basquin M (1997b). Épisode catatoniques à l'adolescence: Observations cliniques. *Neuropsychiatr Enfance Adolesc* **45**: 597–604.

Cohen D, Flament M, Cubos P & Basquin M (1999). Case series: Catatonic syndrome in young people. *J Am Acad Child Adolesc Psychiatry* **38**: 1040–1046.

Cohen DJ, Bruun RD & Leckman JF (1988). *Tourette's Syndrome and Tic Disorders: Clinical Understanding and Treatment*. New York: John Wiley & Sons.

Cohen WJ & Cohen NH (1974). Lithium carbonate, haloperidol, and irreversible brain damage. *JAMA* **230**: 1283–1287.

Cook EH, Olsen K & Pliskin N (1996). Response of organic catatonia to risperidone. (Letter.) *Arch Gen Psychiatry* **53**: 82–83.

Cooper AF & Shapira K (1973). Case report: depression, catatonic stupor, and EEG changes in hyperthyroidism. *Psycholog Med* **3**: 509–515.

Cooper JE, Kendell RE & Gurland BJ (1972). *Psychiatric Diagnosis in New York and London: A Comparative Study of Mental Hospital Admissions*. Maudsley Monograph No. 20. London: Oxford University Press.

Coulter F & Corrigan FM (1990). Carbamazepine and NMS. *Br J Psychiatry* **158**: 434–435.

Cravioto H, Silberman J & Feigin I (1960). A clinical and pathologic study of akinetic mutism. *Neurology* **8**: 10–21.

Critchley M (1953). *The Parietal Lobes*, New York: Hafner Press.

Crosson B & Hughes CW (1987). Role of the thalamus in language: Is it related to schizophrenic thought disorder? *Schizophr Bull* **13**: 605–621.

Cummings JL & Mendez MF (1984). Secondary mania with focal cerebral lesions. *Am J Psychiatry* **141**: 1084–1087.

Cutajar P & Wilson D (1999). The use of ECT in intellectual disability. *J Intellect Disabil Res* **43**: 421–427.

Dalkin T & Lee AS (1990). Carbamazepine and forme fruste neuroleptic malignant syndrome. *Br J Psychiatry* **157**: 437–438.

Dalle Ore G, Gerstenbrand F, Lücking CH, Peters G & Peters UH (1977). *The Apallic Syndrome*. Berlin: Springer Verlag.

Davis JM, Caroff SN & Mann SC (2000). Treatment of neuroleptic malignant syndrome. *Psychiatr Ann* **30**: 325–331.

Davis JM, Janicak PG, Sakkas P, Gilmore C, Wang Z (1991). Electroconvulsive therapy in the treatment of the neuroleptic malignant syndrome. *Convulsive Ther.* **7**: 111–120.

Davis PA & Davis H (1939). The electroencephalograms of psychotic patients. *Am J Psychiatry* **95**: 1007–1025.

DeJesus MJ & Steiner DL (1994). An overview of family interventions and relapse in schizophrenia: meta-analysis of research findings. *Psychol Med* **24**: 565–578.

Delay J & Deniker P (1968). Drug-induced extrapyramidal syndromes. In Vinken PJ, Bruyn OW (Eds). *Handbook of Clinical Neurology*, vol. 6: *Disease of the Basal Ganglia*, pp. 248–266. New York: Elsevier.

Delay J, Pichot P & Lempérière T (1960). Un neuroleptique majeur non phenothiazine et non reserpinique, l'haloperidol, dans le traitement des psychoses. *Ann Med Psychol* **118**: 145–152.

DelBello MP, Foster KD & Strakowski SM (2000). Case report: treatment of catatonia in an adolescent male. *J Adolescent Health* **27**: 69–71.

Delisle J (1991). Catatonia unexpectedly reversed by midazolam. (Letter.) *Am J Psychiatry* **148**: 809.

Delvenne V, Goldman S, De Maertelaer V, Wikler D, Damhaut P & Lotstra F (1997). Brain glucose metabolism in anorexia nervosa and affective disorders influenced of weight loss on depressive symptomatology. *Psychiatr Res* **74**: 83–92.

Deuschle M & Lederbogen F (2001). Benzodiazepine withdrawal-induced catatonia. *Pharmacopsychiatry* **34**: 41–42.

Dhossche D (1998). Brief report: Catatonia in autistic disorders. *J Autism Devel Disorders* **28**: 329–331.

Dhossche D & Bouman NH (1997a). Catatonia in children and adolescents. (Letter.) *J Am Acad Child Adolesc Psychiatry* **36**: 870–871.

Dhossche D & Bouman NH (1997b). Catatonia in an adolescent with Prader-Willi syndrome. *Ann Clin Psychiatry* **9**: 247–253.

Dhossche D & Petrides G (1997). Negative symptoms of catatonia? (Letter.) *J Am Acad Child Adolesc Psychiatry* **36**: 302.

Dide A, Guiraud P & LaFage R (1921). Syndrome parkinsonian dans la demence precoce. *Rev Neurol* **28**: 692–694.

Dierckx RA, Saerens J, De Deyn PP, Verslegers W, Marien P & Vandevivere J (1991). Evolution of technetium-99m-HMPAO SPECT and brain mapping in a patient presenting with echolalia and palilalia. *J Nucl Med* **32**: 1619–1621.

Diethelm O (1971). *Medical Dissertations of Psychiatric Interest Printed Before 1750.* Basel: S. Karger.

Dilling H, Mombour W & Schmidt MH (Eds) (1991). *Internationale Klassifikation psychischer Störungen – ICD-10.* Bern: Huber.

Duberman MB (1988). *Paul Robeson.* New York: Alfred A. Knopf.

Dupont S, Semah F, Boon P, Saint-Hildaire J-M, Adam C, Broglin D & Baulac M (1999). Association of ipsilateral motor automatisms and contralateral dystonic posturing, a clinical feature differentiating medial from neocortical temporal lobe epilepsy. *Arch Neurol* **56**: 927–932.

Durant W (1961). *The Story of Philosophy, The Lives and Opinions of the Great Philosophers.* New York: Washington Square Press.

Earl CJC (1934). The primitive catatonic psychosis of idiocy. *Br J Med Psychol* **14**: 230–253.

Ebert D & Feistel H (1992). Left temporal hypo-perfusion in catatonic syndromes: A SPECT study. *Psychiatric Res: Neuroimag* **45**: 239–241.

Engel GL & Romano J (1944). Delirium II: Reversibility of the electroencephalogram with experimental procedures. *Arch Neurol Psychiatry* **51**: 378–392.

Engel GL & Rosenbaum M (1945). Delirium III: Electroencephalographic changes associated with acute alcoholic intoxication. *Arch Neurol Psychiatry* **53**: 44–50.

Epstein R (1991). Ganser syndrome, trance logic, and the question of malingering. *Psychiatr Ann* **21**: 238–244.

Escobar R, Rios A, Montoya ID, Lopera F, Ramos D, Carvajal C, Constain G, Gutierrez JE, Vargas S & Herrera CP (2000). Clinical and cerebral blood flow changes in catatonic patients treated with ECT. *J Psychosom Res* **49**: 423–429.

Ezrin-Waters C, Miller P & Seeman P (1976). Catalepsy induced by morphine or haloperidol: effects of apomorphine and anticholinergic drugs. *Can J Physiol Pharmacol* **54**: 516–519.

Falloon IRH, Boyd JL, McGill CW, Razani J, Moss HB & Gilderman AM (1982). Family management in the prevention of exacerbations of schizophrenia: a controlled study. *N Engl J Med* **306**: 1437–1440.

Fava GA, Molnar G, Block B, Lee JS & Perini GI (1984). The lithium loading dose method in a clinical setting. *Am J Psychiatry* **141**: 812–813.

Feige B, Aertsen A & Kristeva-Feige R (2000). Dynamic synchronization between multiple cortical motor areas and muscle activity in phasic voluntary movements. *J Neurophysiol* **84**: 2622–2629.

Fein S & McGrath MG (1990). Problems in diagnosing bipolar disorder in catatonic patients. *J Clin Psychiatry* **51**: 203–250.

Ferro FM, Janiri L, DeBonis C, Del Carmine R & Tempesta E (1991). Clinical outcome and psychoendocrinological findings in a case of lethal catatonia. *Biol Psychiatry* **30** (2):197–200.

Fink M (1958). Lateral gaze nystagmus as an index of the sedation threshold. *Electroenceph Clin Neurophysiol* **10**: 162–163.

Fink M (1968). EEG classification of psychoactive compounds in man: Review and theory of behavioral associations. In D Efron, JO Cole, J Levine & JR Wittenborn (Eds). *Psychopharmacology – A Review of Progress, 1957–1967*, pp. 497–507, 671–682, 1231–1239. Washington D.C.: U.S. Government Printing Office.

Fink M (1969). EEG and human psychopharmacology. *Ann Rev Pharmacol* **9**: 241–258.

Fink M (1979). *Convulsive Therapy: Theory and Practice*. New York: Raven Press.

Fink M (1984). Meduna and the origins of convulsive therapy. *Am J Psychiatry* **141**: 1034–1041.

Fink M (1985). Pharmaco-electroencephalography: A note on its history. *Neuropsychobiology* **12**: 173–178.

Fink M (1991). Impact of the anti-psychiatry movement on the revival of ECT in the U.S. *Psychiatr Clin North Am* **14**: 793–801.

Fink M (1992a). Catatonia and DSM-IV. *Convulsive Ther* **8**: 159–62.

Fink M (1992b). Why not ECT for catatonia? (Letter.) *Biol Psychiatry* **31**: 536–537.

Fink M (1992c). Missed neuroleptic malignant syndrome. (Letter.) *BMJ* **304**: 1246.

Fink M (1994). Catatonia in DSM-IV. *Biol Psychiatry* **36**: 431–433.

Fink M (1996a). Neuroleptic malignant syndrome. One entity or two? *Biol Psychiatry* **39**: 1–4.

Fink M (1996b). Toxic serotonin syndrome or neuroleptic malignant syndrome? Case report. *Pharmacopsychiatry* **29**: 159–161.

Fink M (1996c). Catatonia. In TA Widiger, AJ Frances, HA Pincus, R Ross, MB First & WW Davis (Eds). *DSM-IV Sourcebook*, vol. 2, pp.181–192. Washington DC: American Psychiatric Association.

Fink M (1997a). Catatonia. In M. Trimble & J Cummings (Eds). *Contemporary Behavioural Neurology*, vol. 16, pp. 289–309. Oxford: Butterworth/Heinemann.

Fink M (1997b). Lethal catatonia, neuroleptic malignant syndrome, and catatonia: A spectrum of disorders. Reply. (Letter.) *J Clin Psychopharmacol* **17**: 237.

Fink, M (1997c). Prejudice against ECT: Competition with psychological philosophies as a contribution to its stigma. *Convulsive Ther* **13**: 253–65.

Fink M (1999a). *Electroshock: Restoring the Mind*. New York: Oxford University Press.

Fink M (1999b). Delirious mania. *Bipolar Disord* **1**: 54–60.

Fink M (2000a). Electroshock revisited. *Am Sci* **88**: 162–167.

Fink M (2000b). Neuroleptic malignant syndrome best treated as catatonia. *Psychiatr Times* **17**: 28–29.

Fink M (2001). Modal ECT is effective: Response to letter by Sackeim HA. (Letter.) *JECT* **17**: 222–225.

Fink M, Abrams R, Bailine S & Jaffe R (1996). Ambulatory electroconvulsive therapy: Report of a task-force of the Association for Convulsive Therapy. *Convulsive Ther* **12**: 41–55.

Fink M, Bailine S & Petrides G (2001). Electrode placement and electroconvulsive therapy: A search for the chimera. (Letter.) *Arch Gen Psychiatry* **58**: 607–608.

Fink M, Bush G & Francis A (1993). Catatonia: A treatable disorder, occasionally recognized. *Directions in Psychiatry* **13**: 1–8.

Fink M & Francis A (1992). ECT response in catatonia. (Letter.) *Am J Psychiatry* **149**: 581–582.

Fink M & Francis AJ (1996). Treating the syndrome before complications. (Letter.) *Am J Psychiatry* **153**: 1371.

Fink M & Johnson L (1982). Monitoring the duration of electroconvulsive therapy seizures: "Cuff" and EEG methods compared. *Arch Gen Psychiatry* **39**: 1189–1191.

Fink M & Kahn RL (1957). Relation of EEG delta activity to behavioral response in electroshock: Quantitative serial studies. *Arch Neurol Psychiatry* **78**: 516–525.

Fink M & Kahn RL (1961). Behavioral patterns in convulsive therapy. *Arch Gen Psychiatry* **5**: 30–36.

Fink M, Kellner CH & Sackeim HA (1991). Intractable seizures, status epilepticus, and ECT. *JECT* **15**: 282–284.

Fink M & Klein DF (1995). An ethical dilemma in child psychiatry. *Psychiatric Bull* **19**: 650–651.

Fink M, Klein DF & Kramer JC (1965). Clinical efficacy of chlorpromazine-procyclidine combination, imipramine and placebo in depressive disorders. *Psychopharmacologia* **7**: 27–36.

Fink M, Pollack M, Klein DF, Blumberg AG, Belmont I, Karp E, Kramer JC & Willner A (1964). Comparative studies of chlorpromazine and imipramine I: Drug discrimination patterns. In PB Bradley, Flügel & PH Hoch (Eds). *Neuro-Psychopharmacology*, vol. 3, pp. 370–372. Amsterdam: Elsevier.

Fink M, Shaw R, Gross G & Coleman FS (1958). Comparative study of chlorpromazine and insulin coma in the therapy of psychosis. *JAMA* **166**: 1846–1850.

Fink M & Taylor MA (1991). Catatonia: A separate category for DSM-IV? *Integrative Psychiatry* **7**: 2–10.

Fink M & Taylor MA (2001). The many varieties of catatonia. *Eur Arch Psychiatry Clin Neurosci* **251** (Suppl. 1): 8–13.

Fisher CM (1989). 'Catatonia' due to disulfiram toxicity. *Arch Neurol* **46**: 798–804.

Ford RA (1989). The psychopathology of echophenomena. *Psychol Med* **19**: 627–635.

Francis A, Chandragiri S, Rizvi S, Koch M & Petrides G. (2000). Is lorazepam a treatment for neuroleptic malignant syndrome? *CNS Spectrums* **5**: 54–57.

Francis A, Divadeenam K, Bush G & Petrides G (1997). Consistency of symptoms in recurrent catatonia. *Comprehens Psychiatry* **38**: 56–60.

Francis A, Divadeenam K & Petrides G (1996). Advances in the treatment of catatonia with lorazepam and ECT. *Convulsive Ther* **12**: 259–261.

Franz M, Gallhofer B & Kanzow WT (1994). Treatment of catatonia with intravenous biperidine. (Letter.) *Br J Psychiatry* **164**: 847–848.

Freedman A (1991). American viewpoint on classification. *Integrative Psychiatry* **22**: 11–22.

Frey R, Schreiner D, Heiden A & Kasper S. (2001). Einsatz der Elecktrokrampftherapie in der Psychiatrie. [Use of electroconvulsive therapy in psychiatry]. *Nervenarzt* **72**: 661–676.

Fricchione GL (1985). Neuroleptic catatonia and its relationship to psychogenic catatonia. *Biol Psychiatry* **20**: 304–313.

Fricchione GL, Bush G, Fozdar M, Francis A & Fink M (1997). Recognition and treatment of the catatonic syndrome. *J Intensive Care Med* **12**: 135–147.

Fricchione GL, Cassem NH, Hooberman D & Hobson D (1983). Intravenous lorazepam in neuroleptic-induced catatonia. *J Clin Psychopharm* **3**: 338–342.

Fricchione GL, Kaufman LD, Gruber BL & Fink M (1990). Electroconvulsive therapy and cyclophosphamide in combination for severe neuropsychiatric lupus with catatonia. *Am J Med* **88**: 442–443.

Fricchione G, Mann SC & Caroff SN (2000). Catatonia, lethal catatonia and neuroleptic malignant syndrome. *Psychiatr Ann* **30**: 347–355.

Friedlander A (1901). *Über den Einfluss des Typhus abdominalis auf das Nervensystem.* Berlin: Karger.

Friedlander RI & Solomons K (2002). ECT: Use in individuals with developmental disabilities. *JECT* **18**: 38–42.

Fruensgaard K (1976). Withdrawal psychosis: A study of 30 consecutive cases. *Acta Psychiatr Scand* **53**: 105–118.

Fukutake T, Hirayama K & Komatsu T (1993). Transient unilateral catalepsy and right parietal lobe damage. *Jpn J Psychiatry* **47**: 647–650.

Fuster JM (1997). *The Prefrontal Cortex: Anatomy, Physiology, and Neuropsychology of the Frontal Lobe.* Philadelphia: Lippincott-Raven.

Gabris G & Muller C (1983). La catatonie dite "pernicieuse". *L'Encephale* **9**: 365–385.

Gaind GS, Rosebush PI & Mazurek MF (1994). Lorazepam treatment of acute and chronic catatonia in two mentally retarded brothers. *J Clin Psychiatry* **55**: 20–23.

Galynker II, Goldfarb R, Stefanovic M, Katsovich L & Miozzo R (2000). SPECT in the diagnosis of catatonia. *APA Meeting 2000 Abstracts*, NR432.

Galynker II, Weiss J, Ongseng F & Finestone H (1997). ECT treatment and cerebral perfusion in catatonia. *J Nuclear Med* **38**: 251–254.

Ganser S (1904). Zur lehre vom Hysterischen Dämmerzustande. *Arch Psychiatr Nervenkr* **38**: 34–46.

Ganser S & Shorter CE (Trans.) (1965). A peculiar hysterical state. *Br J Criminol* **5**: 120–126.
Gelenberg AJ (1976). The catatonic syndrome. *Lancet* **1**: 1339–1341.
Gelenberg AJ (1977). Catatonic reactions to high-potency neuroleptic drugs. *Arch Gen Psychiatry* **34**: 947–950.
Gelenberg AJ & Mandel MR (1977). Catatonic reactions to high potency neuroleptic drugs. *Arch Gen Psychiatry* **34**: 947–950.
Geller W & Mappes C (1952). Deadly catatonia. *Arch Psychiatr Nervenkr* **189**: 147–161.
Gelman S (1999). *Medicating Schizophrenia*. New Brunswick NJ: Rutgers University Press.
Geretsegger C & Rochowanski E (1987). Electroconvulsive therapy in acute life-threatening catatonia with associated cardiac and respiratory decompensation. *Convulsive Ther* **3**: 291–295.
Ghaziuddin N, Alkhouri I, Champine D, Quinlan P, Fluent T & Ghaziuddin M. (2002). ECT treatment of NMS and catatonia in an adolescent. *JECT* **18**: 95–98.
Gjedd JN, Rapoport JL, Garvey MA, Perlmutter S & Swedo SE (2000). MRI assessment of children with obsessive-compulsive disorder or tics associated with streptococcal infection. *Am J Psychiatry* **157**: 281–283.
Gillberg C & Wing L (1999). Autism: not an extremely rare disorder. *Acta Psychiatr Scand* **99**: 399–406.
Gjessing LR (1974). A review of periodic catatonia. *Biol Psychiatry* **8**: 23–45.
Gjessing LR, Harding GFA, Jenner FA & Johannessen NB (1967). The EEG in three cases of periodic catatonia. *Br J Psychiatry* **113**: 1271–1282.
Gjessing R (1932). Beiträge zur Kenntnis der Pathophysiologie des katatonen Stupors. *Arch Psychiat Nervenkr* Mitteilung I, II. **96**: 319–392, 393–473.
Gjessing R (1936). Beiträge zur Kenntnis der Pathophysiologie des katatonen Erregung. Mitteilung III. *Arch Psychiat Nervenkr* **104**: 355–416.
Gjessing R (1938). Disturbances of somatic functions in catatonia with a periodic course and their compensation. *J Ment Sci* **84**: 608–621.
Gjessing R (1939). Beiträge zur Kenntnis der Pathophysiologie periodisch-katatoner Zustände. Mitteilung IV. *Arch Psychiat Nervenkr.* **109**: 525–595.
Gjessing R (1976). *Contributions to the Somatology of Periodic Catatonia*. Oxford: Pergamon Press.
Glassman AH, Kantor SJ & Shostak M (1975). Depression, delusions, and drug response. *Am J Psychiatry* **132**: 716–719.
Gloor P (1969). *Hans Berger on the Electroencephalogram of Man. Electroenceph clin Neurophysiol*, Suppl 28, Amsterdam: Elsevier.
Goldar JC & Starkstein SE (1995). Karl Ludwig Kahlbaum's concept of catatonia. *History of Psychiatry* **VI**: 201–207.
Goldberg E (1992). The frontal lobes in neurological and psychiatric conditions. *Neuropsychiatry Neuropsychol Behav Neurol* **4**: 231–232.

Good MI (1976). Catatonia-like symptomatology and withdrawal dyskinesias. *Am J Psychiatry* **133**: 1454–1456.

Goodwin FK & Jamison KR (1990). *Manic Depressive Illness*. New York: Oxford University Press.

Gould SJ (2001). What only the embryo knows. *The New York Times*, Op-Ed (August 27).

Graham PJ & Foreman DM (1995). An ethical dilemma in child and adolescent psychiatry. *Psychiatric Bull* **19**: 84–86.

Graudins A, Stearman A & Chan B (1998). Treatment of serotonin syndrome with cyproheptadine. *J Emerg Med* **16**: 615–619.

Greden JF & Carroll BJ (1979). The dexamethasone suppression test as a diagnostic aid in catatonia. *Am J Psychiatry* **136**: 1199–1200.

Greenberg LB & Gujavarty K (1985). The neuroleptic malignant syndrome: Review and report of three cases. *Comprehens Psychiatry* **26**: 63–70.

Grinnell F (1992). *The Scientific Attitude*, 2nd edn. New York: Guilford Press.

Grisaru N, Chudakov B, Yaroslavsky Y & Belmaker RH (1998). Catatonia treated with transcranial magnetic stimulation. (Letter.) *Am J Psychiatry* **155**: 1630.

Guerrera RJ (1999). Sympathoadrenal hyperactivity and the etiology of neuroleptic malignant syndrome. *Am J Psychiatry* **156**: 169–180.

Guggenheim FG & Babigian HM (1974a). Catatonic schizophrenia: Epidemiology and clinical course. *J Nerv Ment Dis* **158**: 291–305.

Guggenheim FG & Babigian HM (1974b). Diagnostic consistency in catatonic schizophrenia. *Schiz Bull* **11**: 103–108.

Guiraud P (1924). Conception neurologique du syndrome catatonique. *Encephale* **19**: 571–579.

Guttmacher LB & Cretella H (1988). Electroconvulsive therapy in one child and three adolescents. *J Clin Psychiatry* **49**: 20–23.

Guy W (1976). Abnormal involuntary movement scale. *ECDEU Assessment Manual for Psychopharmacology*. Rockville MD: US Dept HEW, PHS, ADAMHA.

Guze SB (1967). The occurrence of psychiatric illness in systemic lupus erythematosus. *Am J Psychiatry* **123**: 1562–1570.

Häfner H & Kasper S (1982). Akute lebensbedrohliche Katatonie. *Nervenarzt* **53**: 385–394.

Hall DC & Reis RK (1983). Bipolar illness, catatonia, and the dexamethasone suppression test in adolescence: case report. *J Clin Psychiatry* **44**: 222–224.

Hansen ES & Bolwig TG (1988). Cotard syndrome: an important manifestation of melancholia. *Nord Psykiatr Tidsskr* **52**: 459–464.

Hansen M (1908). *Zur Lehre der Katatonie mit Stupor*. Thesis, Kiel University. Kiel: AF Jensen.

Hasan S & Buckley P (1998). Novel antipsychotics and the neuroleptic malignant syndrome: a review and critique. *Am J Psychiatry* **155**: 1113–1116.

Haskovec L (1925). Le psychisme sous-cortical. *Rev Neurol* **1**: 976–978.

Hauber W (1998). Involvement of basal ganglia transmitter systems in movement inactivation. *Proc Neurobiol* **56**: 507–540.

Hauser P, Devinsky O, De Bellis M, Theodore WH & Post RM (1989). Benzodiazepine withdrawal delirium with catatonic features. Occurrence in patients with partial seizure disorders. *Arch Neurology* **46**: 696–699.

Hawkins JM, Archer KJ, Strakowski SM & Keck PE (1995). Somatic treatment of catatonia. *Intl J Psychiatry Med* **25**: 345–369.

HCIA (1998). *Length of Stay By Diagnosis.* Baltimore: HCIA Inc.

Healy D (2002). *The Creation of Psychopharmacology.* Cambridge, MA: Harvard University Press.

Hearst ED, Munoz RA & Tuason VB (1971). Catatonia: Its diagnostic validity. *Dis Nerv Syst* **32**: 453–456.

Heckl RW (1987). Das Stiff-man-Syndrom. In H Hippius, E Rüther & M Schmauß (Eds). *Katatone und dyskinetische Syndrome.* pp. 145–148. Berlin: Springer-Verlag.

Hegerl U, Bottlender R, Gallinat J, Kuss HJ, Ackenheil M & Moller HJ (1998). The serotonin syndrome scale: first results on validity. *Eur Arch Psychiatry Clin Neurosci.* **248**: 96–103.

Heinroth JC (J Schmorak, Trans.) (1975). *Textbook of Disturbances of Mental Life,* vol. 1 and 2. Baltimore: Johns Hopkins Press.

Hermann RC, Dowart RA, Hoover CW & Brody J (1995). Variation in ECT use in the United States. *Am J Psychiatry* **152**: 869–875.

Hermesh H, Aizenberg D & Weizman A (1987). A successful electroconvulsive treatment of neuroleptic malignant syndrome. *Acta Psychiatr Scand* **75**: 237–239.

Hermesh H, Aizenberg D, Weizman A., Lapidot M, Mayor C & Munitz H (1992). Risk for definite neuroleptic malignant syndrome. A prospective study in 223 consecutive in-patients. *Br J Psychiatry* **161**: 722–723.

Hermesh H, Hoffnung RA, Aizenberg D, Molcho A & Munitz H (1989a). Catatonic signs in severe obsessive compulsive disorder. *J Clin Psychiatry* **50**: 303–305.

Hermesh H, Sirota P & Eviatar J (1989b). Recurrent neuroleptic malignant syndrome due to haloperidol and amantadine. *Biol Psychiatry* **25**: 962–965.

Hermle L & Oepen G (1986). Zur differential diagnose der akut lebensbedrohlichen Katatonie und des malignen Neuroleptikasyndrome – ein kasuistischer Beitrag. *Fortschr Neurol Psychiatr* **54**: 189–195.

Hill D & Parr G (Eds) (1963). *Electroencephalography.* New York: Macmillan Co.

Hinsie LE (1932a). The catatonic syndrome in dementia praecox. *Psychiatric Quart* **6**: 457–468.

Hinsie LE (1932b). Clinical manifestations of the catatonic form of dementia praecox. *Psychiatric Quart* **6**: 469–474.

Hinsie LE & Campbell RJ (1970). *Psychiatric Dictionary,* 4th edn. New York: Oxford University Press.

Hippius H, Rüther E & Schmauß M (1987). *Katatone und dyskinetische Syndrome*. Berlin: Springer-Verlag.

Hirose S & Ashby CR (2002). Immediate effect of intravenous diazepam in neuroleptic-induced acute akathisia: An open-label study. *J Clin Psychiatry* **63**: 524–527.

Hirschfeld RM, Allen MH, McEvoy PJ, Keck PE & Russell JM (1999). Safety and tolerability of oral loading divalproex sodium in acutely manic bipolar patients. *J Clin Psychiatry* **60**: 815–818.

Ho SS, Berkovic SF, Newton MR, Austin MC, McKay WJ & Bladin PF (1994). Parietal lobe epilepsy: Clinical features and seizure localization by ictal SPECT. *Neurology* **44**: 2277–2284.

Hoch A (1921). *Benign Stupors*. New York: Macmillan Co.

Höfler J & Bräunig P (1995). Abnahme der Häufigkeit katatoner Schizophrenien im Epochenvergleich. In P Bräunig (Ed.). *Differenzierung katatoner und neuroleptika-induzierter Bewegungsstörungen*, pp. 32–35. Stuttgart: Georg Thieme Verlag.

Hofmann M, Seifritz E, Botschev C, Krauchi K & Muller-Spahn F (2000). Serum iron and ferritin in acute neuroleptic akathisia. *Psychiatry Res* **93**: 201–207.

Hogarty G & Gross M (1966). Pre-admission symptom difference between first-admitted schizophrenics in the predrug and postdrug era. *Comprehens Psychiatry* **7**: 134–140.

Holm VA, Cassidy SB, Butler MG, Hanchett JM, Greensway LR, Whitman BY & Greenberg F (1993). Prader-Willi syndrome: Consensus diagnostic criteria. *Pediatrics* **91**: 398–402.

Hornstein GA (2000). *To Redeem One Person Is To Redeem the World*. New York: Free Press.

Huber G (1954). Zur nosologischen Differenzierung lebensbedrohlicher katatoner Psychosen. *Schweiz Arch Neurol Psychiat* **78**: 216–222.

Hunter R (1973). Psychiatry and neurology. *Proc Royal Soc Medicine* **66**: 359–364.

Hunter R & Macalpine I (1982). *Three Hundred Years of Psychiatry 1535–1860*. Hartsdale, NY: Carlisle Publishing Co.

Hynes AF & Vickar EL (1996). Case Study: Neuroleptic malignant syndrome without pyrexia. *J Am Acad Child Adolesc Psychiatry* **35**: 959–962.

Ilbeigi MS, Davidson ML & Yarmush JM (1998). An unexpected arousal effect of etomidate in a patient on high-dose steroids. *Anesthesiology* **89**: 1587–1589.

Insel TR, Roy BF, Cohen RM & Murphy DL (1982). Possible development of the serotonin syndrome in man. *Am J Psychiatry* **139**: 954–955.

Jasper HH, Riggio S & Goldman-Rakic PS (Eds) (1995). *Epilepsy and the Functional Neuroanatomy of the Frontal Lobe, Advances in Neurology*, vol. 66. New York: Raven Press.

Jaspers K, Hoenig J & Hamilton MW (Trans.) (1963). *General Psychopathology*. Chicago: University of Chicago Press.

Jefferson JW, Greist JH & Ackerman DL (1983). *Lithium Encyclopedia for Clinical Practice*. Middleton WI: Lithium Information Center.

Jelliffe SE (1940). The parkinsonian body posture. Some considerations of unconscious hostility. *Psychoanalytic Rev* **27**: 467–79.

Jelliffe SE & White WA (1917). *Disease of the Nervous System. A Textbook of Neurology and Psychiatry*. Philadelphia: Lea & Febiger.

Jellinger KA (1999). Post-mortem studies in Parkinson's disease. Is it possible to detect brain areas for specific symptoms? *J Neural Transm Suppl* **56**: 1–29.

Johnson J (1984). Stupor: A review of 25 cases. *Acta Psychiatr Scand* **70**: 370–377.

Johnson J (1993). Catatonia: the tension insanity. *Br J Psychiatry* **162**: 733–738.

Johnson J & Lucey PA (1987). Encephalitis lethargica, a contemporary cause of catatonic stupor. *Br J Psychiatry* **151**: 550–552.

Johnson V & Bruxner G (1998). Neuroleptic malignant syndrome associated with olanzapine. *Aust NZ J Psychiatry* **32**: 884–886.

Jong HH de (1945). *Experimental Catatonia, a General Reaction-Form of the Central Nervous System, and its Implications for Human Pathology*. Baltimore: Williams & Wilkins.

Jong HH de & Baruk H (1930). *La catatonie expérimentale par la bulbocapnine: étude physiologique et clinique*. Paris: Masson, 1930.

Joseph AB, Anderson WA & O'Leary DH (1991). Brainstem and vermis atrophy in catatonia. *Am J Psychiatry* **29**: 730–734.

Joseph R (1999). Frontal lobe psychopathology, mania, depression, confabulation, catatonia, perseveration, obsessive compulsions, and schizophrenia. *Psychiatry* **62**: 138–172.

Kahlbaum KL (1863). *Die Gruppierung der psychischen Krankheiten und die Einteilung der Seelenstörungen*. Danzig: A W. Kafemann.

Kahlbaum KL (1863; translated 1996). Die Beziehungen der neuen Gruppirung zu früheren Eintheilungen und zu einer allgemeinen Pathologie der psychischen Krankheiten. [The relationships of the new groupings to old classifications and to a general pathology of mental disorder]. Part 3 from Kahlbaum, 1863; translated by G.E. Berrios. *History of Psychiatry* **7**: 167–181.

Kahlbaum KL (1874; translated 1973). *Die Katatonie oder das Spannungsirresein*. Berlin: Verlag August Hirshwald, 1874. Translated: Kahlbaum, K: *Catatonia*. Translated by Y Levis & T Pridon Baltimore: Johns Hopkins University Press, 1973.

Kalinowsky LB, Hippius H & Klein HE (1982). *Biological Treatments in Psychiatry*. New York: Grune & Stratton.

Kalinowsky LB & Hoch PH (1952). *Shock Treatments, Psychosurgery and Other Somatic Treatments in Psychiatry*. New York: Grune & Stratton.

Kanemoto K, Miyamoto T & Abe R (1999). Ictal catatonia as a manifestation of a de novo absence status epilepticus following benzodiazepine withdrawal. *Seizure* **8**: 364–366.

Kanner L (1943). Autistic disturbances in affective contact. *Nervous Child* **2**: 217–250.

Kantor SJ & Glassman AH (1977). Delusional depressions: Natural history and response to treatment. *Br J Psychiatry* **131**: 351–360.

Kantrovich NV & Constantinovich SK (1937). The effect of alohol in catatonic syndromes. *Am J Psychiatry* **92**: 651–654.

Kapstan A, Miodownick C & Lerner V (2000). Oneiroid syndrome: a concept of use for western psychiatry. *Isr J Psychiatry Relat Sci* **37**: 278–85.

Karagianis JL, Phillips LC, Hogan KP & LeDrew KK (1999). Clozapine-associated neuroleptic malignant syndrome: Two new cases and a review of the literature. *Ann Pharmacother* **33**: 623–630.

Karagianis JL, Phillips L, Hogan K & LeDrew K (2001). Neuroleptic malignant syndrome associated with quetiapine. *Can J Psychiatry* **46**: 370–371.

Kardos J (1999). Recent advances in GABA research. *Neurochem Int* **34**: 353–358.

Kasture SB, Mandhene SN & Chopde CT (1996). Baclofen induced catatonia: modification by serotonergic agents. *Neuropharmacology* **35**: 595–596.

Katzenstein R (1963). Karl Ludwig Kahlbaum und sein Beitrag zur Entwicklung der Psychiatrie. *Med Dissert*, pp. 1–42. Zurich: Juris-Verlag.

Keck PE & Arnold LM (2000). The serotonin syndrome. *Psychiatric Annals* **30**: 333–343.

Keck PE, McElroy SL & Pope Jr HG (1991). Epidemiology of neuroleptic malignant syndrome. *Psychiatric Annals* **21**: 148–151.

Keck PE, McElroy SL, Tugrul KC & Bennet JA (1993). Valproate oral loading in the treatment of acute mania. *J Clin Psychiatry* **54**: 305–308.

Keck PE, Pope HG, Cohen BM, McElroy SL & Nierenberg AA (1989). Risk factors for neuroleptic malignant syndrome. *Arch Gen Psychiatry* **46**: 914–918.

Keepers GA (1990). Neuroleptic malignant syndrome associated with withdrawal from carbamazepine. *Am J Psychiatry* **147**: 1687.

Kellam AMP (1987). The neuroleptic malignant syndrome, so-called. A survey of the world literature. *Br J Psychiatry* **150**: 752–759.

Kennard MA, Rabinovitch MS & Fister WP (1955). The use of frequency analysis in the interpretation of the EEG's of patients with psychological disorders. *EEG clin Neurophysiol* **7**: 29–41.

Kennard MA & Schwartzman AE (1957). A longitudinal study of electroencephalographic frequency patterns in mental hospital patients and normal controls. *EEG clin Neurophysiol* **9**: 263–274.

Kiernan JG (1877; reprinted 1994). Katatonia, a clinical form of insanity. Original April 2, 1877 (Reprinted *Am J Psychiatry* **151**: 103–111.)

Kilzieh N & Akiskal H (1999). Rapid-cycling bipolar disorder: An overview of research and clinical experience. *Psych Clin North Am* **22**: 585–607.

Kindt H (1980). *Katatonie. Ein Modell psychischer Krankheit*. Stuttgart: Ferdinand Enke Verlag.

Kinross-Wright VJ (1958). Trifluoperazine and schizophrenia. In Bull H (Ed.). *Trifluoperazine: Clinical and Pharmacologic Aspects*, pp. 62–70. Philadelphia: Lea and Febiger.

Kinrys PF & Logan KM (2001). Periodic catatonia in an adolescent. (Letter.) *J Am Acad Child Adolesc Psychiatry* **40**: 741–742.

Kirby G (1913). The catatonic syndrome and its relation to manic-depressive insanity. *J Nerv Ment Dis* **40**: 694–704.

Kirby GH & Davis TK (1921). Psychiatric aspects of epidemic encephalitis. *Arch Neurol Psychiatry* **5**: 491–551.

Kish SJ, Kleinert R, Minauf M, Gilbert J, Walter GF, Slimovitch C, Maurer E, Rezvani Y, Myers R & Hornykiewicz O (1990). Brain neurotransmitter changes in three patients who had a fatal hyperthermia syndrome. *Am J Psychiatry* **147**: 1358–1363.

Klaesi J (1945). Über die therapeutische Anwendung der "Dauernarkose" mittels Somnifen bei Schizophrenen. *Ztschr. F. d. ges. Psychiat. u. Neurol.* **74**: 557–592.

Klee A (1961). Akinetic mutism: Review of the literature and report of a case. *JNMD* **133**: 536–553.

Klein DF (1964). Delineation of two drug-responsive anxiety syndromes. *Psychopharmacologia* **5**: 397–408.

Klein DF (1968). Psychiatric diagnosis and a typology of clinical drug effects. *Psychopharmacologia* **13**: 359–386.

Klein DF & Fink M (1962a). Psychiatric reaction patterns to imipramine. *Am J Psychiatry* **119**: 432–438.

Klein DF & Fink M (1962b). Behavioral reaction patterns with phenothiazines. *Arch Gen Psychiatry* **7**: 449–459.

Kleist K (1928). Über zykloide, paranoide und epileptoide Psychosen und über die Frage der Degenerationspsychosen. *Schweiz Archiv Neurol Psychiat* **23**: 1–35.

Kleist K (1943). Die Katatonien. *Nervenarzt* **16**: 1–10.

Kleist K (1960). Schizophrenic symptoms and cerebral pathology. *J Ment Sci* **106**: 246–255.

Kleist K, Leonhard K & Schwab H (1940). Die Katatonie auf Grund katamnestischer Untersuchungen. III Teil. Formen und Verläufe der eigentlichen Katatonie. *Zeit Neurol* **168**: 538–586.

Klerman GL (1981). The spectrum of mania. *Comprehens Psychiatry* **22**: 11–20.

Koch M, Chandragiri S, Rizvi S, Petrides G & Francis A (2000). Catatonic signs in neuroleptic malignant syndrome. *Comprehens Psychiatry* **41**: 73–75.

Koek RJ & Mervis JR (1999). Treatment refractory catatonia, ECT, and parenteral lorazepam. *Am J Psychiatry* **156**: 160–161.

Kolb B & Whishaw IQ (1996). *Fundamentals of Human Neuropsychology*, 4th edn. New York: WH Freeman.

Komori T, Nomaguchi M, Kodama S, Takigawa M & Nomura J (1997). Thyroid hormone and reserpine abolished periods of periodic catatonia: a case report. *Acta Psychiatr Scand* **96**: 155–156.

Koponen H, Repo E & Lepole U (1991). Long-term outcome after neuroleptic malignant

Kornhuber J & Weller M (1993). Amantadine and the glutamate hypothesis of schizophrenia. Experiences in the treatment of the neuroleptic malignant syndrome. *J Neural Transmission* **92**: 57–65.

Kornstein SG, Schatzberg AF, Thase ME, Yonkers KA, McCullough JP, Keitner GI, Gelenberg AJ, Davis SM, Harrison WM & Keller MB (2000). Gender differences in treatment response to sertraline versus imipramine in chronic depression. *Am J Psychiatry* **157**: 1445–1452.

Kosten TR & Kleber ND (1988). Rapid death during cocaine abuse: A variant of the neuroleptic malignant syndrome? *Am J Drug Alcohol Abuse* **14**: 335–346.

Kraepelin E (1896; reprinted 1902). *Psychiatrie: ein Lehrbuch für Studierende und Ärzte*, 6th edn. Leipzig: J Ambrosius Barth. (Abstracted and reprinted. *Clinical Psychiatry: A Textbook for Students and Physicians*. New York: Macmillan.)

Kraepelin E (1903; reprinted 1907). *Psychiatrie: ein Lehrbuch für Studierende und Ärzte*, 7th edn. Leipzig: J Ambrosius Barth. (Abstracted and reprinted *Clinical Psychiatry: A Textbook for Students and Physicians*. New York: Macmillan.)

Kraepelin E (1913). *Psychiatrie*, 8th edn. Leipzig: J Ambrosius Barth. (Reprinted and translated T Johnstone, 1913. Bailliere, Tindall and Cox.)

Kraepelin E (1919). *Dementia Praecox and Paraphrenia*. RM Barclay (trans.) & GM Robertson (Ed). Edinburgh: Livingstone.

Kraepelin E (1921; reprinted 1976). *Manic-Depressive Insanity and Paranoia*. RM Barclay (trans.) & GM Robertson (Ed). Edinburgh: ES Livingstone. (Reprinted New York: Arno Press.)

Kraepelin E (1962). *One Hundred Years of Psychiatry*. W. Baskin (trans.). New York: Philosophical Library. (Original *Hundert Jahre Psychiatrie*. Berlin: Julius Springer Verlag, 1918.)

Kraepelin E (1971). *Dementia Praecox and Paraphrenia*. RM Barclay (trans.) & GM Robertson (Ed.). Huntington, NY: Krieger Publishing Co.

Kramer MS (1977). Menstrual epileptoid psychosis in an adolescent girl. *Am J Dis Child* **131**: 316–317.

Kramp P & Bolwig TG (1981). Electroconvulsive therapy in acute delirious states. *Comprehens Psychiatry* **22**: 368–371.

Kritzinger PR & Jordaan GP (2001). Catatonia: an open prospective series with carbamazepine. *Int J Neuropsychopharmacol* **4**: 251–157.

Kroessler D (1985). Relative efficacy rates for therapies of delusional depression. *Convulsive Ther.* **1**: 173–182.

Krüger S & Bräunig P (2000a). Catatonia in affective disorder: New findings and a review of the literature. *CNS Spectrums* **5**: 48–53.

Krüger S & Bräunig P (2000b). Ewald Hecker. *Am J Psychiatry* **157**: 1220.

Krüger S & Bräunig P (2001). Intravenous valproic acid in the treatment of severe catatonia. *J Neuropsychiatry Clin Neurosci* **13**: 303–304.

Krüger S, Bräunig P & Cooke RG (2000a). Comorbidity of obsessive-compulsive disorder in recovered inpatients with bipolar disorder. *Bipolar Disord* **2**: 71–74.

Krüger S, Bräunig P, Hoffler J, Shugar G, Borner I & Langkar J (2000b). Prevalence of obsessive-compulsive disorder in schizophrenia and significance of motor symptoms. *J Neuropsychiatry Clin Neurosci* **12**: 16–24.

Krüger S, Cooke RG, Hasey GM, Jorna T & Persad E (1995). Comorbidity of obsessive compulsive disorder in bipolar disorder. *J Affective Disorders* **34**: 117–120.

Kukleta M & Lamarche M (2000). Synchronizing effect of clock rhythm on the 'when to move' decision in repeated voluntary movements. *Int J Psychophysiol* **39**: 31–38.

Kurlan R, Hamill R & Shoullson I (1984). Neuroleptic malignant syndrome. *Clin Neuropharmacol* **7**: 109–120.

Kushner HI (1999). *A Cursing Brain? The Histories of Tourette Syndrome*. Boston: Harvard University Press.

Lanczik M (1922). Karl Ludwig Kahlbaum (1828–1899) and the emergence of psychopathological and nosological research in German psychiatry. *History of Psychiatry* **3**: 53–58.

Lange J (1992). *Katatonische Erscheinungen im Rahmen manischer Erkrankungen. Monographien aus dem Gesamtgebiete der Neurologie und Psychiatrie*, vol. 31. Berlin: Julius Springer.

Lanham JG, Brown MM & Hughes GRV (1985). Cerebral systemic lupus erythematosus presenting with catatonia. *Postgrad Med J* **61**: 329–330.

Lappin RI & Auchincloss EL (1994). Treatment of the serotonin syndrome with cyproheptadine. *Lancet* **331**: 1021–1022.

Lask B, Britten C, Kroll L, Magagna J & Tranter M (1991). Children with pervasive refusal. *Arch Dis Childhood* **66**: 866–889.

Laskowska D (1967). Attempted explanation of the pathophysiological mechanisms leading to the development of the acute confusocatatonic syndrome (Stauder's "mortal catatonic" syndrome) during schizophrenia. *Ann Medicopsychol* **125**: 549–559.

Lauter H & Sauer H (1987). Zur elektrokrampftherapie bei Katatone. In H Hippius, E Rüther & M Schmauß (Eds). *Katatone und dyskinetische Syndrome*, pp. 165–170. Berlin: Springer-Verlag.

Lauterbach E (1995). Bipolar disorders, dystonia and compulsion after dysfunction of the cerebellum, dentatorubrothalamic tract, and substantia nigra. *Biol Psychiatry* **40**: 726–730.

Lavie CJ, Ventura HO & Walker G (1986). Neuroleptic malignant syndrome: three episodes with different drugs. *Southern Med J* **79**: 1571–1573.

Lazarus A (1986). Therapy of neuroleptic malignant syndrome. *Psychiatr Develop* **1**: 19–30.

Lazarus A, Mann SC & Caroff SN (1989). *The Neuroleptic Malignant Syndrome and Related Conditions*. Washington D.C.: American Psychiatric Press, Inc.

Lebensohn ZM (1984). Electroconvulsive therapy: Psychiatry's villain or hero? *Am J Soc Psychiatry* **4**: 39–43.

Lebensohn ZM (1999). The history of electroconvulsive therapy (ECT) in the United States and its place in American psychiatry. A personal memoir. *Comprehens Psychiatry* **40**: 173–81.

Lee JW (1998). Serum iron in catatonia and neuroleptic malignant syndrome. *Biol Psychiatry* **44**: 499–507.

Lee JW, Schwartz DL & Hallmayer J (2000). Catatonia in a psychiatric intensive care facility: incidence and response to benzodiazepines. *Ann Clin Psychiatry* **12**: 89–96.

Leis AA, Stokic DS, Fuhr P, Kofler M, Kronenberg MF, Wissel J, Glocker FX, Seifert C & Stetkarova I (2000). Nociceptive fingertip stimulation inhibits synergistic motorneuron pools in the human upper limb. *Neurology* **55**: 1305–1309.

Leonhard K (1942a). Zur Unterteilung und Erbbiologie der Schizophrenien. 1. Mitteilung. Die typischen Unterformen der Katatonie. *Allg Z Psychiatr* **120**: 1–27.

Leonhard K (1942b). Zur Unterteilung und Erbbiologie der Schizophrenien. 2. Mitteilung. Kombiniert-systematische und periodische Katatonien. *Allg Z Psychiatr* **121**: 1–35.

Leonhard K (1961). Cycloid psychoses – endogenous psychoses which are neither schizophrenic nor manic depressive. *J Mental Sci* **197**: 632–648.

Leonhard K (1979). *The Classification of Endogenous Psychoses.* 5th edn. E Robins (Ed) & R Berman (trans.). New York: Irvington Publications.

Leonhard K (1995). *Aufteilung der endogenes Psychoses und ihre differnzierte Ätiologie.* H. Beckmann (Ed.). Stuttgart: Georg Tieme Verlag. (Original published 1957; Jena: Akademie Press.)

Levenson JL (1985). Neuroleptic malignant syndrome. *Am J Psychiatry* **142**: 1137–1145.

Levin T, Petrides G, Weiner J, Saravay S, Multz AS & Bailine S (2002). Intractable delirium successfully treated with ECT. *Psychosomatics* **43**: 63–66.

Levinson DF & Simpson GM (1986). Neuroleptic-induced extrapyramidal symptoms with fever. *Arch Gen Psychiatry* **43**: 839–848.

Levy AB (1984). Delirium and seizures due to abrupt alprazolam withdrawal: case report. *J Clin Psychiatry* **45**: 38–39.

Lieberman AA (1954). The Ganser syndrome: a case study. *J Nerv Ment Dis* **88**: 10–16.

Lim J, Yagnik P, Schraeder P & Wheeler S (1986). Ictal catatonia as a manifestation of nonconvulsive status epilepticus. *J Neurol Neurosurg Psychiatry* **49**: 833–836.

Lindsay JSB (1948). Periodic catatonia. J Ment Sci **94**: 590–602.

Linkowski P, Desmedt D, Hoffmann G, Kerkhofs M & Mendelewicz J (1984). Sleep and neuroendocrine disturbances in catatonia. A case report. *J Affective Dis* **7**: 87–92.

Lipowski ZJ (1990). *Delirium: Acute Confusional States.* New York: Oxford University Press.

Lishman WA (1978). *Organic Psychiatry*. Oxford: Blackwell Scientific Publications.
Lohr JB & Wisniewski AA (1987). *Movement Disorders: A Neuropsychiatric Approach*. New York: Guilford Press.
Looper KJ & Milroy TM (1997). Catatonia 20 years later. *Am J Psychiatry* **154**: 883.
Louis ED & Pflaster NL (1995). Catatonia mimicking nonconvulsive status epilepticus. *Epilepsia* **36**: 943–945.
Luchins DJ, Metz JT, Marks RC & Cooper MD (1989). Basal ganglia regional glucose metabolism asymmetry during a catatonic episode. *Biol Psychiatry* **26**: 725–728.
Lund CE, Mortimer AM, Rogers D & McKenna PJ (1991). Motor, volitional and behavioural disorders in schizophrenia. 1: Assessment using the modified Rogers scale. *Br J Psychiatry* **158**: 323–327.
Lugaresi E, Pazzaglia P & Tassinari CA (1971). Differentiation of "absence status" and "temporal lobe status." *Epilepsia* **12**: 63–76.
Luria AR (1973). *The Working Brain*. New York: Basic Books.
MacDonald III AW, Cohen JD, Stenger VA & Carter CS (2000). Dissociating the role of the dorsolateral prefrontal cortex and anterior cingulate cortex in cognitive control. *Science* **288**: 1835–1838.
Magrinat G, Danziger JA, Lorenzo IC & Flemenbaum A (1983). A reassessment of catatonia. *Comprehens Psychiatry* **24**: 218–228.
Mahendra B (1981). Editorial: Where have all the catatonics gone? *Psychol Med* **11**: 669–671.
Maisel T (1936). *Zur Frage der akuten Todesfälle bei Katatonie*. Thesis, University of Breslau. Breslau: M Bermann.
Malur C, Cabahug C & Francis AJ (2000). SPECT brain imaging in catatonia. *APA Meeting 2000 Abstracts*, NR142.
Malur C, Fink M & Francis A (2000). Can delirium relieve psychosis? *Comprehens Psychiatry* **41**: 450–453.
Mann SC, Auriocombe M, Macfadden W, Caroff SN, Campbell EC & Tignol J (2001). La catatonie léthale: aspects cliniques et conduite thérapeutique. Une revue de la littérature. *L'Encéphale* **27**: 213–216.
Mann SC, Caroff SN, Bleier HR, Antelo E & Un H (1990). Electroconvulsive therapy of the lethal catatonia syndrome. *Convulsive Ther* **6**: 239–247.
Mann SC, Caroff SN, Bleier HR, Welz WKR, Kling MA & Hayashida M (1986). Lethal catatonia. *Am J Psychiatry* **143**: 1374–1381.
Marneros A & Jäger A (1993). Treatment of catatonic stupor with oral lorazepam in 14-year-old psychotic boy. *Pharmacopsychiat* **26**: 259–260.
Martényi F, Metcalfe S, Schausberger B & Dossenbach MRK (2001). An efficacy analysis of olanzapine treatment data in schizophrenia patients with catatonic signs and symptoms. *J Clin Psychiatry* **62** (Suppl 2): 25–27.

Mashimo K, Kanaya M & Yamauchi T (1995). Electroconvulsive therapy for a schizophrenic patient in a catatonic stupor with joint contracture. *Convulsive Ther* **11**: 216–219.

Mason PJ, Morris VA & Balcezak TJ (2000). Serotonin syndrome. Presentation of 2 cases and review of the literature. *Medicine* **79**: 201–209.

Mastain B, Vaiva G, Guerouaou D, Pommery J & Thomas P (1995). Dramatic improvement of catatonia with zolpidem. *Rev Neurol* **151**: 52–56.

Masuda Y, Imaizumi H, Satoh M, Aimono M, Chaki R, Nakamura M, Asai Y & Namiki A (in press). Electroconvulsive therapy following resolution of neuroleptic malignant syndrome. *Anesthesiology*.

Mathews T & Aderibigbe YA (1999). Proposed research diagnostic criteria for neuroleptic malignant syndrome. *Int J Neuropsychopharmacol* **2**: 129–144.

May JV (1922). *Mental Diseases: A Public Health Problem*. Boston: RG Badger.

Mayer-Gross W (1924). Selbstschilderungen der Verwirrtheit. Die oneroide. *Erlebensform: psychopathologish-Klinische Untersuchungen*. Berlin: Springer Verlag.

Mayer-Gross W, Slater E & Roth M (1960). *Clinical Psychiatry*. London: Cassell & Co.

McCall WV (1989). Neuroendocrine markers in periodic catatonia. (Letter.) *J Clin Psychiatry* **50**: 109.

McCall WV (1992). The response to an amobarbital interview as a predictor of therapeutic outcome in patients with catatonic mutism. *Convulsive Ther* **8**: 174–178.

McCall WV, Mann SC, Shelp FE & Caroff SN (1995). Fatal pulmonary embolism in the catatonic syndrome: Two case reports and a literature review. *J Clin Psychiatry* **56**: 21–25.

McCall WV, Shelp FE & McDonald WM (1992). Controlled investigation of the amobarbital interview in catatonic mutism. *Am J Psychiatry* **149**: 202–206.

McCarron MM, Boettger ML & Peck JJ (1982). A case of neuroleptic malignant syndrome successfully treated with amantadine. *J Clin Psychiatry* **43**: 381–382.

McCarron MM, Schulze BW, Thompson GA, Conder MC & Goetz WA (1981). Acute phencyclidine intoxication: Clinical patterns, complications, and treatment. *Ann Emerg Med* **10**: 290–297.

McDonald LV & Liskow BI (1992). Reversal of catatonia with midazolam. *Jefferson Jrl Psychiatry* **10**: 50–51.

McEvoy JP & Lohr JB (1983). Diazepam for catatonia. *Am J Psychiatry* **141**: 284–285.

McHugh PR & Slavney PR (1998). The *Perspectives of Psychiatry*, 2nd edn. Baltimore: Johns Hopkins University Press.

McKenna K, Gordon C & Rapoport J (1994). Childhood-onset schizophrenia: timely neurobiological research. *J Am Acad Child Adolesc Psychiatry* **33**: 771–781.

McKenna PJ, Lund CE, Mortimer AM & Biggins CA (1991). Motor, volitional and behavioural disorders in schizophrenia. 2. The 'conflict of paradigms' hypothesis. *Br J Psychiatry* **158**: 328–336.

Meduna L (1935). Versuche über die biologische Beeinflussung des Ablaufes der Schizophrenie: Camphor und Cardiozolkrampfe. *Z ges Neurol Psychiatr* **152**: 235–62.

Meduna L (1937). *Die Konvulsionstherapie der Schizophrenie*. Halle A.S.: Carl Marhold Verlagsbuchhandlung.

Meduna L (1950). *Oneirophrenia*. Urbana, IL: University Illinois Press.

Meduna L (1985). Autobiography. *Convulsive Ther.* **1**: 43–57, 121–38.

Meltzer HY (1973). Rigidity, hyperpyrexia and coma following fluphenazine enanthate. *Psychopharmacologia* **29**: 337–346.

Meltzer HY (2000). Massive serum creatine kinase increases with atypical antipsychotic drugs: What is the mechanism and the message? *Psychopharmacology* **150**: 349–350.

Menza MA & Harris D (1989). Benzodiazepines and catatonia: an overview. *Biol Psychiatry* **26**: 842–846.

Meterissian GB (1996). Risperidone-induced neuroleptic malignant syndrome: a case report and review. *Can J Psychiatry* **41**: 52–54.

Meyer J, Huberth A, Ortega G, Syagailo YV, Jatzke S, Mossner R, Strom TM, Ulzheimer-Teurber I, Stöber G, Schmitt A & Lesch KP (2001). A missense mutation in a novel gene encoding putative cation channel is associated with catatonic schizophrenia in a large pedigree. *Mol Psychiatry* **6**: 302–306.

Miller BC & Cummings J (Eds) (1999). *The Human Frontal Lobes, Function and Disorders*, New York: Guilford Press.

Miller LJ (1994). Use of electroconvulsive therapy during pregnancy. *Hosp Commun Psychiatry* **45**: 444–450.

Milner B (1982). Some cognitive effects of frontal lobe lesions in man. In DE Broadbent, L Weiskrantz (Eds). *The Neuropsychology of Cognitive Function*, pp. 211–226. London: The Royal Society.

Mimica N, Folnegovi-Šmalc V & Folnegovi Z (2001). Catatonic schizophrenia in Croatia. *Eur Arch Psychiatry Clin Neurosci* **251**(Suppl1): 17–20.

Minde K (1966). Periodic catatonia: A review with special reference to Rolv Gjessing. *Canad Psych Assoc J* **11**: 421–425.

Miozzo RA, Ruben E, Stefanovic M, Belman L, Galynker II & Cohen LJ (2001). State specific rCBF changes in acute catatonia. *APA, Abstracts* 2001, NR33.

Miyata H, Kubota F, Shibata N & Kifune A (1997). Non-convulsive status epilepticus induced by antidepressants. *Seizure* **6**: 405–407.

Modell JG (1997). Protracted benzodiazepine withdrawal syndrome mimicking psychotic depression. *Psychosomatics* **38**: 160–161.

Moise FN & Petrides G (1996). Case study: Electroconvulsive therapy in adolescents. *J Am Acad Child Adolesc Psychiatry* **35**: 312–318.

Moniz E (1936; trans. 1964). Essai d'un traitement chirurgical de certaines psychoses. *Bull de l'Académie de Médicine* **115**: 385–392. (English translation: *J Neurosurgery* **21**: 1108–1114.)

Mora G (1973). Introduction to the English translation: *Catatonia*, pp. vii–xviii. Baltimore: Johns Hopkins University Press.

Morinaga K, Hayashi S, Matsumoto Y, Omiya N, Mikami J, Ueda M, Sato H, Inoue Y & Okawara S (1991). CT and 1231-IMP SPECT findings of head injuries with hyponatremia. *No To Shinkei* **43**: 891–894.

Morishita S & Aoki S (1999). Clonazepam in the treatment of prolonged depression. *J Affective Dis.* **53**: 275–278.

Morrison JR (1973). Catatonia: Retarded and excited types. *Arch Gen Psychiatry* **28**: 39–41.

Morrison JR (1974a). Karl Kahlbaum and catatonia. *Comprehens Psychiatry* **15**: 315–316.

Morrison JR (1974b). Catatonia: Prediction of outcome. *Comprehens Psychiatry* **15**: 317–324.

Morrison JR (1975). Catatonia: Diagnosis and treatment. *Hosp Community Psychiatry* **26**: 91–94.

Morrison JR, Winokur G, Crowe R & Clancy J (1973). The Iowa 500: A first follow-up. *Arch Gen Psychiatry* **29**: 57–63.

Mosolov SN & Moschchevitin SI (1990). [Use of electroconvulsive therapy to break the continual course of drug-resistant affective and schizoaffective psychoses.] *Zh Nevropatol Psikhiatr Im S S Korsakova* **90**: 121–125.

Mullen PE (1986). The mental state and states of mind. In P Hill, R Murray & A Thorley (Eds). *Essentials of Postgraduate Psychiatry*, 2nd edn., vol. 1, p. 28. New York: Grune & Stratton.

Munoz A, Huntman MM & Jones EG (1998). GABA(B) receptor gene expression in monkey thalamus. *J Comp Neurol* **394**: 118–126.

Nasar S (1998). *A Beautiful Mind*. New York: Simon & Schuster.

Nazoe S, Naruo T, Yonikura R, Nakabeppu Y, Nagai N, Nakajo M & Tanaka H (1995). Comparison of regional cerebral blood flow in patients with eating disorders. *Brain Res Bull* **36**: 251–255.

Neisser C (1887). *Über die Katatonie. Ein Beitrag zur Klinischen Psychiatrie*. Stuttgart: Ferdinand Enke Verlag.

Neisser C (1924). Karl Ludwig Kahlbaum (1828–1899). In TH Kirchhoff (ed.). *Deutsche Irrenärzte. Einzelbilder ihres Lebens und Wirkens*, Bd 2, pp. 87–96. Berlin: Springer.

Nelson JC & Davis JM (1997). DST studies in psychotic depression. *Am J Psychiatry* **154**: 1497–1503.

Nemeroff CB & Loosen PT (Eds) (1987). *Handbook of Clinical Psychoneuroendocrinology*. New York: Guilford Press.

Neuman E, Rancurel G, Lecrubier Y, Fohanno D & Boller F (1996). Schizophreniform catatonia in 6 cases secondary to hydrocephalus with subthalamic mesencephalic tumor associated with hypodopaminergia. *Neuropsychobiology* **34**: 76–81.

Neveu P, Morrel P, Marchandon AM & Pautet P (1973). Malignant catatonia treatment using hibernation. *Ann Med Psychol (Paris)* **2**: 267–274.

Nisijima K & Ishiguro T (1999). Electroconvulsive therapy for the treatment of neuroleptic malignant syndrome with psychotic symptoms: a report of five cases. *JECT* **15**: 158–163.

Nisijima K, Kusakabe Y, Ohtuka K & Ishiguro T (1998). Addition of carbamazepine to long-term treatment with neuroleptics may induce neuroleptic malignant syndrome. *Biol Psychiatry* **44**: 930–931.

Nordahl E, Benkelfat C, Semple WE, Gross M, King AC & Cohen RM (1989). Cerebral glucose metabolic rates in obsessive compulsive disorder. *Neuropsychopharmacology* **2**: 23–28.

Normann C, Brandt, Berger M & Walden J (1998). Delirium and persistent dyskinesia induced by a lithium-neuroleptic interaction. *Pharmacopsychiat* **31**: 201–204.

Northoff G (2000). Brain imaging in catatonia: Current findings and pathophysiologic model. *CNS Spectrums* **5**: 34–46.

Northoff G, Braus D, Sartorius A, Khoram-Sefat D, Russ M, Eckert J, Herrig H, Leschinger A & Henn FA (1999a). Reduced activation and altered laterality in two neuroleptic-naive catatonic patients during motor task in functional MRI. *Psychological Med* **29**: 997–1002.

Northoff G, Eckert J & Fritze J (1997). Glutamatergic dysfunction in catatonia? Successful treatment of three acute akinetic catatonic patients with the NMDA antagonist amantadine. *J Neurol Neurosurg Psychiatry* **62**: 404–406.

Northoff G, Kock A, Wenke J, Eckert J, Boker H, Pflug B & Bogerts B (1999b). Catatonia as a psychomotor syndrome: a rating scale and extrapyramidal motor symptoms. *Mov Disord* **14**: 404–416.

Northoff G, Lins H, Böker H, Danos P & Bogerts B (1999c). Therapeutic efficacy of n-methyl d-aspartate antagonist amantadine in febrile catatonia. *J Clin Psychopharmacol* **19**: 484–486.

Northoff G, Nagel D, Danos P, Leschinger A, Lesche J & Bogerts B (1999d). Impairment in visual-spatial function in catatonia: A neuropsychological investigation. *Schizophrenia Res* **37**: 133–147.

Northoff G, Pfenning A, Krug M, Danos P, Leschinger A, Schwarz A & Bogerts B (2000). Delayed onset of late movement-related cortical potentials and abnormal response to lorazepam in catatonia. *Schizophr Res* **44**: 193–211.

Northoff G, Steinke R, Czcervenka C, Krause R, Ulrich S, Danos P, Kropf D, Otto H-J & Bogerts B (1999e). Decreased density of GABA-A receptors in the left sensorimotor cortex in akinetic catatonia: investigation of in vivo benzodiazepine receptor binding. *J Neurol Neurosurg Psychiatry* **67**: 445–450.

Northoff G, Wenke J, Demisch L, Eckert J, Gille B & Pflug B (1995). Catatonia: Short-term response to lorazepam and dopaminergic metabolism. *Psychopharmacology* **122**: 182–186.

O'Connor MK, Knapp R, Husain M, Rummans TA, Petrides G, Smith G, Mueller M, Snyder K, Bernstein H, Rush AJ, Fink M & Kellner C (2001). The influence of age on the response of major depression to electroconvulsive therapy. A CORE report. *Am J Geriatr Psychiatry* **9**: 382–390.

O'Gorman G (1970). *The Nature of Childhood Autism*, 2nd edn. London: Butterworths.

O'Griofa FM & Voris JC (1991). Neuroleptic malignant syndrome associated with carbamazepine. *Southern Med J* **84**: 1378–1380.

Osman AA & Khurasani MH (1994). Lethal catatonia and neuroleptic malignant syndrome. A dopamine receptor shut-down hypothesis. *Br J Psychiatry* **165**: 548–550.

Overshett DH, Janowsky DS, Gillin JC, Shiromani PJ & Suten EL (1986). Stress induced immobility in rats with cholinergic supersensitivity. *Biol Psychiatry* **21**: 657–664.

Pakkenberg B (1992). The volume of the mediodorsal thalamic nucleus in treated and untreated schizophrenics. *Schizophr Res* **7**: 95–100.

Palmieri MG, Iani C, Scalise A, Desiato MT, Loberti M, Telera S & Caramia MD (1999). The effect of benzodiazepines and flumazenil on motor cortical excitability in the human brain. *Brain Res* **81**: 192–199.

Pantelis C, Barnes TRE & Nelson HE (1992). Is the concept of frontal-subcortical dementia relevant to schizophrenia? *Brit J Psychiatry* **160**: 442–460.

Panzer M, Tandon R & Greden JF (1990). Benzodiazepine and catatonia. *Biol Psychiatry* **28**: 177–179.

Pataki J, Zervas IM & Jandorf L (1992). Catatonia at a university in-patient service (1985–1990). *Convulsive Ther.* **8**: 163–173.

Patterson JF (1986). Akinetic Parkinsonism and the catatonic syndrome: An overview. *Southern Med J* **79**: 682–685.

Pauleikhoff B (1969). Die Katatonie (1868–1968). *Fortschr Neurol Psychiatr Grenzgebiete* **37**: 461–496.

Pavlovsky P, Kukanova P, Pietrucha S & Zvolsky P (2001). Lethal catatonia. *Cesk Slov Psychiatr* **97**: 8–12.

Pearlman CA (1986). Neuroleptic malignant syndrome: A review of the literature. *J Clin Psychopharmacol* **6**: 257–273.

Peele R & von Loetzen IS (1973). Phenothiazine deaths: A critical review. *Am J Psychiatry* **130**: 306–309.

Peet M & Collier J (1990). Use of carbamazepine in psychosis after neuroleptic malignant syndrome. *Br J Psychiatry* **156**: 579–81.

Pelonero AL, Levenson JL & Pandurangi AK (1998). Neuroleptic malignant syndrome: A review. *Psychiatr Serv* **49**: 1163–1172.

Penatti CA, Gurgneira SA, Bechara EJ & Demasi M (1998). Neuroleptic drug-stimulated iron uptake by synaptosome preparations of rat cerebral cortex. *Biochem Biophys Acta* **1407**: 61–68.

Penn H, Racy J, Lapham L, Mandel M & Sandt J (1972). Catatonic behavior, viral encephalopathy and death. The problem of fatal catatonia. *Arch Gen Psychiatry* **27**: 758–761.

Peralta V & Cuesta MJ (2001a). Motor features in psychotic disorders. I. Factor structure and clinical correlates. *Schizophr Res* **47**: 107–116.

Peralta V & Cuesta MJ (2001b). Motor features in psychotic disorders. II. Development of diagnostic criteria for catatonia. *Schizophr Res* **47**: 117–126.

Peralta V, Cuesta MJ, Mata I, Serrano JF, Perez-Nieves F & Natividad MC (1999). Serum iron in catatonic and non-catatonic psychotic patients. *Biol Psychiatry* **45**: 788–90.

Peralta V, Cuesta MJ, Serrano JF & Mata I (1997). The Kahlbaum syndrome: A study of its clinical validity, nosological status, and relationship with schizophrenia and mood disorder. *Comprehens Psychiatry* **38**: 61–67.

Perris C (1995). Leonhard and the cycloid psychoses. In GE Berrios & R Porter (Eds). *A History of Clinical Psychiatry*, vol. 16, pp. 421–430. London: Athlone Press.

Petrides G, Divadeenam K, Bush G & Francis A (1997). Synergism of lorazepam and ECT in the treatment of catatonia. *Biol Psychiatry* **42**: 375–81.

Petrides G & Fink M (1996). The "half-age" stimulation strategy for ECT dosing. *Convulsive Ther.* **12**: 138–146.

Petrides G & Fink M (2000). Catatonia. In C Andrade (Ed.). *Advances in Psychiatry*, pp. 26–44. Oxford: Oxford University Press.

Pettinati HM, Stephens RN, Willis KM & Robin S (1990). Evidence for less improvement in depression in patients taking benzodiazepines during unilateral ECT. *Am J Psychiatry* **147**: 1029–1035.

Pfuhlmann B, Franzek E, Stöber G, Cetkovich-Bakmas M & Beckman H (1997). On interrater reliability for Leonhard's classification of endogenous psychoses. *Psychopathology* **30**: 100–150.

Pfuhlmann B & Stöber G (2001). The different conceptions of catatonia: historical overview and critical discussion. *Eur Archiv Psychiatry Clin Neurosci* **251**: (Suppl 1): 4–7.

Philbrick KL & Rummans TA (1994). Malignant catatonia. *J Neuropsychiatry Clin Neurosci* **6**: 1–13.

Plum E & Posner JB (1980). *The Diagnosis of Stupor and Coma*, 3rd edn. Philadelphia: FA Davis.

Pollack M, Fink M, Klein DF, Willner A & Blumberg AG (1965). Imipramine-induced behavioral disorganization in schizophrenic patients: Physiological and psychological correlates. In J Wortis (Ed.). *Biological Psychiatry*, New York: Plenum Press. vol. 7, pp. 53–61.

Pope HG, Keck PE & McElroy SL (1986). Frequency and presentation of neuroleptic malignant syndrome in a large psychiatric hospital. *Am J Psychiatry* **143**: 1227–1233.

Post RM, Rubinow DM & Ballenger JC (1984). Conditioning, sensitization, and kindling: Implications for the course of affective illness. In RM Post & JC Ballenger (Eds). *The Neurobiology of Mood Disorders*, pp. 432–466. Baltimore: Williams & Wilkins.

Postman, N (1992). *Technopoly: The Surrender of Culture to Technology*. New York: Knopf.

Powell JC, Silviera WR & Lindsay R (1988). Pre-pubertal depressive stupor: A case report. *Br J Psychiatry* **153**: 689–692.

Primavera A, Fonti A, Novello P, Roccatagliata G & Cocito L (1994). Epileptic seizures in patients with acute catatonic syndrome. *J Neurol, Neurosurg, Psychiatry* **57**: 1419–1422.

Quétel C (1990). *History of Syphilis*. Cambridge: Polity Press.

Rachlin HL, Goldman GS, Gurvitz M, Lurie A & Rachlin L (1956). Follow-up study of 317 patients discharged from Hillside Hospital in 1950. *J Hillside Hosp* **5**: 17–40.

Raeva SN, Vainberg NA, Dubynin VA, Tsetlin IM, Tikhonov YN & Lashin AP (1999). Changes in the spike activity of neurons in the ventrolateral nucleus of the thalamus in humans during performance of a voluntary movement. *Neurosci Behav Physiol* **29**: 505–513.

Raja M, Altavista MC, Cavallari S & Lubich L (1994). Neuroleptic malignant syndrome and catatonia. A report of three cases. *Eur Arch Psychiatry Clin Neuroscience* **243**: 299–303.

Rankel HW & Rankel LE (1988). Carbamazepine in the treatment of catatonia. *Am J Psychiatry* **145**: 361–362.

Rapoport M, Feder V & Sandor P (1998). Response of major depression and Tourette's syndrome to ECT: A case report. *Psychosom Med* **60**: 528–529.

Rauch J (1906). *Über die katatonen symptome*. Thesis, Leipzig University.

Realmuto GM & August GJ (1991). Catatonia in autistic disorder: A sign of comorbidity or variable expression? *J Autism Develop Disord* **21**: 517–528.

Realmuto GM & Main B (1982). Coincidence of Tourette's disorder and infantile autism. *J Autism Develop Disord* **12**: 367–372.

Regestein QR, Alpert JS & Reich P (1977). Sudden catatonic stupor with disastrous outcome. *JAMA* **238**: 618–620.

Regis E (1901). *Le delire onirique des intoxications et des infections*. Paris: Academie de Medicine.

Reiter PJ (1926). Extrapyramidal disturbances in dementia praecox. *Acta Psychiatr Neurol* **1**: 287–305.

Revuelta E, Bordet R, Piquet T, Ghawche F, Destee A & Goudemand M (1994). Catatonie aiguë et syndrome malin des neuroleptiques: un cas au cours d'une psychose infantile. *Encephale* **20**: 351–354.

Richard IH (1998). Acute, drug-induced, life-threatening neurological syndromes. *Neurologist* **4**: 196–210.

Riederer P. (Ed.) (2001). Biological psychiatry. *J Neural Transm* **108**: 617–716.

Rinkel M (1966). *Biological Treatment of Mental Illness*. New York: LC Page & Co.

Rinkel M & Himwich HE (1959). *Insulin Treatment in Psychiatry.* New York: Philosophical Library.

Robb AS, Chang W, Lee HK & Cook MS (2000). Case study: Risperidone-induced neuroleptic malignant syndrome in adolescent. *J Child Adolesc Psychopharmacol* **10**: 327–330.

Roberts DR (1965). Catatonia in the brain: A localization study. *Int J Neuropsychiatry* **1**: 395–403.

Robins E & Guze SB (1970). Establishment of diagnostic validity in psychiatric illness: Its application to schizophrenia. *Am J Psychiatry* **126**: 983–987.

Rogers D (1990). Psychiatric consequences of basal ganglia disease. *Sem Neurol* **10**: 262–266.

Rogers D (1991). Catatonia: A contemporary approach. *J Neuropsychiatry Clin Neurosci* **3**: 334–340.

Rogers D (1992). *Motor Disorder in Psychiatry: Towards a Neurological Psychiatry.* Chichester: John Wiley & Sons.

Rogers D, Karki C, Bartlett C & Pocock P (1991). The motor disorders of mental handicap. An overlap with the motor disorders of severe psychiatric illness. *Br J Psychiatry* **158**: 97–102.

Rohland BM, Carroll BT & Jacoby RG (1993). ECT in the treatment of the catatonic syndrome. *J Affect Disord* **29**: 255–61.

Romano J & Engel GL (1994). Delirium. I: EEG data. *Arch Neurol Psychiatry* **51**: 356–377.

Rosebush PI, Hildebrand AM, Furlong BG & Mazurek MF (1990). Catatonic syndrome in a general psychiatric population: Frequency, clinical presentation, and response to lorazepam. *J Clin Psychiatry* **51**: 357–362.

Rosebush P, MacQueen GM & Mazurek MF (1999). Catatonia following gabapentin withdrawal. *J Clin Psychopharmacol* **19**: 188–189.

Rosebush P & Mazurek MF (1991a). Serum iron and neuroleptic malignant syndrome. *Lancet* **338**: 149–151.

Rosebush PI & Mazurek MF (1991b). Lorazepam and catatonic immobility. *J Clin Psychiatry* **52**: 187–188.

Rosebush P & Stewart T (1989). A prospective analysis of 24 episodes of neuroleptic malignant syndrome. *Am J Psychiatry* **146**: 717–725.

Rosenberg MR & Green M (1989). Neuroleptic malignant syndrome. Review of response to therapy. *Arch Inten Med* **149**: 1927–1931.

Rummans T & Bassingthwaighte ME (1991). Severe medical and neurologic complications associated with near-lethal catatonia treated with electroconvulsive therapy. *Convulsive Ther* **7**: 121–24.

Sachdev P (1993). The neuropsychiatry of brain iron. *J Neuropsychiatry Clin Neurosci* **5**: 18–29.

Sachdev P (1995). *Akathisia and Restless Legs.* Cambridge: Cambridge University Press.

Sachdev P, Kruk J, Kneebone M & Kissane D (1995). Clozapine-induced neuroleptic malignant syndrome: review and report of new cases. *J Clin Psychophamacol* **15**: 365–371.

Sackeim HA, Decina P, Portnoy S, Neeley P & Malitz S (1987). Studies of dosage, seizure threshold, and seizure duration in ECT. *Biol Psychiatry* **22**: 249–268.

Sackeim HA, Luber B, Katzman GP, Moeller JR, Prudic J, Devanand DP & Nobler MS (1996). The effects of electroconvulsive therapy on quantitative electroencephalograms. *Arch gen Psychiatry* **53**: 814–824.

Sackeim HA, Hasket RF, Mulsant BH et al. (2001). Continuation pharmacotherapy in the prevention of relapse following electroconvulsive therapy. *JAMA* **285**: 1299–1307.

Sackeim HA, Prudic J, Devanand DP, et al. (1993). Effects of stimulus intensity and electrode placement on the efficacy and cognitive effects of electroconvulsive therapy. *N Engl J Med* **328**: 839–846.

Sackeim HA, Prudic J, Devanand DP, et al. (2000). A prospective, randomised, double-blind comparison of bilateral and right unilateral electroconvulsive therapy at different stimulus intensities. *Arch Gen Psychiatry* **57**: 425–434.

Sacks O (1974). Awakenings. Garden City NY: Doubleday & Co. (The film from the book: Columbia Pictures, 1991.)

Sakel M (1935). *Neue Behandlungsmethode der Schizophrenie.* Vienna: Moritz Perles Verlag.

Sakel M (1938). *The Pharmacological Shock Treatment of Schizophrenia.* (Trans. J. Wortis.) New York: Nervous and Mental Disease Publishing Co.

Sakkas P, Davis JM, Janicak PG & Wang ZY (1991). Drug treatment of the neuroleptic malignant syndrome. *Psychopharm Bull* **27**: 381–384.

Satoh K, Suzuki T, Narita M, Ishikura S, Shibasaki M, Kato T, Takahashi S, Fukuyama H, Ohnishi H & Morita R (1993a). Regional cerebral blood flow in catatonic schizophrenia. *Psychiatry Res* **50**: 203–216.

Satoh K, Narita M, Someya T, Fukuyama H & Yonekura Y (1993b). Functional brain imaging of a catatonic type of schizophrenia. PET and SPECT studies. *Jpn J Psychiatry Neurol* **47**: 881–885.

Saver JL, Greenstein P, Ronthal M & Mesulam M (1993). Asymmetric catalepsy after right hemisphere stroke. *Mov Disord* **8**: 69–73.

Scheibel AB (1997). The thalamus and neuropsychiatric illness. *J Neuropsychiatry and Clin Neurosciences* **9**: 342–353.

Scheid KF (1937). *Febrile Episoden bei schizophenen Psychosen. Eine klinische und pathologische Studie.* Leipzig: Thieme.

Scheidegger W (1929). Katatone Todesfälle in der Psychiatrischen Klinik von Zürich von 1900 bis 1928. *Z. Neurologie* **120**: 587–600.

Schmider J, Standhart H, Deuschle M, Drancoli J & Heuser J (1999). A double-blind comparison of lorazepam and oxazepam in psychomotor retardation and mutism. *Biol Psychiatry* **46**: 437–441.

Schmuecker JD, Reid MJ & Williams DJ (1992). Disulfiram toxicity and catatonia in a forensic outpatient. *Am J Psychiatry* **149**: 1275–1276.

Schott K, Bartels M, Heimann H & Buchkremer G (1992). Ergebnisse der Elektrokrampftherapie unter restriktiver Indikation. Eine retrospektive Studie uber 15 Jahre. [Results of electroconvulsive therapy in restrictive conditions. A retrospective study of 15 years.] *Nervenarzt* **63**: 422–425.

Schüle von H (1898). Zur Katatonie-Frage: Eine klinische Studie. *Allgemeine Zeitschrift für Psychiatrie* **54**: 515–552.

Sechi G, Manca S, Deiana GA, Corda DG, Pisu A & Rosati G (1996). Acute hyponatremia and neuroleptic malignant syndrome in Parkinson's disease. *Prog Neuro-Psychopharm Biol Psychiatry* **20**: 533–542.

Sedivec V (1981). Psychoses endangering life. *Cesk Psychiatr* **77**: 38–41.

Sedler MJ (1985). The legacy of Ewald Hecker: A new translation of "Die Hebephrenie". *Am J Psychiatry* **142**: 1265–1271.

Segarra JM & Angelo JN (1970). Presentation 1. In AL Benton (ed.). *Behavioral Change in Cerebrovascular Disease*, pp. 3–14. New York: Harper and Row.

Sengoku A & Takagi S (1998). Electroencephalographic findings in functional psychoses: state or trait indicators? *Psychiatry and Clinical Neurosciences* **52**: 373–381.

Senser RN, Alper H, Yunten N & Dundar C (1993). Bilateral acute thalamic infarcts causing thalamic dementia. *AJR* **161**: 678–679.

Shagass C (1954). The sedation threshold. A method for estimating tension in psychiatric patients. *Electroencephalog Clin Neurophysiol* **6**: 221–223.

Shalev A, Hermesh H & Munitz H (1989). Mortality from neuroleptic malignant syndrome. *J Clin Psychiatry* **50**: 18–25.

Shalev A & Munitz H (1986). The neuroleptic malignant syndrome: agent and host interaction. *Acta Psychiatr Scand* **73**: 337–347.

Shapiro A, Shapiro E, Young JG & Feinberg TE (1988). *Gilles de la Tourette Syndrome*, 2nd edn. New York: Raven Press.

Sharma R, Trappler B, Ng YK & Leeman CP (1996). Risperidone-induced neuroleptic malignant syndrome. *Ann Pharmacother* **30**: 775–778.

Sheftner WA & Shulman RB (1992). Treatment choice in neuroleptic malignant syndrome. *Convulsive Ther* **8**: 267–279.

Silva H, Jerez S, Catenacci M & Mascaro J (1989). Disminucion de la esquizofrenia catatonica en pacientes hospitalizados en 1984 respecto de 1964 [Decrease of catatonic schizophrenia in patients hospitalized in 1984 compared to 1964]. *Acta Psiquiatr Psicol Am Lat* **35**(3–4): 132–138.

Simpson DM & Davis GC (1984). Case report of neuroleptic malignant syndrome associated with withdrawal from amantadine. *Am J Psychiatry* **141**: 796–797.

Sing KJ, Ramaekers GM & van Harten PN (2002). Neuroleptic malignant syndrome and quetiapine. *Am J Psychiatry* **159**: 149–150.

Siroth L (1914). *Katatonie und organischnervöse Begleiterscheinungen.* Thesis, Berlin University. Berlin: C. Siebert.

Sours JA (1962). Akinetic mutism simulating catatonic schizophrenia. *Am J Psychiatry* 451–455.

Spear J, Ranger M & Herzberg J (1997). The treatment of stupor associated with MRI evidence of cerebrovascular disease. *Int J Geriatric Psychiatry* **12**: 791–794.

Spiess-Kiefer C (1989). Malignes neuroleptisches Syndrom. In H Hippius, E Rüther & M Schmauss (Eds). *Katatone und dyskinetische Syndrome,* pp. 171–195. Berlin: Springer-Verlag.

Spitzka EC (1883). *Insanity. Its Classification, Diagnosis and Treatment.* New York: Bermingham & Co. (Also reprinted by EB Treat, New York 1887 and by Arno Press, New York, 1973.)

Spivak B, Gonen N, Mester R, Averbuck E, Adlersberg S & Weizman A (1996). Neuroleptic malignant syndrome associated with abrupt withdrawal of anticholinergic agents. *Int Clin Psychopharm* **11**: 207–209.

Spivak B, Weizman A, Wolovick L, Hermesh H, Tyano S & Munitz H (1990). Neuroleptic malignant syndrome during abrupt reduction of neuroleptic treatment. *Acta Psychiatr Scand* **81**: 168–169.

Staal WG, Hulshoff HE, Schnack H, van der Schot AC & Kahn RS (1998). Partial volume decrease of the thalamus in relatives of patients with schizophrenia. *Am J Psychiatry* **155**: 1784–1786.

Stauder KH (1934). Die tödliche Katatonie. *Arch Psychiatr Nervenkrank* **102**: 614–634.

Steck H (1926). Les syndromes extrapyramidaux dans les maladies mentales. *Arch Suisses Neurol Psychiatr* **19**: 195–233.

Steck H (1927). Les syndromes extrapyramidaux dans les maladies mentales. *Arch Neurol Psychiatr* **20**: 92–136.

Steck H (1931). Les syndromes mentaux post encephalitiques. *Arch Suisses Neurol Psychiatr* **27**: 137–173.

Steinberg H (1999). Karl Ludwig Kahlbaum – Leben und Werk bis zur Zeit seines Bekanntwerdens. *Fortschr Neurol Psychiat* **67**: 367–372.

Sternbach H (1991). The serotonin syndrome. *Am J Psychiatry* **148**: 705–713.

Still J, Friedman B, Law E, Deppe S, Epperly N & Orlet H (1998). Neuroleptic malignant syndrome in a burn patient. *Burns* **24**: 573–575.

Stöber G (2001). Genetic predisposition and environmental causes in periodic and systematic catatonia. *Eur Arch Clin Neurosci* **2** (Suppl 1): 21–24.

Stöber G, Franzek E, Lesch KP & Beckmann H (1995). Periodic catatonia: a schizophrenic subtype with major gene effect and anticipation. *Eur Arch Psychiatry Clin Neurosci* **245**: 135–141.

Stöber G, Meyer J, Nanda I, Wienker TF, Saar K, Knapp M, Jatzke S, Schmid M, Lesch KP & Beckmann H (2000a). Linkage and family-based association study of schizophrenia and the synapsin III locus that maps chromosome 22q13. *Am J Med Genetics* **93**: 392–397.

Stöber G, Meyer J, Nanda I, Wienker TF, Saar K, Jatzke S, Schmid M, Lesch KP & Beckmann H (2000b). hKCNN3 which maps chromosome Iq21 is not the causative gene in periodic catatonia, a familial subtype of schizophrenia. *Eur Arch Psychiatry Clin Neuroscience* **250**: 163–168.

Stöber G, Pfuhlmann B, Nürnberg G, Schmidke A, Reis A, Franzek E & Wienker TF (2001). Towards a genetic basis of periodic catatonia: pedigree sample for genome scan I and II. *Eur Arch Clin Neurosci* **2** (Suppl 1): 25–30.

Stöber G, Saar K, Ruschendorf F, Meyer J, Nurnberg G, Jatzke S, Franzek E, Reis A, Lesch KP, Wienker TF & Beckmann H (2000c). Splitting schizophrenia: Periodic catatonia susceptibility locus on chromosome 15q15. *Am J Hum Genetics* **67**: 1201–1207.

Stöber G & Ungvari G (Eds) (2001). Catatonia: A new focus of research. *Eur Arch Psychiatry Clin Neurosci* **2** (Suppl 1): 1–34.

Strömgren LS (1997). ECT in acute delirium and related clinical states. *Convulsive Ther* **13**: 10–17.

Stompe T, Ontwein-Swoboda G, Ritter K, Schanda H & Friedmann A (2002). Are we witnessing the disappearance of catatonic schizophrenia? *Comprehens Psychiatry* **43**: 167–174.

Swanson LW (2000). Cerebral hemisphere regulation of motivated behavior. *Brain Res* **886**: 113–164.

Swartz CM (1985a). Time course of post-electroconvulsive therapy prolactin levels. *Convulsive Ther* **1**: 81–88.

Swartz CM (1985b). Characterization of the total amount of prolactin released by electroconvulsive therapy. *Convulsive Ther* **1**: 252–257.

Swartz CM & Galang RL (2001). Adverse outcome with delay in identification of catatonia in elderly patients. *Am J Geriatric Psychiatry* **9**: 78–80.

Swartz CM, Morrow V, Surles L & James MF (2001). Long-term outcome after ECT for catatonic depression. *JECT* **17**: 180–183.

Taieb O, Flament MF, Corcos M, Jeammet P, Basquin M, Mazet P & Cohen D (2001). Electroconvulsive therapy in adolescents with mood disorder: patients' and parents' attitudes. *Psychiatry Res* **104**: 183–190.

Takeuchi H (1996). A case of neuroleptic malignant syndrome treated with intermittent intravenous injections of diazepam. *Hiroshima J Anesthsesia* **32** (Suppl): 31–34.

Tandon R & Greden JF (1989). Cholinergic hyperactivity and negative schizophrenic symptoms: a model of dopaminergic/cholinergic interactions in schizophrenia. *Arch Gen Psychiatry* **46**: 745–753.

Taylor MA (1981). *The Neuropsychiatric Mental Status Examination.* New York: Spectrum Publications.

Taylor MA (1990). Catatonia: A review of a behavioral neurologic syndrome. *Neuropsychiatry Neuropsychol Behav Neurol* **3**: 48–72.

Taylor MA (1992). Are schizophrenia and affective disorder related? A selective literature review. *Am J Psychiatry* **149**: 22–32.

Taylor MA (1993). *The Neuropsychiatric Guide to Modern Everyday Psychiatry.* New York: Free Press.

Taylor MA (1999). *The Fundamentals of Clinical Neuropsychiatry.* New York: Oxford University Press.

Taylor MA (2001). Confessions of a drug user. *Neuropsychiatry Neuropsychol Behav Neurol* **14**: 81–82.

Taylor MA & Abrams R (1973). The phenomenology of mania: a new look at some old patients. *Arch Gen Psychiatry* **29**: 520–522.

Taylor MA & Abrams R (1977). Catatonia: prevalence and importance in the manic phase of manic-depressive illness. *Arch Gen Psychiatry* **34**: 1223–1225.

Terao T (1999). Carbamazepine in the treatment of neuroleptic malignant syndrome. *Biol Psychiatry* **45**: 381.

Terry GC (1939). *Fever and Psychoses.* New York: Paul B. Hoeber Inc.

Thickbroom GW, Byrnes ML, Sacco P, Ghosh S, Morris IT & Mastaglia FL (2000). The role of the supplementary motor area in externally timed movement; the influence of predictability of movement timing. *Brain Res* **874**: 233–241.

Thomas P, Maron M, Rascle C, Cottencin O, Vaiva G & Goudemand M (1998). Carbamazepine in the treatment of neuroleptic malignant syndrome. *Biol Psychiatry* **43**: 303–305.

Thomas P, Rascle C, Mastain B, Maron M & Vaiva G (1997). Test for catatonia with zolpidem. (Letter.) *Lancet* **349**: 702.

Thompson JW, Weiner RD & Mayers CP (1994). Use of ECT in the United States in 1975, 1980, 1986. *Am J Psychiatry* **151**: 1657–1661.

Thompson SW & Greenhouse AH (1968). Petit mal status in adults. *Ann Int Med* **6**: 1271–1279.

Thuppal M & Fink M (1999). Electroconvulsive therapy and mental retardation. *JECT* **15**: 140–149.

Tinuper P, Montagna P, Cortelli P, Avoni P, Lugaresi A, Schoch P, Bonetti EP, Gallassi R, Sforza E & Lugaresi E (1992). Idiopathic recurring stupor: a case with possible involvement of the gamma-aminobutyric acid (GABA)ergic system. *Ann Neurol* **31**: 503–506.

Tinuper P, Montagna P, Plazzi G, Avoni P, Cerullo A, Cortelli P, Sforza E, Bonetti EP, Schoch P & Rothstein JD (1994). Idiopathic recurring stupor. *Neurology* **44**: 621–625.

Tolsma FJ (1967). The syndrome of acute pernicious psychosis. *Psychiatr Neurol Neurochirurg* **70**: 1–21.

Tormey WP, Cronin T & Devlin JD (1987). Hyponatraemia masquerading as malignant neuroleptic syndrome. *Brit J Psychiatry* **150**: 412.

Trigo MK, Crippa JAS, Hallak JEC, Vale FAC, Sakamoto AC & Zuardi AW (2001). The complexity of the differential diagnosis in psychiatry exemplified by a catatonic syndrome. *Rev Psiquiatr Clin* **28**: 144–147.

Trimble MR (1978). Serum prolactin in epilepsy and hysteria. *BMJ* **2**: 1682.

Trimble MR (1991). *The Psychoses of Epilepsy*. New York: Raven Press.

Trivedi HK, Mendelowitz AJ & Fink M (in press). A Gilles de la Tourette form of catatonia: Response to ECT. *JECT*.

Troller JN & Sachdev PS (1999). Electroconvulsive treatment of neuroleptic malignant syndrome: a review and report of cases. *Aust NZ J Psychiatry* **33**: 650–659.

Turek IS & Hanlon TE (1977). The effectiveness and safety of electroconvulsive therapy (ECT). *J Nerv Ment Dis* **164**: 419–431.

Turner TH (1989). Schizophrenia and mental handicap: a historical review, with implications for further research. *Psychol Med* **19**: 301–314.

Üçok A & Üçok G (1996). Maintenance ECT in a patient with catatonic schizophrenia and tardive dyskinesia. *Convulsive Ther* **12**: 108–112.

Ungvari GS, Chiu HFK, Chow LY, Lau BST & Tang WK (1999). Lorazepam for chronic catatonia: a randomized, double-blind, placebo-controlled cross-over study. *Psychopharmacology* **142**: 393–398.

Ungvari GS, Kau LS, Wai-Kwong T & Shing NF (2001a). The pharmacological treatment of catatonia: an overview. *Eur Arch Psychiatry Clin Neurosci* **251** (Suppl 1): 31–34.

Ungvari GS, Leung CM & Lee TS (1994a). Benzodiazepines and the psychopathology of catatonia. *Pharmacopsychiatry* **27**: 242–245.

Ungvari GS, Leung CM, Wong MK & Lau J (1994b). Benzodiazepines in the treatment of catatonic syndrome. *Acta Psychiatr Scand* **89**: 285–88.

Ungvari GS, Leung SK & Ng FS (2001b). Catatonia in Chinese patients with chronic schizophrenia. *New Research abstracts, Annual Meeting American Psychiatric Association*, p. 83. (Full text, personal communication July, 2001.)

Ungvari GS & Rankin JAF (1990). Speech-prompt catatonia: a case report and review of the literature. *Comprehens Psychiatry* **30**: 56–61.

Ungvari GS, White E & Pang AHT (1995). Psychopathology of catatonic speech disorders and the dilemma of catatonia: a selective review. *Aust NZ J Psychiatry* **29**: 653–660.

Urstein M (1912). *Manisch-depressives und Periodisches Irresein als erscheinungsform der Katatonie*. Berlin: Urban & Schwartzberg.

van Dael F (2001). Lethal catatonia: a case report and review of the literature. *Tijdschrift voor Geneeskunde* **57**: 1192–1198.

van Waarde JA, Stolker JJ & van der Mast RC (2001). Electroconvulsive therapy in mental retardation: A review. *JECT* **17**: 236–243.

Velasco M, Velasco F, Velasco AL, Jimenez F, Brito F & Marquez I (2000). Acute and chronic electrical stimulation of the centromedian thalamic nucleus. Modulation of reticulo-cortical systems and predictor factors for generalized seizure control. *Arch Med Res* **31**: 304–319.

Von Economo C (1931). *Encephalitis Lethargica*. London: Oxford University Press.

Wade JB, Taylor MA, Kasprisin A, Rosenberg S & Fiducia D (1987). Tardive dyskinesia and cognitive impairment. *Biol Psychiatry* **22**: 393–395.

Wagner-Jauregg J (1918). Über die Einwirkung der Malaria auf die Progressive Paralyse. *Psychiatr-Neurol. Wchnschr* **20**: 132–151.

Walker R & Swartz CM (1994). Electroconvulsive therapy during high-risk pregnancy. *General Hosp Psychiatry* **16**: 348–353.

Walter GJ (2002). *The Use of Electroconvulsive Therapy in Young People*. PhD thesis, University of Sydney, Australia.

Walter WG (1944). Electroencephalography in cases of mental disorder. *J Ment Sci* **90**: 64–73.

Webster DD (1968). Clinical analysis of the disability in Parkinson's disease. *Mod Treat* **5**: 257–282.

Weinberger DR (1987). Implications for normal brain development for the pathogenesis of schizophrenia. *Arch Gen Psychiatry* **44**: 660–669.

Weinberger DR, Aloia MS, Goldberg TE & Berman KF (1994). The frontal lobes in schizophrenia. *J Neuropsychiatry Clin Neurosci* **6**: 419–427.

Weinberger DR & Kelly MJ (1977). Catatonia and malignant syndrome: a possible complication of neuroleptic administration. *J Nerv Ment Dis* **165**: 263–268.

Weintraub MI (1977). Hysteria. A clinical guide to diagnosis. *Clin Symp* **29**: 27–28.

Weller M & Kornhuber J (1992a). A rationale for NMDA receptor antagonist therapy of the neuroleptic malignant syndrome. *Med Hypoth* **38**: 329–333.

Weller M & Kornhuber J (1992b). Lyell syndrome and lethal catatonia: a case for ECT. *Am J Psychiatry* **149**: 1114.

Weller M, Kornhuber J & Beckmann H (1992). Elektrokonvulsionstherapie zur Behandlung der akuten lebensbedrohlichen Katatonie bei toxischer epidermaler Nekrolyse (Lyell-Syndrom). [Electroconvulsive therapy in treatment of acute life-threatening catatonia in toxic epidermal necrolysis (Lyell Syndrome)]. *Nervenarzt* **63**: 308–310.

Wenzel J & Kuschinsky K (1990). Effects of morphine on gamma-aminobutyric acid turnover in the basal ganglia. Possible correlation with its biphasic action on motility. *Arzeimittelforschung* **40**: 811–813.

Wetzel H, Heuser I & Benkert O (1988). Benzodiazepines for catatonic symptoms, stupor, and mutism. *Pharmacopsychiat* **21**: 394–395.

Wetzel H, Heuser I & Benkert O (1987). Stupor and affective state: Alleviation of psychomotor disturbances by lorazepam and recurrence of symptoms after Ro 15-1788. *J Nerv Ment Dis* **175**: 240–242.

White DAC (1992). Catatonia and the neuroleptic malignant syndrome – a single entity? *Br J Psychiatry* **161**: 558–560.

White DAC & Robins AH (1991). Catatonia: Harbinger of the neuroleptic malignant syndrome. *Br J Psychiatry* **158**: 419–421.

Whitlock FA (1967). The Ganser syndrome. *Br J Psychiatry* **113**: 19–29.

Widlocher DJ (1983). Psychomotor retardation: clinical, theoretical, and psychometric aspects. *Psychiatric Clin North America* **6**: 27–40.

Wilcox A (1986). Perinatal distress and infectious disease as risk factors for catatonia. *Psychopathology* **19**: 196–199.

Wilkinson R, Meythaler JM & Guin-Renfroe S (1999). Neuroleptic malignant syndrome induced by haloperidol following traumatic brain injury. *Brain Injury* **13**: 1025–1031.

Wing L (1987). Autism: possible clues to the underlying pathology – 1. Clinical facts. In L Wing (Ed.). *Aspects of Autism: Biological Research*, pp. 1–10. London: Gaskell.

Wing L & Atwood A (1987). Syndromes of autism and atypical development. In DL Cohen & AM Donnellan (Eds). *Handbook of Autism and Pervasive Developmental Disorders*, vol. 1, pp. 3–19. Silver Spring, MD: VH Winston & Sons.

Wing L & Shah A (2000a). Catatonia in autistic spectrum disorders. *Br J Psychiatry* **176**: 357–362.

Wing L & Shah A (2000b). Possible causes of catatonia in autistic spectrum disorders. (Reply to Chaplin.) *Br J Psychiatry* **177**: 180–181.

Winkel PHE (1925; published 1929). *Über die katatonie; eine Beitrag zur Frage der endogenen psychosen nebst Mitteilung zweier geheilter und vier weiterer Fälle*. Thesis, Kiel University, 1925. Kiel: CH Jebens. 1929.

Wirshing DA, Bartzokis G, Pierre JM, Wirshing WC, Sun A, Tishler TA & Marder SR (1998). Tardive dyskinesia and serum iron indices. *Biol Psychiatry* **44**: 493–498.

Woodbury MM & Woodbury MA (1992). Neuroleptic-induced catatonia as a stage in the progression toward neuroleptic malignant syndrome. *J Am Acad Child Adolesc Psychiatry* **31**: 1161–1164.

World Health Organization (1992). *International Statistical Classification of Diseases and Related Health Problems*. 10th revision. Geneva: World Health Organization.

Yamaguchi S, Tsuchiya H & Kobayashi S (1998). Visuospatial attention shift and motor responses in cerebellar disorders. *J Cogn Neurosci* **1**: 95–107.

Yamawoki Y & Ogawa N (1992). Successful treatment of levodopa-induced neuroleptic malignant syndrome (NMS) and disseminated intravascular coagulation (DIC) in a patient with Parkinson's disease. *Inter Med* **31**: 1298–1302.

Yamawaki S, Yano E & Urchitomi Y (1990). Analysis of 497 cases of neuroleptic malignant syndrome in Japan. *Hiroshima J Anesthesia* **26**: 35–44.

Yoshino A, Yoshimasu H, Tatsuzawa Y, Asakura T & Hara T (1998). Nonconvulsive status epilepticus in two patients with neuroleptic malignant syndrome. (Letter.) *J Clin Psychopharmacol* **18**: 347–348.

Yudofsky SC, Silver, JM, Jackson W, Endicott J & Williams D (1986). The overt aggression scale for the objective rating of verbal and physical aggression. *Am J Psychiatry* **153**: 35–39.

Zalsman G, Hermesh H & Munitz H (1998). Alprazolam withdrawal delirium: A case report. *Clin Neuropharmacol* **21**: 201–202.

Zarr ML & Nowak T (1990). Catatonia and burns. *Burns* **16**: 133–134.

Zaw FK & Bates GD (1997). Replication of zolpidem test for catatonia in an adolescent. *Lancet* **349**: 1914.

Zaw FK, Bates GD, Murali V & Bentham P (1999). Catatonia, autism, and ECT. *Dev Med Child Neurol* **41**: 843–845.

Zawilska J & Nowak JZ (1986). Effect of electroconvulsive shock (ECS) treatment on the histaminergic system in rat brain: biochemical and behavioural studies. *Agents Actions* **18**: 222–225.

Zuddas A, Pintor M & Cianchetti C (1996). Risperidone for negative symptoms. (Letter.) *J Am Acad Child Adolesc Psychiatry* **35**: 838–839.

索　引

〔日本語〕

【あ行】

悪性カタトニア　215
悪性過高熱　120
悪性カタトニア　43, 46, 169, 216
悪性カタトニアの亜型としての神経遮断薬性
　悪性症候群　53
悪性症候群　43, 53
アルツハイマー型痴呆　94
易刺激性　66
ECTの法的規制　223
一般の身体症状　99
因子分析研究　141
インスリン昏睡療法　149, 155
ウェルニッケ脳症　170
うつ病　93, 186
運動系障害　197
運動制御　219
運動保持　200
エコノモ脳炎　198
エリテマトーデス　50

【か行】

カールバウム症候群　41, 45, 164, 215, 216
化学物質によるけいれん療法　149
欠神発作　105, 106
覚醒昏睡　44, 76
仮性昏睡　120
仮性痴呆　94
片側電極配置　176, 181
カタトニア　43
カタトニア興奮　167
カタトニア有病率　136
カタレプシー　35

過動 - 無動 - 運動精神病　45
ガンザー症候群　107
肝障害　173
感情混合状態　66
感情鈍麻　89
基底核　197
基底核機能不全　200
キニーネ　149
機能的MRI　222
求心路遮断状態　121
急性期治療　164
急性注意欠陥多動性障害　198
急速交代性躁病　215
経頭蓋磁気刺激　159
強迫性障害　119, 198
拒絶症　23, 36
空想虚言　107
継続ECT　184, 186
けいれん療法　156
血清　53
血清 creatine phosphokinase (CPK) の上昇　53
血清鉄の上昇　85
血栓症　165
下痢　178
衒気症　31
原発性カタトニア　81
原発性無動性無言症　44, 75
抗うつ薬　185
高コルチゾール血症　96
抗精神病薬　54, 89, 158
広汎性拒絶症候群　115
広汎性発達障害　115
抗ヒスタミン薬　101
興奮　29
興奮カタトニア　42, 59, 215

抗利尿モルモン不適合分泌症候群　99
コタール症候群　94
昏迷　27, 118

【さ行】

催奇形性　177
サイン波の RCT 装置　177
詐病　106
弛緩性メランコリア　46
思春期精神障害　112
思春期のうつ病　115
視床　201
姿勢保持　23
失外套症候群　44, 76, 117
CPK 上昇　85
嗜眠性脳炎　100
周期性カタトニア　44, 67, 197, 205
焦燥うつ病　66
常同症　23, 31
小児自己免疫精神神経障害　198
小児自閉症　113
小脳　197
梅瘡　165
神経遮断薬性悪性症候群　43, 53, 169, 216
神経遮断薬誘発性カタトニア　43
神経代謝研究　199
神経内分泌テスト　84
進行麻痺　149
睡眠療法　149
スティフ・パーソン症候群　44, 120
Stony Brook 評価尺度　143
ストレス　187
スピロヘータ　39
制止カタトニア　41, 45, 164
精神枕　35
遷延発作　181
全身性痛覚欠如　25
選択的セロトニン再取り込み阻害薬　72
選択性無言症　116
前頭回路　197, 201
前頭葉　197, 200

前頭葉障害　200
せん妄昏迷　41
せん妄躁病　47, 59, 215, 216
躁うつ病　88, 195
早発性痴呆　195
躁病　85
即答カタトニア　32

【た行】

大脳辺縁系　201
多幸症　66
脱水　29
単一精神病　196
致死性　43
致死性カタトニア　47, 215
チック　198
遅発性ジスキネジア　97
中毒性セロトニン症候群　44, 72, 178
腸チフス　100
超皮質性運動失語　117
強い表出感情　187
低 Na 血症　188
DSM 分類　127, 214
デキサメサゾン抑制テスト　84
てんかん　104
てんかんモデル　206
統合失調症　186, 216
統合失調症緊張型　128
トゥレット障害　119
トゥレット症候群　32
尖り口　35
特発性反復性昏迷　116
閉じ込め症候群　117, 120
ドパミン　204
ドパミン－筋弛緩薬療法　172

【な行】

二重の刺激　177, 183
妊婦　177
脳炎　181
脳幹　197
脳波　82

索 引 277

【は行】
パーキンソン病　118
把握反射　36
肺塞栓　165
梅毒　39
橋　197
発達障害　112
発熱　181
発熱療法　149
バルビツレート　151, 183, 213
反響現象　23, 32
被影響性の亢進　33
非感情性精神病　97
非けいれん性てんかん重積　42, 83, 105, 106, 215
ヒステリー　106
非定型抗精神病薬　166
評価尺度　143
病的無力症　196, 200
複雑部分発作　50
プラダー・ウィリー症候群　111, 114
Frankfurt大学評価尺度　143
分類変更　131
ベルの躁病　47, 59
ベンゾジアゼピン　153, 171, 213
ベンゾジアゼピン－ECT療法　171
ベンゾジアゼピンチャレンジテスト　174
補足運動野　220
Bochun-German評価尺度　143
発作閾値　183
発作性障害　207

【ま行】
マラリア　149
ミオクローヌス　178
夢幻精神病　63
夢幻様状態　59
無言症　23, 25, 116, 117
無動　23
無動性無言症　44, 76, 117
命令自動　25, 35

【や行】
薬物－誘発性中毒状態　101
予後　218

【ら行】
ラボデータ　82
両価傾向　35
両側側頭電極配置　176
両側前頭電極配置　176
良性昏迷　74
類循環精神病　44, 68
蝋屈症　35
ロボトミー　149

〔欧　語〕

alchol　159
amantadine　159, 173
amobarbital　151, 152, 153, 168
biperidine　159
bromocriptine　173
camper　156
carbamazepine　158
chlorpromazine　132, 156
creatine phosphokinase：CPK　53
dexamethasone suppression test：DST　84
diazepam　153, 167, 168, 184
dantrolene　173
ECT　164, 171, 213
etomidate　177, 183
flumazenil　52, 154, 176, 183, 184
GABA　203
GABA$_A$　203, 205, 216
GABA$_B$　203, 205, 216
Gilles de la Tourette's diorder：GTD　119
haloperidol　61, 64, 155, 168
imipramine　133, 186
ketamine　92, 183
lithium　168, 185, 213
lorazepam　52, 153, 154, 159, 166, 167,

168, 175, 184
MC　216
Metrazol　157, 177
NMS　216
Pediatric Autoimmune Neuropsychiatric disorder Associated with Streptococcal infection: PANDAS　198
pentylenetetrazol　157, 177
PET　222
propofol　183
selective serotonin reuptake inhibitor:SSRI　72
sertraline　186
SIADH　99
SPECT　188, 222
supplementary motor area : SMA　220
valproic acid　159

〔人　名〕

Gjessing, LR　12, 68
Kahlbaum, KL　4
Kleist, K　10
Kraepelin, E　9
Leonhard, K　10, 70
Meduna, L　156
Pauleikhoff, B　10

訳者あとがき

　カタトニアといえば，私が精神科医になって5年目に担当した患者さんを思い出す。
　初老期の女性で，1年以上，行動に全くまとまりのない拒絶症を伴う無言状態で，脳器質性精神障害の疑いで転院してきた。様々な検査を施行し，結局脳に明らかな異常はなかった。上級医の指導によりECTを施行すると，今までの滅裂な状態が嘘のように改善し，寛解状態に至った。
　その時に初めてカタトニアというものをみた衝撃，ECTでの劇的な改善は忘れることのできない経験となった。
　それ以来，様々なカタトニアを呈する患者さんの治療に携わってきたが，カタトニアについて以下の問題が気にかかっていた。

1. カタトニアの診断が見逃されている
2. カタトニアの適切な治療がなされていない

　これらの問題に対して，適切な答えをくれたのが本書だった。

・カタトニアの病像はいくつかのパターンがあるが，1つの症候群として認知しうること。
・カタトニアの治療は，ベンゾジアゼピンとECTであること。

　この本が言わんとしているのはこの2つだけである。
　この2つを知ることで，"診断もつかず，治療もされない"状態から"簡単に診断され，治療反応良好な"症候群へと変わる。知ってしまえば当たり前のことであるが，知らないと"悲劇"は起こる。

　この本では，catatoniaの訳語を従来の緊張病からカタトニアに変えました。その理由は，緊張病という言葉が統合失調症（旧称：精神分裂症）に強く結

び付けられて認識されてきた歴史があり，catatonia を一度統合失調症から解き放す意味で訳語を変える必要があったからです．

　カタトニアと統合失調症を結びつけることで，臨床上良いことはあまりないと思います．なぜなら，統合失調症と考えると抗精神病薬を使うという治療が前提になってしまうからです．

　最近はあまり見ることがなくなりましたが，カタトニア昏迷の患者さんに haloperidol の筋注を施行し，筋強剛がより強くなるのをみて，それを統合失調症の増悪であると考え，haloperidol の用量を上げていくという非常に危険な治療も過去にはあったように思います．

　カタトニアは，統合失調症の一亜型と考えるよりも，1つの症候群診断と考えた方が臨床的には有用だと思います．ベンゾジアゼピンと ECT による治療がすぐに施行されるからです．

　その考えのもとに，この本の著者の Fink と Taylor は DSM-V にカタトニアという1つのカテゴリーを提案しています．今までにあまり馴染みの無かったカタトニアという症候群診断とベンゾジアゼピン－ECT という治療アルゴリズムが，日本の医療者と患者さんに恩恵をもたらすことを信じています．

　この本の翻訳は，東北大学病院精神科有志による輪読会より始まりました．メンバーは，粟田主一，島袋仁，高野毅久，海老名幸雄，岩崎斉，近藤直洋（敬称略）で，2003年秋から 2004年秋まで続けられました．大幅に脱線するのが常の気楽な輪読会でした．今回はじめからすべて訳しなおしましたが，この輪読会がなければこの本の翻訳はなかったでしょう．

　この本の翻訳には，2006年5月から1年間を費やしました．毎日，少しずつ独りで翻訳を進めていると，Fink や Taylor と語り合っている気分になりました．この小さいけれど幸せな時ももう終わりかと思うと少し寂しい気がします．

　この翻訳を機会に Fink と会うという念願がかないました．彼は，ECT の歴史を担う象徴的存在というより，84歳の年齢を微塵も感じさせない現役そのもので，驚いたことに現在もまだ自分の考えを進化させていました．きっとまた会うことになるでしょう．

精神科医になって 12 年間，上司，先輩，同僚，後輩，仲間，患者さん，その御家族と様々な形で私の目の前に現れ，しっかりと鍛えてくれた人々すべてに感謝します。

　星和書店の近藤達哉さんには今回の出版に関して多大な協力をいただきました。どうもありがとうございました。

2007 年 4 月

東北大学病院精神科
鈴木一正

著者略歴

Max Fink, M.D.

　Fink 医師は，1945 年 New York 医科大学を卒業した。1946-47 年に，アメリカ合衆国の軍隊で軍医を務めた。臨床研修とフェローシップ参加後に，神経内科 (1952 年)，精神分析 (1953 年)，精神医学 (1954 年) の専門医を取得した。その後は，1962 年より Washington 大学教授，1966 年から 1973 年まで New York 医科大学教授，1972 年から 1997 年まで Stony Brook New York 州立大学精神神経学教授，1997 年から同校の名誉教授を歴任している。

　けいれん療法，脳波，臨床精神薬理，カタトニア，メランコリアに関しての著作は多い。カタトニアの研究は，1987 年にループスエリテマトーデスからカタトニアを呈した患者を治療したことから始まった。その一連の研究は，DSM 分類でカタトニアを別個の症候群として提案したり (Michael A. Taylor 医師と伴に)，神経遮断性悪性症候群や中毒性セロトニン症候群をカタトニアとして認知することを提唱したり，カタトニアの頻度を調査したり，カタニア評価尺度を作ったりと幅広い。1999 年，Michael Taylor 医師と一緒に "カタトニア：臨床医のための診断・治療ガイド (Catatonia: A Clinician's Guide to Diagnosis and Treatment)" を書き始め，2003 年に Cambride University Press より出版した。同じくメランコリアについても，"メランコリア：うつ病の診断, 病態生理，治療 (Melancholia: The Diagnosis, Pathophysiology and Treatment of Depressive Illness)" を記し，2006 年に Cam-bride University Press より出版した。

　Fink 医師のけいれん療法への熱意は良く知られている。ECT 研究を 1952 年から始め，ECT 転帰の予測因子，脳波と発語への影響，神経心理，作用機序の仮説，効果的な治療を施行する方法についての幅広い研究実績がある。1974 年に "けいれん療法の精神生物学 (Psychobiology of Convulsive Therapy)" を編集し，1979 年に "けいれん療法：理論と実践 (Convulsive Therapy: Theory and Practice)" を出版し，1985 年に季刊の医学雑誌 "Convulsive Therapy (現在は，J ECT)" を創刊し，1999 年に一般向けの本である "Electroshock: Restoring the mind" を出版し，2004 年にスウェーデンの Göteborg 大学の Jan-Otto Ottosson 医師と共著で "電気

けいれん療法の実践的倫理 (Ethics in Electroconvulsive Treatment)"を出版した。

　Fink 医師は既婚で，3 人のお子さんは学者である。現在，New York の Long Island の Nissequogue に居住している。

Michael Alan Taylor, M.D.

　Taylor 医師は現在，Michigan 医科大学精神医学の非常勤臨床教授と Illinois 州にある Rosalind Franklin 大学精神医学の名誉教授を併任している。

　1965 年に New York 医科大学を卒業し，1966 年から 1969 年まで New York で精神医学の研修を受けた。その後，New York 州と Chicago 地区での研修トレーニングプログラムを指導し，Rosalind Franklin 大学精神医学及び行動科学の教授や主任教授を務めた。

　Taylor 医師は，国際的な神経精神科医で，論文審査のある医学雑誌"Cognitive and Behavioral Neurology"の初代編集長を務めていた。精神科急性期入院病棟の研修を指導し，長い間 ECT の実践と教育を担当してきた。Taylor 医師は，精神病理学と行動神経学に興味を持ち，臨床と研究活動をしてきた。その活動により，精神科医の躁うつ病への関心を呼び戻し，精神病とカタトニアは気分障害と両立し，そのような患者は適切な治療を受ければ完全に回復するという現在の考えが導かれた。彼は，精神病理学の教科書と 2 つの神経精神医学の教科書を記している。共著には，総合病院精神医学関するいくつかの本，医学部学生や研修医向けの精神医学に関する対話型の症例集，カタトニア，メランコリアがある。Taylor 医師は，120 を超える審査のある学術専門誌への論文を書き，いくつかの教育賞と生物学的精神医学会 (Society of Biological Psychiatry) より AE Bennett research award を受賞している。

■訳者略歴

鈴木一正（すずき　かずまさ）
　1968 年，群馬県に生まれる
　1994 年，東北大学医学部を卒業後，東北大学医学部附属病院精神科に研修医として勤務
　1996 年より山形市立病院済生館精神科にレジデントとして勤務
　1998 年から現在の東北大学病院精神科に勤務
　2003 年，Duke 大学（米国）における電気けいれん療法（ECT）の fellowship に参加
　2007 年，Zucker Hillside Hospital（米国）における ECT 認定コースに参加
　〈専門分野〉電気けいれん療法，カタトニア，メランコリア，精神病

カタトニア　臨床医のための診断・治療ガイド

2007 年 5 月 18 日　初版第 1 刷発行
2022 年 10 月 22 日　初版第 2 刷発行

著　　者　Max Fink　Michael Alan Taylor
訳　　者　鈴木　一　正
発 行 者　石　澤　雄　司
発 行 所　㈱星和書店
　　　　　東京都杉並区上高井戸 1-2-5　〒168-0074
　　　　　電話　03(3329)0031（営業部）／ 03(3329)0033（編集部）
　　　　　FAX　03(5374)7186

Ⓒ 2007　星和書店　　　　　Printed in Japan　　　　　ISBN978-4-7911-0625-7

電気けいれん療法の実践的倫理	J.O.Ottosson、Max Fink 著 中村満 訳・監訳	A5判 180p 3,300円
スキゾフレニア論考 病理と回復へのまなざし	内海健 著	A5判 212p 3,800円
精神科臨床とは何か 日々新たなる経験のために	内海健 著	A5判 232p 2,500円
クレランボー精神自動症 精神自動症理論	クレランボー 著 針間博彦 訳	A5判 368p 6,800円
臨床の記述と「義」 ―樽味伸論文集―	樽味伸 著	A5判 384p 3,900円

発行：星和書店　http://www.seiwa-pb.co.jp　価格は本体（税別）です

稀で特異な精神症候群ないし状態像

中安信夫 編

B5判
252p
4,500円

憑依の精神病理
現代における憑依の臨床

大宮司信 著

四六判
240p
2,670円

黒澤明の精神病理
映画、自伝、自殺未遂、恋愛事件から解き明かされた心の病理

柏瀬宏隆、加藤信 著

四六判
184p
1,900円

[改訂版] 精神疾患100の仮説

石郷岡純 編

B5判
400p
4,500円

月光のプリズム
〈心理療法からみた心の諸相〉

石坂好樹 著

A5判
236p
3,800円

発行：星和書店　http://www.seiwa-pb.co.jp　価格は本体（税別）です

精神科急性期治療病棟
急性期からリハビリまで

前田久雄 編

B5判
288p
7,800円

統合失調症の早期発見と認知療法
発症リスクの高い状態への治療的アプローチ

P.French、A.P.Morrison 著
松本和紀、宮腰哲生 訳

A5判
196p
2,600円

分裂病／強迫症／精神病院
中井久夫共著論集

高、住野、高谷、内藤、中井、永安 著

A5判
216p
3,300円

自分自身をみる能力の喪失について
統合失調症と自閉症の発達心理学による説明

R.レンプ 著
高梨愛子、山本晃 訳

A5判
232p
2,900円

現象学的人間学と妄想研究

関忠盛 著

A5判
320p
5,680円

発行：星和書店　http://www.seiwa-pb.co.jp　価格は本体(税別)です